Ich bin zu alt
für
diese Scheiße!

Inhaltsverzeichnis

Vorwort

»Mensch Horst, schreib doch mal ein Buch!« Mit dieser hoffentlich ernst gemeinten Aufforderung wurde ich all die Jahre immer wieder konfrontiert, wenn ich im Bekannten- und Freundeskreis von meinen ›Abenteuern‹ im Rettungsdienst erzählte.

»Ach, das will doch kein Mensch lesen!«, winkte ich daraufhin jedes Mal ab. Et voilà! Jetzt ist es so weit und sagt später nicht, ich hätte euch nicht gewarnt! Nach immerhin 25 Jahren in diesem Business reifte nun schließlich doch der Gedanke in mir, all die skurrilen, bizarren, lustigen aber auch grauenvollen Erlebnisse einmal aufzuschreiben und festzuhalten.

An eine Veröffentlichung als Buch dachte ich dabei zunächst einmal überhaupt nicht. Nein. Vielmehr wollte ich für mich persönlich Bilanz ziehen und einen Moment lang innehalten. Eigentlich bin ich ja nicht der Typ Mensch, der ständig zurückblickt und sich an die Vergangenheit klammert, aber nun fand ich, die Zeit sei reif, all die Geschehnisse einmal zu fixieren und sie so vielleicht begreifbarer werden zu lassen. Anfangs Berufung, dann Beruf, mittlerweile nur noch ein Job, bin ich dennoch weiterhin der Ansicht, dass die Arbeit im Rettungsdienst das letzte noch verbliebene Abenteuer in unserer heutigen, sogenannten zivilisierten, Welt darstellt.

Man beginnt seinen Dienst, checkt seinen Rettungswagen, und weiß eigentlich nie, was einen genau erwartet. Jederzeit ist einfach alles möglich, wie ich selbst auf ziemlich dramatische Art und Weise erfahren musste. Dabei kommt man zwangsläufig mit allen Schichten unserer Gesellschaft in Berührung. So hilft man zum Beispiel dem Multimillionär in seiner 20 Zimmer Villa genauso selbstverständlich, wie dem völlig verwahrlosten Obdachlosen unter der Eisenbahnbrücke.

Letzten Endes macht es dabei überhaupt keinen Unterschied, ob sie reich oder arm, hübsch oder hässlich, dick oder dünn sind, denn spätestens dann, wenn sie krank oder verletzt in einem Rettungswagen liegen, sind wirklich alle Menschen gleich. Wenn ich aber eines mit absoluter Gewissheit nach all diesen Jahren sagen kann, dann dies, dass es wirklich nichts gibt, was es nicht gibt. Das Spektrum ist unendlich groß, und immer dann, wenn ich glaubte, ich hätte bereits alles gesehen, wurde ich wieder eines Besseren belehrt.

An dieser Stelle möchte ich mich nun bei all jenen bedanken, die direkt oder indirekt an der Entstehung dieses Buches mitgewirkt haben. Ich versichere Ihnen, dass alles, was Sie hier lesen, sich tatsächlich so zugetragen hat. Lediglich Namen und Orte wurden von mir bewusst verfremdet oder gleich ganz weggelassen. Sollte sich dennoch die eine oder andere Person in den hier geschilderten Erlebnissen wieder erkennen, so war das sicher keine böse Absicht.

Willkommen in meinem Leben!

1

»Ich bin zu alt für diese Scheiße!« oder »Der ganz normale Wahnsinn!«

26.1.2013

Ein Tag, der mein ganzes bisheriges Leben verändern sollte. Es war der letzte Samstag im Januar dieses endlos erscheinenden Winters. Mein Kollege Christian und ich hatten wie üblich um 19.00 Uhr unseren Nachtdienst angetreten und rückten jetzt, um 21.08 Uhr, zu unserem ersten Notfalleinsatz an diesem Abend aus.

Ein männlicher Anrufer hatte unserer Rettungsleitstelle gemeldet, dass seine Frau und sein Kind nicht mehr sprechen würden. Mehrere mögliche Szenarien zogen wie ein Film vor meinem geistigen Auge vorüber. Eine Vergiftung mit Kohlenmonoxid oder ein Suizid kamen infrage, aber auch ein zerebrales Ereignis, so nennt man eine Schädigung des Gehirns aufgrund mangelhafter Durchblutung, war nicht auszuschließen. Auf dem Weg zum Einsatzort meldete sich unsere Leitstelle erneut und der Kollege am Telefon sagte: »Ich schick‘ euch noch die Polizei. Irgendwie klingt das nach einer komischen Sache!«

»Okay, alles klar!«, erwiderte ich nur knapp, ohne dass ich mir groß weitere Gedanken darüber machte, was genau er mit damit meinen könnte. Wenige Minuten später erreichten wir den Ort des Geschehens.

Es handelte sich um ein frei stehendes älteres Einfamilienhaus in einer durchaus besseren Wohngegend. Christian, der in dieser Nacht kurzfristig für einen plötzlich erkrankten Kollegen eingesprungen war, stoppte den Rettungswagen (RTW) vor der besagten Adresse. Beim Aussteigen nahm ich im Augenwinkel wahr, wie ein Streifenwagen der Polizei ebenfalls in unsere Straße einbog, während ich den rund 20 kg schweren Notfallrucksack aus der Seitentür des RTW herauswuchtete.

Während Christian zurückblieb, um noch weiteres Notfallequipment aus dem hinteren Teil des Rettungswagens zu holen, erreichte ich als Erster den Hauseingang. Ich ging die kleine Treppe bis zur Tür nach oben und drückte auf den Klingelknopf, wie ich das in 25 Jahren Rettungsdienst bereits unzählige Male an unzähligen Türen getan hatte. Die Tür des Hauses öffnete sich und ein älterer Mann, ich schätzte ihn spontan auf etwa Mitte 60, stand vor mir. Gleichzeitig streckte dieser nun seinen rechten Arm aus und ich blickte plötzlich in den Lauf einer Waffe, die er mir direkt mitten ins Gesicht hielt. Obwohl ich keine große Ahnung von Schusswaffen habe, war mir augenblicklich klar, dass es sich dabei wohl nicht um eine Spielzeugpistole handelte. Ab diesem Moment nahm ich alles um mich herum nur noch wie in Zeitlupe wahr.

Ich sah, dass sich seine Lippen bewegten und er offenbar zu mir sprach, aber ich war wie betäubt und konnte nichts mehr hören. Wie gebannt starrte ich nur noch in den Lauf der Waffe vor meiner Nase. Mein einziger Gedanke in diesem Moment war Flucht. Ich musste hier weg. Instinktiv stellte ich den schweren Notfallrucksack zu Boden und drehte mich mit den Worten: »Ich komme gleich wieder«, langsam um. Jetzt bloß keine hektischen Bewegungen schoss es mir durch den Kopf.

Vor mir lagen die definitiv längsten 8 - 10 Meter meines Lebens zurück in Richtung Rettungswagen. Zu keiner rationalen Entscheidung mehr fähig, hatte ich zu diesem Zeitpunkt mit meinem Leben bereits abgeschlossen. Mit dem Rücken zur Tür und dem Mann mit seiner Waffe in der Hand wartete ich auf den tödlichen Schuss, während mir auf dem Weg zum Deckung bietenden RTW die verschiedensten Dinge durch den Kopf gingen.

Meine Frau würde jetzt wohl allein mit unserem erst vor kurzem gekauften Haus zurechtkommen müssen und die bereits gebuchten und bezahlten Thailandferien fallen jetzt leider auch ins Wasser. Verdammte Scheiße! Ich hatte mich doch schon so sehr darauf gefreut! Zwei Wochen lang nur Sonne, Strand und Palmen. Wirklich merkwürdig, was einem in einer solchen Situation so alles durch den Schädel geht. Zu allem Überfluss zogen sich das Ende des Weges und damit die schützende Deckung des Rettungswagens wie in einem billigen Horrorfilm auf einmal endlos in die Ferne. Obwohl bis zum Erreichen des RTW sicherlich nur wenige Sekunden vergangen waren, hatte ich das Gefühl, als wäre die Zeit stehen geblieben und ich eine Ewigkeit unterwegs gewesen. Als ich das Ende des Weges endlich erreicht hatte und um die Ecke des im wahrsten Sinne des Wortes ›Rettungswagens‹ bog, erblickte ich meinen Kollegen Christian mit zwei Polizisten lachend ins Gespräch vertieft. Die drei hatten vom RTW verdeckt von dem ganzen Vorfall bislang nichts mitbekommen. Kreidebleich unterbrach ich ihren Small Talk mit den Worten: »Hey, Jungs, der hat 'ne Waffe!!!«

»Was?«, war die verblüffte Antwort.

»Der hat 'ne Waffe!«, wiederholte ich eindringlich.

Christian und ich gingen daraufhin hinter unserem RTW in Deckung, während die beiden Polizisten ihre Dienstwaffen zogen. Mit den Waffen im Anschlag näherten Sie sich langsam dem Haus.

»Polizei! Waffe weg!«, rief einer der beiden.

Der Alte stand noch immer in der Tür mit dem Revolver in der Hand und erwiderte: »Wer sind Sie denn, was wollen Sie von mir?«

Offensichtlich war er nicht mehr ganz Herr seiner Sinne und konnte die Situation überhaupt nicht einordnen. Die beiden uniformierten und daher deutlich als solche zu erkennenden Polizisten wiederholten nun energisch ihre Aufforderung, er solle endlich die Waffe wegwerfen. Aber der Alte reagierte überhaupt nicht.

Christian und ich rechneten fest damit, dass eine der beiden Parteien jetzt gleich das Feuer eröffnen würde, entweder der Alte oder die Polizei. In den USA würde er vermutlich schon längst, von mehreren

Polizeikugeln durchsiebt, niedergestreckt auf dem Fußboden liegen. Hier jedoch ging die ›Debatte‹ in eine neue Runde.

»Hier ist die Polizei. Werfen Sie verdammt noch mal endlich die Waffe weg, oder möchten Sie eine Kugel in den Bauch?!«, schrien ihn die beiden jungen und sichtlich nervösen Polizisten abwechselnd an. Dabei rückten die Beamten weiter vor und verschwanden schließlich aus unserem Blickfeld. Kurz darauf vernahmen Christian und ich in unserer Deckung kauernd, die polternden Geräusche eines Handgemenges und hörten den Alten lauthals protestieren.

»Wer sind Sie? Lassen Sie mich los! Was machen Sie denn mit mir?!«

Bei ihm rieselte der Kalk offensichtlich schon ganz gewaltig. Dann hörten wir einen der Polizisten in unsere Richtung rufen: »Ist gut, ihr könnt rauskommen!«

Vorsichtig lugten Christian und ich aus unserer Deckung. Die beiden Polizisten hatten den Alten überwältigt und entwaffnet. Die Waffe, ein Trommelrevolver Kaliber 38, lag vollgeladen und mit gespanntem Abzug am Boden. Zum Glück litt der offensichtlich verwirrte Alte nicht auch noch unter Morbus Parkinson, denn bei dieser, auch als Schüttellähmung bekannten Krankheit, zittern die Hände des betroffenen unkontrolliert und er hätte mich sicherlich schon alleine deshalb, gewollt oder ungewollt, erschossen.

Mit Handschellen auf dem Rücken gefesselt, führten die beiden Polizisten den Alten ins Wohnzimmer und setzten ihn dort in einen Sessel.

»Schauen Sie nur, da sitzen sie und sagen keinen Ton mehr. Vielleicht hat jemand das Wasser vergiftet?«, sagte der alte Mann plötzlich und zeigte dabei mit seinem Kinn auf das ihm gegenüberstehende Sofa.

Es war genauso menschenleer wie der Rest des Wohnzimmers. Jetzt war es wirklich offensichtlich: Dieser Mann war völlig verrückt! In-

zwischen war ein Großaufgebot der Polizei eingetroffen und durchsuchte das ganze Haus vom Keller bis zum Dachboden.
Doch außer uns bereits Anwesenden befand sich keine weitere Menschenseele mehr darin. Bei der polizeilichen Überprüfung stellte sich dann heraus, dass die Ehefrau unseres ›Patienten‹ schon seit mehreren Tagen stationär im Krankenhaus lag, und der längst erwachsene Sohn in einem Nachbarort wohnte. Zu meiner großen Überraschung und entgegen meiner ursprünglichen Vermutung war der Alte nicht etwa Mitte 60, sondern bereits 81(!) Jahre alt und litt wohl schon seit Jahren unter Demenz. Die Frage allerdings, warum ein verwirrter alter Mann über mehrere Tage allein in einem Haus lebt, willkürlich einen Notruf absetzen kann, und zu allem Überfluss auch noch eine geladene Waffe besitzt, konnte mir bis heute leider niemand zufriedenstellend beantworten. Um ein akutes medizinisches Problem als eventuelle Ursache für sein Verhalten auszuschließen, schlug ich vor, den Alten zur weiteren Abklärung ins nächstgelegene Krankenhaus zu bringen. Dort wurde aber außer der bereits bekannten Demenzerkrankung nichts weiter festgestellt.

Schließlich wurde er noch in derselben Nacht in die Obhut seines Sohnes nach Hause entlassen. Da es sich hier ja offensichtlich ›nur‹ um einen kranken und verwirrten alten Mann handelte, der juristisch nicht zurechnungsfähig war und daher für sein Tun auch nicht belangt werden konnte, hatte die ganze Angelegenheit für ihn keine weiteren Konsequenzen.

Für mich hingegen schon. Ich fühlte mich nach diesem Einsatz tagelang wie in Watte gepackt und unter einer großen Käseglocke von der Außenwelt abgeschnitten. Meine Gedanken kreisten immer und immer wieder um diesen Vorfall und ich war einfach nicht mehr derselbe Mensch wie zuvor.

Ständig wurde ich von sogenannten Flashbacks heimgesucht und sah im Geiste immer wieder, wie in Zeitlupe, diese Tür aufgehen und mich in den Lauf der Waffe blicken. Die ganze Zeit über versuchte ich mir einzureden, dass ja alles gut gegangen und schließlich niemand zu Schaden gekommen sei, aber es half alles nichts. Ich bekam den Alten einfach nicht mehr aus meinem Kopf und fand auch sonst keine Ruhe mehr. In 25 Jahren Rettungsdienst, immer an vorderster Front, hatte ich viele haarsträubende Dinge gesehen und so manche gefährliche Situation erlebt. Ich kannte alle Aggregatzustände des menschlichen Körpers, ganz egal, ob fest, flüssig oder gasförmig, aber das mir jemand so unvermittelt eine geladene und schussbereite tödliche Waffe direkt mitten ins Gesicht hielt, war auch für mich eine zutiefst traumatisierende und extrem belastende neue Erfahrung.

Niemals hätte ich meine Arbeit im Rettungsdienst gegen einen gewöhnlichen Montag bis Freitag Job eintauschen wollen, wo ich schon am Montagmorgen wusste, was mich am Freitagnachmittag erwarten würde. Gerade eben nicht zu wissen, was einen erwartet, war und ist das spannende Element an der Arbeit im Rettungsdienst. Aber genau diese Tatsache stresste mich nun völlig. Meine gesamte Souveränität, die auf Wissen, Erfahrung und Selbstvertrauen basierte, war komplett dahin. Ich hatte Angst vor jedem Einsatz und traute mir selbst nichts mehr zu. Hinzu kam die ernüchternde Erkenntnis, dass, wenn mich der alte Mann in dieser Nacht tatsächlich erschossen hätte, ich wohl den sinnlosesten aller Tode gestorben wäre. Der ganze Einsatz war ja nur dem kranken Gehirn und der kruden Fantasie eines geistig verwirrten alten Mannes entsprungen.

Ich bin mir immer der Endlichkeit meines Daseins und auch der Gefahren bewusst gewesen, die mein Job nun einmal mit sich bringt. Letzten Endes konnte jede Einsatzfahrt mit Blaulicht und Martinshorn die letzte sein, aber in diesem ganz speziellen Fall, wäre ich wirklich für absolut nichts und niemanden gestorben oder bestenfalls ›nur‹ schwer verletzt worden. Die totale Sinnlosigkeit dieser ganzen Aktion ließ mich auch generell am Sinn des Lebens (ver)zweifeln und mein gesamtes Weltbild geriet aus den Fugen. Ich war nicht mehr lustig. Ich war auch nicht traurig. Ich war einfach gar nichts mehr. Ich hatte mich irgendwie im irgendwo selbst verloren. Bislang galt ich immer als fröhlicher und ausgeglichener Berufsoptimist, den nichts und niemanden erschüttern konnte. Jetzt war es so weit. Ein 81 Jahre alter geistig verwirrter Greis hatte es geschafft, mir den Stecker zu ziehen. Ich hätte mir lieber beide Beine gebrochen, als mich in diesem Zustand zu befinden, in dem ich mich gerade befand. Meine daraufhin fast schon verzweifelten und paranoiden Versuche, komplett die Branche zu wechseln, wurden leider auch nicht von Erfolg gekrönt, sondern ich musste zusätzlich noch die Erfahrung machen, dass man mit 47 Jahren auf dem Arbeitsmarkt nicht mehr sehr gefragt ist.

Letzten Endes musste ich meiner Frau und meinem Chef versprechen, endlich professionelle Hilfe in Anspruch zu nehmen. Nach mehreren Sitzungen Psychotherapie und dank der Hilfe und Unterstützung von Freunden, Kollegen und Familie, habe ich inzwischen gelernt, mit der Situation umzugehen; aber ich werde wohl nie wieder in meinem ganzen Leben ohne Herzklopfen an fremden Türen klingeln.

Die Ferien in Thailand fanden jetzt natürlich erst recht statt und waren im Nachhinein wohl meine Rettung.

In Bangkok stand ich eines Abends ganz allein auf der Dachterrasse des Rembrandt Hotels im 26. Stock und genoss den atemberaubenden und spektakulären Ausblick auf die nächtliche Skyline der Stadt. Ich sog die Geräusche und Gerüche dieser Multimillionen Metropole in mir auf und fühlte mich plötzlich wie ein Teil von ihr. In diesem Moment hatte ich so etwas wie eine Erleuchtung und es durchfuhr mich ein Gedanke: »Es gibt hier mindestens 10 Millionen Menschen, die mit Sicherheit weit größere Probleme haben als ich, und von so einem verwirrten alten Sack, lasse ich mir mein Leben nicht kaputt machen.«

Dann nahm ich im Geiste mein ganzes Paket an negativen Gedanken und Gefühlen und warf es über die Brüstung der Dachterrasse in die Tiefe. Was sich für Außenstehende jetzt vielleicht völlig banal und belanglos anhören mag, war für mich in Wirklichkeit ein echtes Schlüsselerlebnis, denn ich verließ den Ort mit einem Gefühl der Befreiung. Mit dem Lift fuhr ich anschließend zurück in mein Hotelzimmer, aber genau genommen fuhr ich zurück in mein Leben. Nach der Rückkehr aus den Ferien war ich fast wieder ganz der Alte. Inzwischen sehe ich das Ganze sogar eher positiv, denn durch dieses Erlebnis bin ich gezwungenermaßen auf die Bremse getreten und habe damit begonnen, über viele Dinge in meinem bisherigen Leben nachzudenken. Auch dieses Buch ist ein Teil dieses Prozesses.

Mittlerweile habe ich beruflich und privat einige Korrekturen vorgenommen, die vielleicht für diejenigen, die mich schon länger kennen, nicht immer unbedingt nachvollziehbar sind, aber für mich persönlich eine echte Verbesserung meiner Lebensqualität darstellen. Meine Lebensfreude und Souveränität sind zurückgekehrt und ich arbeite auch weiterhin im Rettungsdienst. Aber glauben Sie mir, immer dann, wenn mir zum Beispiel am Wochenende mal wieder ein besoffener Teenager seinen halb verdauten Döner mit Wodka Red Bull über die Füße kotzt, denke ich ganz tief in meinem Innersten: »Ich bin zu alt für diese Scheiße!«

2

Aller Anfang ist schwer

2. Mai 1988

Ich hatte vor Kurzem meine dreijährige Ausbildung zum examinierten Krankenpfleger mit Erfolg abgeschlossen und jetzt rief mich Vater Staat, um meiner Wehrpflicht nachzukommen. Damals herrschte noch kalter Krieg und die Welt war in Ost und West gespalten. Zwei verfeindete Bündnisblöcke, NATO und Warschauer Pakt, standen sich hochgerüstet und bis an die Zähne bewaffnet gegenüber. Der atomare Overkill war keine Erfindung von Hollywood, sondern eine allgegenwärtige und permanent über allem schwebende Drohkulisse. Obwohl der sogenannte Eiserne Vorhang an manchen Stellen schon ziemlich rostete, existierte er noch und niemand hätte zu diesem Zeitpunkt auch nur im Traum daran gedacht, dass der gesamte Ostblock, die Berliner Mauer und mit ihr die DDR, bald Geschichte sein würden.

Zu jener Zeit hatte man nur die Wahl zwischen 15 Monaten Grundwehrdienst bei der Bundeswehr oder 20 Monaten Zivildienst in einer gemeinnützigen Einrichtung, wie es so schön im Amtsdeutsch hieß. Bei dieser Regelung handelte es sich de facto um einen klaren Verstoß gegen das geltende Grundgesetz. Denn dort stand geschrieben, dass der Zivildienst die Dauer des Grundwehrdienstes nicht übersteigen darf. Aber diese kleine Nebensächlichkeit interessierte damals niemanden so richtig und wo kein Kläger ist, da ist bekanntlich auch kein Richter. So wurde diese Ungerechtigkeit von allen Betroffenen mehr oder weniger stillschweigend hingenommen.

Da ich schon immer ein Problem mit hierarchischen Strukturen hatte, und lieber etwas Sinnvolleres tun wollte, als Gewehre zu putzen und Panzer zu ölen, entschloss ich mich den Wehrdienst aus Gewissensgründen zu verweigern. Zuvor wurde ich jedoch wie alle anderen auch bei der sogenannten Musterung im Kreiswehrersatzamt von einer jungen und bildhübschen Ärztin auf meine körperliche und geistige Wehrtauglichkeit hin untersucht. Nackt bis auf die Unterhosen wurde ich von ihr abgehört, abgeklopft und zu meinem allgemeinen Gesundheitszustand befragt. Als sie mir dann auch noch die Mundhöhle mitsamt den Zähnen inspizierte, fühlte ich mich langsam wirklich wie ein Gaul auf dem Pferdemarkt.

Plötzlich und unerwartet griff mir die Frau Doktor in den Schritt. Ich kniff erschrocken die Hinterbacken zusammen und dachte nur: »Ups, jetzt bloß keine Erektion bekommen!«

Sie hielt meine Hoden mit ihrer behandschuhten Hand fest umklammert und blickte mir dabei ganz tief in die Augen.

»Husten Sie mal«, sagte sie.

Ich hüstelte ein paar Mal verlegen vor mich hin und drehte dabei meinen Kopf zur Seite, um ihr nicht ins Gesicht zu pusten.

»Sie haben eine weiche Leiste«, bemerkte die Frau Doktor süffisant lächelnd und tätschelte mir dabei den Sack.

»Danke«, antwortete ich, weil mir im Moment gerade nichts Besseres dazu einfiel.

»Sie können sich wieder anziehen und draußen mit den anderen warten«, befahl sie mir.

Dieser von ihr diagnostizierte körperliche Makel schien jedoch keine Konsequenzen nach sich zu ziehen. Ganz im Gegenteil, denn ich bekam sogar als Einziger aus meiner Gruppe den höchsten Tauglichkeitsgrad, nämlich ›T1‹ erteilt. ›Uneingeschränkt tauglich für alle Waffengattungen‹ stand im Untersuchungsbericht der Ärztin. Kein Wunder, denn ich hatte ja auch nicht wie einige meiner Kollegen versucht, das Ergebnis der ärztlichen Untersuchung negativ zu beeinflussen.

Hierzu kursierten die kuriosesten Tipps und wildesten Ratschläge um den militärischen Tauglichkeitsgrad aktiv gen Null zu senken und sich so vor der allgemeinen Wehrpflicht drücken zu können. Nicht wenige unter ihnen glaubten doch tatsächlich mit Unmengen von schwarzem Kaffee ein krankes Herz oder mit der oralen Einnahme von einer ganzen Tube Zahnpasta andere schwere Gebrechen vortäuschen zu können, um so der Bundeswehr zu entkommen. Mir ist jedoch kein Fall bekannt, wo das wirklich funktioniert hat.

Mein Entschluss den Wehrdienst zu verweigern stand jedenfalls unumstößlich fest. Außerdem galt es Ende der achtziger Jahre als extrem uncool, zum ›Bund‹ zu gehen.

»Menschenskind, T1, wissen Sie eigentlich, was für Möglichkeiten ihnen die Bundeswehr bietet?«, versuchte mich der Vorsitzende der Musterungskommission zu ködern.

»Tut mir leid, das interessiert mich überhaupt nicht!«, antwortete ich.

»Nein! Sie tun mir leid! Ihnen ist auch nicht mehr zu helfen! Raus hier!«, blaffte er mir wütend entgegen und zeigte dabei mit dem Finger zur Ausgangstür.

Ich verließ das Kreiswehrersatzamt mit dem guten Gefühl, noch einmal davongekommen zu sein. Mit der anschließend bar auf die Hand ausbezahlten Aufwandsentschädigung gingen meine Kumpels und ich nach der Musterung erst mal ein Bierchen trinken.

Für die Anerkennung als Kriegsdienstverweigerer musste man damals seine Beweggründe schriftlich in einem mehrseitigen Aufsatz vorbringen und diese dann beim Bundesamt für den Zivildienst (BAZ) einreichen. Ich begründete meine Verweigerung unter anderem mit den persönlichen Erfahrungen meines alten Herrn, den sie als 16-jährigen Teenager Ende 1944 in eine Uniform steckten, mit dem Zug nach Norddeutschland verfrachteten und dort mit einer Flak auf die Bomberverbände der Alliierten schießen ließen. Das

Ende des Krieges erlebte er mit einer Lungenentzündung im Lazarett und anschließend in englischer Kriegsgefangenschaft. Auch die 13-köpfige Großfamilie meiner Mutter wurde durch den Zweiten Weltkrieg erheblich dezimiert, indem sie zwei ihrer Brüder an der Ostfront verlor.

Meine Argumente zeigten offenbar Wirkung, denn ich wurde ohne größere Probleme als Wehrdienstverweigerer anerkannt. Nun ging es darum, eine geeignete Zivildienststelle zu finden. Mir stand der Sinn nach sinnvoller Action und zudem hatte ich eine langjährige Karriere als Gruppenleiter und aktives Mitglied des örtlichen Jugendrotkreuzes vorzuweisen. Außerdem war ich schon als Kind ein begeisterter Anhänger der Fernsehserie ›Notarztwagen 7‹ gewesen.

Diese Serie lief Ende der Siebzigerjahre im Vorabendprogramm der ARD und war eine Art Vorläufer des Reality-TV. Sie ist zu einem großen Teil mitverantwortlich dafür, dass ich unbedingt einmal ›Krankenwagenfahrer‹ werden wollte. Was lag also näher, als die Chance zu nutzen sich jetzt endlich diesen Kindheitstraum zu erfüllen und sich beim Rettungsdienst in einer süddeutschen Großstadt, um eine Stelle als Zivildienstleistender zu bewerben.

Da stand ich nun im Büro des Rettungsdienstleiters Romberg und hörte mir seinen Vortrag über Ordnung, Disziplin und Pünktlichkeit im Allgemeinen und der Schweigepflicht im Besonderen an. Sein größtes Anliegen jedoch, und für ihn offenbar die wichtigste Sache überhaupt, waren saubere Einsatzfahrzeuge. Ich wurde von ihm persönlich in die Geheimnisse der Rombergischen 3-Lappen-Technik eingeweiht: Scheuern, Wischen, Trocken reiben. Dass man aufgrund des immensen Einsatzaufkommens, selten bis gar nicht dazu kam, die Fahrzeuge gründlich zu putzen, sollte ich erst später feststellen.

Während seiner Ausführungen schaute ich mich verstohlen um. Sein tristes und vergilbtes Büro war ein ziemliches Chaos. Aktenordner, Funkgeräte und allerlei Krimskrams lagen überall verstreut oder in Kartons verpackt herum. Es roch nach kaltem Rauch, billigem Aftershave und schlechtem Kaffee. Generell schien er sich nur und ausnahmslos von Kaffee und Zigaretten zu ernähren, qualmte er doch die ganze Zeit über eine Kippe nach der anderen und hielt sich permanent an seinem Kaffeebecher fest.

Rettungsdienstleiter Romberg war nicht besonders groß, leicht untersetzt, und trug eine kribbelkrause Vokuhila (vorn kurz, hinten lang) Dauerwelle auf dem Kopf, wie sie zu jener Zeit schwer in Mode war. Sein Goldkettchen um den Hals und die dicken Ränder unter den geröteten Augen rundeten das Gesamtbild ab. Irgendwie machte er einen ziemlich angepissten Eindruck auf mich.

»Oder wie sehen Sie das, Herr Heckendorn?«, riss er mich aus meiner geistigen Abwesenheit.

»Oh, ich sehe das ganz genauso«, antwortete ich, ohne genau zu wissen, worum es eigentlich ging.

»Na dann ist ja alles geklärt! Lassen Sie sich von Frau Bollinger einkleiden, und dann fahren Sie bis zum Beginn ihres Rettungsdienstlehrgangs als dritter Mann auf dem RTW 1/83/1 mit. Ich wünsche Ihnen einen guten Start!«

Wie schon so oft in meinem bisherigen Leben verstand ich mal wieder nur Bahnhof. Dass es total bescheuert war, vor Beginn des Rettungsdienstlehrgangs sein Praktikum auf einem Rettungswagen zu absolvieren und nicht erst hinterher, wie eigentlich üblich, wurde mir bald darauf auf sehr drastische Art und Weise bewusst. Was soll's, ich hatte mein Examen als staatlich geprüfter Krankenpfleger in der Tasche und einen Erste-Hilfe-Kurs vorzuweisen. Jung, naiv und blauäugig wie ich war, fühlte ich mich daher meiner neuen Aufgabe vollumfänglich gewachsen. Ich sollte mich so was von irren!

»Besatzung 1/83/1, Notfalleinsatz Autobahnzubringer Mitte«, krähte es aus dem Lautsprecher der Hausrufanlage. Jetzt wurde es ernst, mein allererster Notfalleinsatz! Das Herz schlug mir bis zum Hals, als ich Johannes und Thilo die Treppe hinunter zur Wagenhalle hinterher hechtete. Als Praktikant und sogenannter dritter Mann fuhr ich hinten in der Patientenkabine mit, während meine Besatzungskollegen vorn im RTW saßen. Mit Blaulicht und Pressluftfanfare ging es rasend schnell in Richtung Einsatzort. Ich steckte neugierig meinen Kopf durch die kleine Scheibe hindurch, die die Patientenkabine und das Führerhaus voneinander trennte, um auch etwas zu sehen und nach vorn schauen zu können.

Johannes, der aber von allen nur ›Hannes‹ genannt wurde, steuerte den Rettungswagen souverän durch den dichten Berufsverkehr. Noch mehrere Kilometer vom Unfallort entfernt, hatte sich bereits ein riesiger Stau gebildet. Doch Hannes war ein alter Hase und ließ sich davon nicht aus der Ruhe bringen. Thilo war ein ›Zivi‹ genau wie ich, aber fast am Ende seiner Dienstzeit angelangt und daher mit dementsprechend sehr viel mehr Erfahrung. Vor lauter Aufregung pinkelte ich mir fast in meine nagelneuen und schneeweißen Einsatzhosen. Das Stauende teilte sich wie das Rote Meer beim Auszug der Juden aus Ägypten und Hannes glitt zwischen den rechts und links stehenden Autos hindurch, wie ein warmes Messer durch weiche Butter. Endlich erreichten wir die Einsatzstelle.

Mein Job als Praktikant war es die beiden Notfallkoffer zum Einsatzort zu tragen. Leider hatte ich wohl bei der Fahrzeugeinweisung nicht richtig aufgepasst, als Thilo mir den Mechanismus für die Entriegelung der Notfallkoffer erklärte, denn ich bekam die verdammten Dinger nicht aus ihrer Halterung.

Plötzlich stand Thilo neben mir und fragte vorwurfsvoll: »Wo bleibst du denn? Wir brauchen die Koffer!«

Mit einem einzigen Handgriff löste er diese aus der Halterung und lief damit in Richtung Patient, während ich wie ein Depp hinterhertrottelte. Erst jetzt bemerkte ich das ohrenbetäubende Schreien eines am Boden liegenden Mannes. Er war mit seinem Motorrad im morgendlichen Berufsverkehr von einem Auto angefahren und zu Boden geschleudert worden. Der verletzte Motorradfahrer war circa 35 Jahre alt und schrie aus Leibeskräften nach seiner Mama.

Hannes hatte ihm bereits mit einer Kleiderschere die Hose aufgeschnitten und zwei spitze, blutige Knochenenden ragten aus seinem bizarr verformten Unterschenkel hervor. Mir wurde flau in der Magengegend. Jetzt bloß nicht umfallen, dachte ich.

»Hol die Vakuummatratze!«, befahl mir Hannes.

Ich lief zurück zum RTW und nahm die orangefarbene Matte von der Seitenwand. Im Gegensatz zu einer Luftmatratze wird hier keine Luft hineingeblasen, sondern abgesaugt. Im Inneren dieser Matratze befinden sich lauter kleine Styroporkügelchen, die sich nun dicht aneinanderpressen und so den darauf gelagerten Patienten optimal ruhigstellen, um Folgeschäden beim Transport zu vermeiden. Ich nahm also die Vakuummatratze und warf sie direkt neben dem Patienten auf den nackten Asphalt.

Hannes wechselte die Gesichtsfarbe und schrie noch lauter als der Patient: »Verdammt noch mal, doch nicht so! Mensch Thilo, mach du das, den Kerl kann man ja für gar nichts brauchen!«

Hannes hatte inzwischen eine Infusion gelegt und der zwischenzeitlich eingetroffene Notarzt verabreichte dem Patienten ein starkes Schmerzmittel. Das Schreien hörte endlich auf. Thilo hatte derweil die Vakuummatratze auf die Trage gelegt und bereitete diese nun für den Abtransport des Patienten vor.

Die dafür erforderliche Absaugpumpe hatte ich natürlich auch noch vergessen.

Hannes, Thilo und der Notarzt hoben den Patienten auf Kommando gleichzeitig von der Seite hoch, und legten ihn vorsichtig auf die Vakuummatratze, während ich, wie bestellt und nicht abgeholt, danebenstand. Diese wurde nun dem Körper des Verunfallten angepasst und mittels einer manuellen Pumpe abgesaugt. Der Patient konnte so sicher und schmerzfrei ins nächstgelegene Krankenhaus transportiert werden.

Nach dem Einsatz hielt mir Hannes vor der Notaufnahme der Universitätsklinik eine Standpauke, dass ich am liebsten im Erdboden versunken wäre. Was für eine Pleite! Ich sah mich in Gedanken schon für den Rest meines Zivildienstes ›Essen auf Rädern‹ ausfahren, aber Thilo meinte nur: »Mach dir nix draus, das geht am Anfang jedem so! Ist ja auch völlig bescheuert, dich ohne Ausbildung einfach ins kalte Wasser zu schubsen!«

In diesem Moment wurde mir schmerzlich bewusst, dass mir mein Krankenpflegeexamen überhaupt nichts nutzte, denn den Umgang mit Vakuummatratze, Trage und anderen im Rettungsdienst gebräuchlichen Utensilien, hatten wir im Krankenhaus natürlich nicht gebraucht und deshalb auch nicht gelernt. Später, während meiner Ausbildung zum Rettungsassistenten, hatte es dann durchaus seine Vorteile, weil ich bei Anatomie, Physiologie und Krankheitslehre eindeutig die Nase vorn hatte. Außerdem verkürzte sich dadurch meine Ausbildungszeit und mir blieben zusätzlich noch die ganzen Krankenhauspraktika erspart.

Trotz des holprigen Starts wurden Hannes und ich übrigens noch gute Freunde.

Zu dieser Zeit fanden immer noch Dreharbeiten für die Mutter aller Krankenhausserien, ›Die Schwarzwaldklinik‹, statt. Wenn hierfür ein Rettungswagen gebraucht wurde, dann stellte unser Rettungsdienst Fahrzeuge und Personal zur Verfügung. Hannes war für seinen rasanten Fahrstil berühmt und berüchtigt. Sein Motto lautete: »Wo du mit 20 durchkommst, kommst du auch mit 120 durch!« Damit war die Geschwindigkeit und nicht etwa das Alter oder Körpergewicht gemeint.

Hannes bekam also den Auftrag, mit dem Rettungswagen die gewundene Serpentinenstraße zur ›Schwarzwaldklinik‹ so schnell wie möglich hochzufahren, während ihn der Kameramann dabei von oben filmen sollte.

»Wenn's weiter nix ist?!«, meinte Hannes und fuhr los, als gäbe es kein Morgen.

Oben angekommen meinte der Kameramann nur: »Äh, geht's vielleicht ein bisschen langsamer? Ich komme mit der Kamera nicht so schnell mit!«

Als bekennender und glühender Fan der ›Schwarzwaldklinik‹, besitze ich die komplette Serie auf DVD. Natürlich ist die Handlung genauso schwachsinnig und unrealistisch wie bei fast allen anderen Krankenhausserien auch, aber immer dann, wenn dort ein Rettungswagen oder ein Sanitäter zu sehen ist, kenne ich entweder das Fahrzeug oder die Kollegen, die als Statisten mitgewirkt haben.

Noch eine Anekdote aus dieser Zeit gefällig? Bitte sehr: Zwei Kollegen sollten in einer Szene einen ›Patienten‹ vom Boden anheben und auf die Trage legen, um ihn anschließend in den Rettungswagen zu schieben. Eigentlich keine große Sache. Dummerweise wurde für diesen Job ein Kollege auserkoren, der unter einem sogenannten ›Tic‹ litt. Ein ›Tic‹ ist eine neurologische Störung, die sich z. B. in merkwürdigen Grimassen oder ständig auftretenden unkontrollierbaren Muskelzuckungen äußern kann.

Bei diesem armen Kerl war es nun so, dass er permanent die Nase rümpfte und dabei gleichzeitig die Augenbrauen hochzog. Wenn man über einen längeren Zeitraum mit ihm zu tun hatte, wirkte das durchaus ansteckend und man fing selbst an wie ein Kaninchen zu ›mümmeln‹ und wild mit den Augenbrauen zu zucken. Das beeindruckende Mienenspiel wurde zusätzlich noch von einem grunzenden und fiependen Geräusch begleitet, und wenn er aufgeregt war, verschlimmerte sich das Ganze sogar noch. Bei jeder Aufnahme blinzelte, zuckte und grunzte der Kollege in die Kamera und sorgte so für permanente Bild- und Tonstörungen.

»Nein, nein, bitte nicht in die Kamera schauen!«, rief der Regisseur verzweifelt, doch nachdem er die Szene etliche Male geschmissen hatte und diese deshalb endlos wiederholt werden musste, nahm man den Kollegen nur noch von hinten auf. Beim Drehen dieser, nur wenige Sekunden dauernden Szene, musste letzten Endes ein ganzer Drehtag dran glauben. Kurz darauf kam der Kollege früher als gewöhnlich vom Dienst nach Hause und erwischte seine Frau im Schlafzimmer, nackt und in flagranti, rittlings auf seinem Nachbarn sitzend.

Angeblich empfing sie ihn mit den Worten: »Moment, Schatz, ich komme gleich.«

Manchmal ist das Leben wirklich grausam.

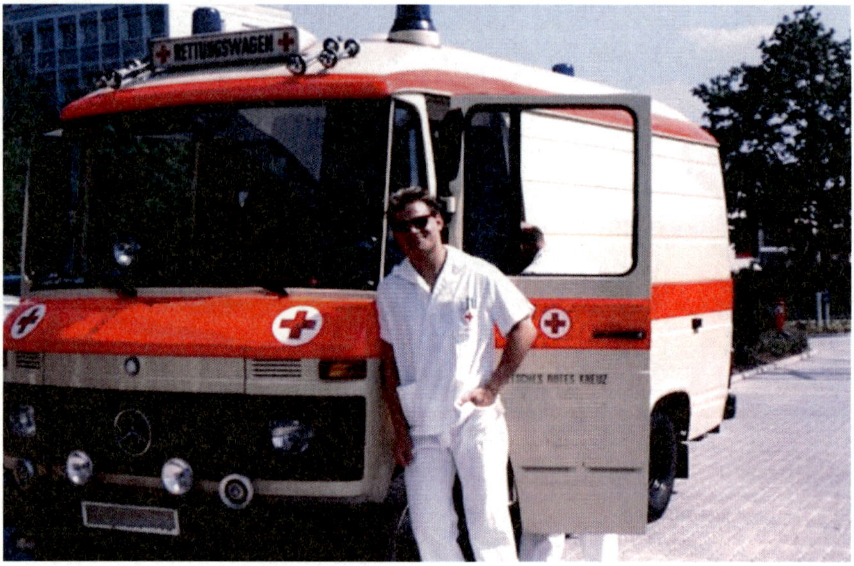

1988

3

Hirnlose Verfolgungsjagd

1996

Es war eine wunderschöne und laue Sommernacht. Der Mond und die Sterne leuchteten am wolkenlosen Himmel um die Wette. Mein Kollege Patrick und ich hatten es uns auf der Außenwache bei gegrillten Steaks und Würstchen gemütlich gemacht. Im Gegensatz zur Hauptwache in der Stadt, wo rund um die Uhr ein Einsatz auf den anderen folgte, ging es hier draußen auf dem Land noch recht beschaulich zu. Man hatte am Wochenende zwar 24 Stunden Dienst, war aber lediglich zu zweit auf der Wache und konnte sich hier, natürlich nur mit dem richtigen Kollegen vorausgesetzt, wirklich gut die Zeit vertreiben. Gemeinsam etwas kochen, grillen, chillen, Filme anschauen, ein Nickerchen machen oder sogar Damenbesuch empfangen war dann alles und fernab der Kontrolle durch die Obrigkeit möglich.

»Ring«, ging plötzlich das giftgrüne Einsatztelefon und beendete abrupt unsere kleine Grillparty. »Schwerer VU (Verkehrsunfall) auf der L113, Notarzt kommt auch«, meldete uns die Rettungsleitstelle.

Wir fuhren los und erreichten nach circa fünf Minuten den Einsatzort. In einer scharfen Rechtskurve war ein Personenwagen auf freier Strecke geradeaus in ein hochstehendes Maisfeld gerast. Das Auto hatte dabei eine rund 100 Meter lange Schneise in das Feld gepflügt. Es sah so aus, als wäre ein Mähdrescher einmal vor und den gleichen Weg wieder zurück gefahren. Mehrere Ersthelfer befanden sich bereits vor Ort und einer von ihnen empfing uns mit den Worten: »Ich glaub', der ist schon tot!« Am Ende der Schneise lag ein ziemlich neuer 3er-BMW auf der Fahrerseite. Die Scheinwerfer waren noch eingeschaltet und warfen ein gespenstisches Licht in das umliegende Maisfeld. Die total verbogenen und bizarr abstehenden Scheibenwischer bewegten sich mit quietschenden Geräuschen völlig sinnlos hin und her. Auf dem mir zugewandten und eingedrückten Autodach sah ich merkwürdige Spuren, als hätte jemand einen matschigen Kürbis dagegen geworfen. Im Autoradio lief gerade ›SOS‹ von ABBA, als ich mit einer Taschenlampe in das Fahrzeuginnere hineinleuchtete. Es war leer!

»Da ist ja gar keiner drin!«, sagte ich überrascht.

»Nö, der liegt da hinterm Auto!«, erwiderte einer der Umstehenden.

Ich ging also um das auf der Seite liegende Fahrzeug herum und sah, als ich mit der Taschenlampe nach unten leuchtete, einen menschlichen Körper, der circa 15 cm Tief und mit dem Gesicht nach unten in den weichen Ackerboden gedrückt worden war. Es handelte sich dabei um einen Mann und offenbar um den Fahrer des verunglückten BMW. Am Hinterkopf des Mannes befand sich ein großes klaffendes halbmondförmiges Loch. Ich leuchtete mit der Taschenlampe in den Spalt hinein und stellte fest: Der Kopf war hohl! Hier kam offensichtlich jede Hilfe zu spät. Über Funk meldete ich unserer Zentrale: »Leitstelle für 3/83/1. Notarzt kann langsam machen. Patient ist definitiv Ex! Keine weiteren Verletzten!«

»Verstanden 3/83/1«, bekam ich zur Antwort. Da es für uns keinen Patienten zu versorgen gab und die Unfallstelle bereits gesichert worden war, hatten wir im Moment nicht allzu viel zu tun. Nach einer Weile trafen die Polizei und der Notarzt ein. Während wir gerade dabei waren, die Leiche zu untersuchen, meldete plötzlich ein Polizist, dass der verunglückte Wagen wegen Fahrerflucht zur Fahndung ausgeschrieben sei. Jetzt wurde es auf einmal spannend. Offenbar hatte unser ›Patient‹ bei einem Weinfest im Nachbardorf ein geparktes Auto gerammt und sich dann aus dem Staub gemacht. Augenzeugen des Vorfalls nahmen daraufhin die Verfolgung des Fahrerflüchtigen auf und im Rahmen einer wilden Verfolgungsjagd über kurvige Landstraßen und durch mehrere geschlossene Ortschaften hindurch, machte unser ›Kunde‹ schließlich einen Freiflug in die Botanik.

Aus Angst vor möglichen Konsequenzen begingen die Verfolger nun ebenfalls Fahrerflucht, ohne sich weiter um den Verunfallten zu kümmern. Der BMW hatte sich mehrmals im Maisfeld überschlagen. Da der Fahrer offenbar nicht angeschnallt gewesen war, wurde er wie ein Wäschestück in der Waschmaschine herumgeschleudert. Dabei geriet er dann wohl mit seinem Oberkörper durch das offene stehende Fenster der Beifahrertür und blieb dort in Hüfthöhe im Rahmen der Scheibe stecken. Nun drehte er sich also mit dem sich weiter überschlagenden Auto mit, was natürlich verheerende Folgen für ihn hatte. Sein Kopf geriet dadurch mehrmals zwischen Erde und Autodach, was wiederum zu einer sogenannten Dezerebration führte. Das Gehirn des Mannes wurde dabei nach dem Prinzip des Eierausblasens aus dem Schädel gedrückt. Doch wo war es geblieben? Der Kopf des toten BMW Fahrers war so leer wie ein ausgehöhlter Halloween Kürbis.

In der Zwischenzeit hatten sich noch andere angebliche Augenzeugen gemeldet und berichteten, es hätten sich noch weitere Insassen im Fahrzeug befunden. Wenn ja, wo waren diese nun? Fragen über Fragen, auf die es im Moment noch keine Antwort gab.

Die freiwillige Feuerwehr rückte an, um das Maisfeld nach weiteren möglichen Verletzten zu durchsuchen. Mann für Mann verschwand im hohen Mais.

Es war kaum eine Minute vergangen, da hörte man plötzlich eine männliche Stimme ganz fürchterlich fluchen: »Bäh, was für eine gottverdammte Sauerei ist das hier? Pfui Teufel!«

Einer der Feuerwehrleute war im Maisfeld auf irgendetwas Glitschiges getreten, ausgerutscht und hingefallen. Er hatte das vermisste Hirn gefunden! Wie eine übergroße geschälte Walnuss lag es auf der Erde und glänzte im fahlen Licht des Mondes. Die Suche nach weiteren Verletzten blieb ohne Ergebnis und wurde schließlich abgebrochen. Vermutlich hatten sich die ebenfalls alkoholisierten Augenzeugen geirrt. Thomas, unser Notarzt, war gerade dabei, den Leichenschein für den getöteten BMW Fahrer auszufüllen, als er plötzlich zu mir gewandt meinte: »Hey Horst. Du bist doch auch so ein BMW Fahrer, oder?«

»Ja, wieso?«, fragte ich zurück.

»Sind die alle so hirnlos?«, wollte Thomas wissen.

Hahaha, was haben wir gelacht! Die Polizei bat uns anschließend, sie noch zur Ehefrau des tödlich verunglückten zu begleiten, um dieser die Nachricht vom tragischen Tod ihres Mannes zu überbringen. Keine schöne Aufgabe. Da man nie wissen konnte, wie Angehörige auf eine solche Nachricht reagieren, war es sicher kein Schaden, wenn ein Rettungsteam mit Notarzt anwesend war, um ihr bei Bedarf ein Beruhigungsmittel zu verabreichen.

Vor der Tür des kleinen Reihenhauses lag noch ein Kinderfahrrad, als wir dort ankamen. Wir vergewisserten uns noch einmal, dass wir auch wirklich an der richtigen Adresse waren. Nichts wäre peinlicher gewesen, als eine solche Todesnachricht den falschen Angehörigen zu übermitteln. Die Frau schrie ihren Schmerz laut in die Nacht hinaus, als ihr ein Polizeibeamter die Nachricht vom Unfalltod ihres Mannes mitteilte. Unser Notarzt spritzte ihr daraufhin ein starkes Beruhigungsmittel und wir organisierten die Nachbarschaft und einen Seelsorger, die sich nun weiter um die Arme kümmerten. Für uns war der Einsatz damit beendet und wir rückten wieder in unsere Wache ein.

Patrick und ich machten uns genüsslich über die restlichen Steaks und Würstchen her und für den Rest der Nacht blieb es ruhig. Zu keiner Zeit hatte ich das Gefühl gehabt, dass mich dieser Einsatz in irgendeiner Art und Weise besonders belastet oder gar mitgenommen hätte. Ganz im Gegenteil, ich fand ihn spannend und sehr außergewöhnlich.

Nach dieser Nachtschicht hatte ich einen Tag frei und verbrachte meine Freizeit wie gewohnt, ohne mir weitere Gedanken über die Ereignisse der vergangenen Nacht zu machen. Der Zufall wollte es aber, dass mein Weg zur Rettungswache genau an der Stelle vorbeiführte, an der sich zuvor der Unfall ereignet hatte. Als ich mich nun am darauf folgenden Tag wieder auf dem Weg zur Arbeit befand und mich langsam der besagten Stelle näherte, brach mir plötzlich der Schweiß aus und mein Herz pochte bis zum Hals. Ich musste rechts ranfahren, meinen Wagen anhalten und mich erst einmal wieder beruhigen. Was war denn jetzt los? Es war mir absolut unmöglich, an dieser Stelle vorbeizufahren. Ich wendete meinen Wagen und nahm einen ziemlich großen Umweg in Kauf, um zu meiner Arbeitsstelle zu gelangen. So etwas hatte ich noch nie zuvor erlebt. Offensichtlich war der Einsatz doch nicht ganz so spurlos an mir vorbeigegangen, wie ich zuerst geglaubt hatte. Es dauerte eine ganze Weile, bis ich endlich wieder ohne körperliche Stressreaktionen diese Stelle passieren konnte. Für mich eine bis dahin völlig neue Erfahrung, dachte ich doch bislang immer, ich sei immun gegen solchen Psychokram. Nun musste ich jedoch erstaunt feststellen, dass man eine Posttraumatische Belastungsstörung (PTBS) offensichtlich einfach so bekommen konnte. Es erwischte einen ohne Vorwarnung, wie eine Grippe oder ein Heuschnupfen, und man war absolut machtlos dagegen. Leider habe ich nie erfahren, ob die fahrerflüchtigen Verfolger des verfolgten Fahrerflüchtigen je gefasst und zur Verantwortung gezogen wurden.

4

Tödliche Rache

1992

»Besatzungen 1/83/1 und 1/83/2, Notfalleinsatz BAB 5, Fahrtrichtung Süd, dortige Autobahnraststätte, schwerer VU. Mehrere Personen eingeklemmt, Notarzt und Feuerwehr kommt auch«, näselte die Stimme aus dem Lautsprecher der Hausrufanlage.

Die Einsatzmeldung riss uns alle aus unserer bleiernen Müdigkeit. Die Nacht neigte sich so langsam dem Ende entgegen und schon bald würde die Sonne aufgehen. Jedem von uns war sofort klar, dass es jetzt ernst wird, denn die Rettungsleitstelle schickte sicher nicht auf bloßen Verdacht hin, ein so großes Kontingent an Rettungsmitteln zum Einsatzort.

Unterwegs begegneten wir den Kollegen von der Berufsfeuerwehr und fuhren nun gemeinsam in einem Konvoi aus mehreren Feuerwehr- und Rettungswagen in Richtung Autobahn.

Ein beeindruckendes und imposantes Meer aus blitzenden blauen Lichtern und tosenden Pressluftfanfaren raste dem Einsatzort entgegen. Die Stadt erwachte gerade erst aus ihrem Tiefschlaf, und um diese frühe Zeit herrschte nur spärlicher Berufsverkehr. Auch die Autobahn war noch ziemlich leer, und so war unser Konvoi schon nach wenigen Minuten Fahrt am Ziel, der besagten Autobahnraststätte, angelangt.

Dort angekommen bot sich uns ein bizarres Bild. Ein weißer Ford Escort Kombi war zu zwei Dritteln unter einem dort geparkten Lastzug verschwunden. Die Wucht des Aufpralls musste gewaltig gewesen sein, denn das Hinterteil des Ford Escort hing etwa einen Meter über dem Boden frei schwebend in der Luft.

Der Fahrer des Lkw hatte die Nacht über in seiner Koje im Führerhaus geschlafen, als er plötzlich von einem lauten Knall geweckt wurde. Der 40 Tonnen schwere Lastzug hatte sich beim Aufprall des kleinen Ford keinen Zentimeter fortbewegt. Am hinteren stählernen Querträger des Lkw-Aufliegers sah man blutige Gewebespuren, als hätte jemand eine Pizza dagegen geworfen, deren Belag sich nun langsam nach unten bewegte. Wir leuchteten in das frei schwebende Ende des Wagens und erblickten im Schein unserer Taschenlampen zwei Kinder in Schlafanzügen, die regungslos und mit bizarr verformten Körpern darin lagen. Es handelte sich um ein circa 6 jähriges Mädchen und einen etwa 9 Jahre alten Jungen. Das Mädchen war wie ein Hufeisen geformt, allerdings nicht, wie zu erwarten, mit dem Gesicht in Richtung der Zehenspitzen, sondern umgekehrt. Der Hinterkopf des Mädchens berührte die Fersen! Die Augen waren weit geöffnet und blickten starr ins Leere. An der linken Flanke des Mädchens trat matschiges Gewebe hervor und es war offensichtlich, dass hier nichts mehr zu retten war. Der Kopf des Jungen hing so grotesk weit nach hinten, dass der Nacken bündig zwischen den Schulterblättern auflag. Es machte fast den Eindruck, als könne man ihn, wie bei einem Wackeldackel, hin und her bewegen. Ein sicheres Indiz für einen tödlichen Genickbruch.

Die Feuerwehr hatte inzwischen für taghelles Licht an der Unfallstelle gesorgt und die Heckklappe des Unfallwagens aufgebrochen. Wir zogen die beiden Kinder vorsichtig von hinten aus dem abgesicherten Autowrack und eine EKG-Schnellableitung bestätigte leider den Tod der beiden. Was uns dabei allerdings stutzig machte, war die Tatsache, dass die Körper der beiden toten Kinder schon kalt und steif waren, und das, obwohl der Unfall doch gerade eben erst geschehen war. Normalerweise dauert es, je nach Umgebungstemperatur, mehrere Stunden, bis ein toter Körper auskühlt und die Leichenstarre eintritt. Im Augenblick hatten wir noch keine plausible Erklärung für dieses Phänomen. Der Rest des Wagens verschwand bis zum Rücksitz in einem undurchsichtigen Knäuel aus Blech und Plastik unter dem Lkw. Wer oder was auch immer im vorderen Teil dieses Autos gesessen hatte, war mit ziemlicher Sicherheit nicht mehr am Leben.

Bis zu diesem Zeitpunkt gingen wir noch alle von einem tragischen Verkehrsunfall aus. Wahrscheinlich war der Fahrer eingeschlafen, von der Fahrbahn abgekommen, und dann zufällig in den dort abgestellten Lkw gekracht. Eine tragische Verkettung unglücklicher Umstände, wie es sie täglich und immer wieder zu Tausenden gibt.

Da wir bislang zwei tote Kinder geborgen hatten, rechneten wir fest damit, die Eltern im vorderen Teil des Wagens zu finden. Die Feuerwehr stand mit Schaumlöschern bereit, um einem eventuellen Brandausbruch vorzubeugen, und zog dann den Blechhaufen mittels einer Seilwunde, quietschend und Funken sprühend, unter dem Lastzug hervor. Die vorderen zwei Drittel des Ford Escort waren auf circa 50 cm Höhe zusammengedrückt und sahen aus, als kämen sie direkt aus der Schrottpresse. Das konnte einfach niemand überlebt haben.

Als wir den nun frei zugänglichen vorderen Teil untersuchten, entdeckten wir die Leiche eines Mannes, der quer zwischen Motor und Vordersitzen eingequetscht lag. Die Feuerwehr schnitt den toten Körper mit schwerem Gerät aus seinem Blechgefängnis und parallel wurde das umliegende Gelände der Autobahnraststätte erfolglos auf eventuelle weitere Opfer abgesucht. Die Leiche des Mannes und vermutlich des Vaters der beiden toten Kinder wurde aus dem Wrack geborgen. Sie wies lediglich eine rautenförmige Wunde an der eingedrückten Stirn auf, aus der Teile des Gehirns wie die vibrierende Zunge eines hechelnden Hundes heraushingen. Ein Anblick, den ich in meinem ganzen Leben nie mehr vergessen werde.

Der Wagen hatte ein Kölner Autokennzeichen und war offensichtlich ohne Gepäck unterwegs gewesen. Aber wo war die Mutter, und was machte ein Auto aus Köln, 500 km von zu Hause weg, mit zwei

Kindern in Schlafanzügen und ohne Gepäck, um diese Zeit auf der Autobahn? Offene Fragen, auf die es im Moment noch keine Antwort gab. Drei tote Menschen waren die traurige Bilanz dieses Autounfalls und wie zum Hohn wurde es gerade just in diesem Moment in einem atemberaubenden und spektakulären Sonnenaufgang hell. Es würde ein strahlend schöner und warmer Sommertag werden.

Für den Rettungsdienst gab es hier nichts mehr zu tun. Keiner sprach ein Wort, als wir wieder im Aufenthaltsraum der Rettungswache saßen und an unseren Kaffeetassen nippten. Plötzlich betrat ein Kollege von der Leitstelle den Aufenthaltsraum und meldete, dass die Polizei gerade eben einen Abschiedsbrief in dem Trümmerhaufen gefunden hätte. Kurze Zeit später erfuhr ich dann aus einer Medienmitteilung, dass nach der Scheidung des Ehepaares, die Mutter das alleinige Sorgerecht für die beiden Kinder erhalten hatte. Der verzweifelte und bitter enttäuschte Vater rächte sich daraufhin auf furchtbare Art und Weise an ihr. Er hatte die beiden Kinder über das Wochenende bei sich gehabt und erstickte sie im Schlaf mit einem Kopfkissen. Dann packte er die beiden Leichen, immer noch in ihren Schlafanzügen, ins Auto, und fuhr auf der Autobahn ziellos in Richtung Süden. Fest entschlossen, seinem Leben nun ebenfalls ein Ende zu setzen, war er dann in voller Fahrt und ungebremst auf den geparkten Lkw gekracht.

Die Tragik dieser Ereignisse ging mir noch lange nach und auch heute noch, über 20 Jahre später, sehe ich die Bilder jener Nacht vor mir, wenn ich an der besagten Autobahnraststätte vorbeifahre.

5

»Vive la France«

1994

Es war ein goldener Oktobertag wie aus dem Bilderbuch. Die Sonne schien vom blauen Himmel und das herbstlich gefärbte Laub der Bäume schimmerte in allen Farben. Niemand konnte zu diesem Zeitpunkt auch nur im Entferntesten ahnen, dass diese Idylle bald ein jähes Ende nehmen würde.

Der Tagdienst auf der Außenwache war bislang eher ruhig verlaufen und langsam rückte der Feierabend näher. Mein Zivi Detlef und ich ertappten uns dabei, wie wir immer wieder ungeduldig auf die Uhr sahen. Schon bald käme unsere Ablösung. Meine Vorfreude auf den heutigen Abend war besonders groß, denn ich war mit einer Dame zum Essen verabredet und schmiedete in Gedanken schon Pläne, wie dieses Date eventuell verlaufen könnte. Das laute und schrille Klingeln des grünen Einsatztelefons riss mich unsanft aus meinen Tagträumen.

»Das war ja mal wieder klar«, brummte ich unwirsch. »Den ganzen Tag über nichts, und jetzt, eine halbe Stunde vor Feierabend, müssen wir natürlich raus. Toll!« Ich nahm den Hörer ab und lauschte den Worten des Kollegen von der Leitstelle: »Fahrt mal notfallmäßig zur französischen Kaserne rüber, die haben dort irgendein Problem. Der Anrufer hat nur Französisch gesprochen und ich hab leider keine Ahnung, worum es geht. Schaut mal nach, was da los ist und gebt mir baldmöglichst Bescheid, okay?!«

»Alles klar«, antwortete ich und legte auf. Der wachhabende Soldat am Eingang zur französischen Kaserne stand stramm und salutierte, als wir wenige Minuten später mit Blaulicht und Martinshorn angebrettert kamen. Der Schlagbaum hob sich und wir fuhren mit unserem Rettungswagen ungehindert auf das weitläufige Kasernenareal. Hinter der Einfahrt erwartete uns bereits ein Militärfahrzeug, um uns über das riesige Gelände der französischen Garnison zu lotsen. Ein Soldat gab uns mit der Hand ein Zeichen, ihm zu folgen und so fuhren wir, immer noch nicht wissend, was uns erwartete, hinterher. Es dauerte noch eine gefühlte Ewigkeit, bis wir endlich den Ort des Geschehens erreicht hatten. Jetzt erst sahen wir die Bescherung. Ein junger französischer Rekrut war von einem rückwärtsfahrenden Kampfpanzer umgestoßen und überrollt worden. Sein linkes Bein wurde dabei komplett abgetrennt und von den Panzerketten wie in einem Fleischwolf zermalmt. Der kreidebleiche Soldat schrie aus Leibeskräften, während einer seiner Kameraden versuchte, die Blutung zu stoppen, indem er mit bloßen Händen tief in den zerfetzten Beinstumpf hineindrückte. Vom Ende des Stumpfs verlief ein Sehnenstrang wie eine Zündschnur nach unten, an deren Ende wiederum der feinsäuberlich herausgelöste Wadenmuskel pulsierend vor sich hin zuckte. Es sah aus, wie eine dieser Gummispinnen, die man mithilfe eines Blasebalgs vorwärts bewegen konnte. Ein französischer Militärarzt versuchte unterdessen, eine Vene zu punktieren. Er hatte offensichtlich schon einige Fehlversuche hinter sich, denn beide Arme des Verunglückten waren mit Einstichstellen übersät und zugepflastert. Sein ›Werkzeug‹ war eine starre Stahlnadel, die direkt mit dem Infusionsschlauch verbunden war. Offenbar stammte diese noch aus dem letzten Weltkrieg, jedenfalls hatte ich so eine Konstruktion noch nie zuvor gesehen. Am anderen Ende des Infusionsschlauchs befand sich ein durchsichtiger Plastikbeutel mit einer trüben Lösung, in der ominöse Flocken wie Kaulquappen darin umherschwammen.

Typisch Frankreich, dachte ich. »Amputationstrauma! Wir brauchen Heli und Notarzt!«, rief ich Detlef zu, damit dieser der Leitstelle über Funk Rückmeldung geben konnte. Nun versuchte ich ebenfalls, dem

Patienten einen venösen Zugang in der Ellenbeuge zu legen. Offenbar hatte ich dabei etwas mehr Glück als der französische Militärarzt, denn ich schaffte es sogar, trotz der desolaten Kreislauf- und Venenverhältnisse noch einen zweiten Zugang zu platzieren. Jackpot!!! Gleichzeitig banden jetzt Sanitäter der französischen Armee den Beinstumpf mittels mehrerer Binden und mit Hilfe eines Schraubenschlüssels ab. Anschließend lagerten sie den Stumpf hoch, um so den Blutfluss zu verringern. Dank der Tatsache, dass freigelegte Gefäßenden kollabieren, hielt sich der Blutverlust erstaunlicherweise in Grenzen, war jedoch insgesamt sicher nicht zu unterschätzen. Leider reichen meine Französischkenntnisse höchstens, um mir eine Tasse Kaffee oder ein Glas Rotwein zu bestellen. Auch die Deutschkenntnisse der französischen Soldaten waren eher bescheiden, sodass sich die Kommunikation vor Ort äußerst schwierig gestaltete. Irgendwie klappte es aber trotzdem und es gelang mir, die anwesenden Soldaten zu bitten, für den angeforderten Rettungshubschrauber eine Landezone zu markieren. Daraufhin wurden plötzlich mehrere bunte Rauchbomben gezündet und ich kam mir augenblicklich vor, wie in einem amerikanischen Vietnam Kriegsfilm a la ›Rambo‹ oder ›Apocalypse Now‹.

Schon war in der Ferne das klopfende Geräusch des Rettungshubschraubers zu hören und wenige Augenblicke später schwebte dieser mit großem Getöse über unseren Köpfen. Unterdessen versuchte ich den Patienten mit einer Decke vor Blättern, Staub und anderen Gegenständen zu schützen, die durch den starken Abwind der Rotoren umhergewirbelt wurden.

Aufgrund der vorbildlich markierten Landezone konnte der Pilot die Maschine problemlos und nahe am Patienten aufsetzen. Mit dem Rettungshubschrauber der Deutschen Rettungsflugwacht (DRF) schwebte eine bildhübsche, junge Notärztin ein und unser Patient, typisch Franzose, konnte es sich trotz seiner schlimmen Verletzungen und starker Schmerzen nicht verkneifen, sie um ein Rendezvous zu bitten.

In einem Deutsch-Französischen Joint Venture wurde der Patient schließlich in Narkose versetzt, intubiert und anschließend mit dem Rettungshubschrauber in die nächstgelegene deutsche Universitätsklinik geflogen. Für Detlef und mich war der Einsatz damit aber noch lange nicht beendet, denn jetzt hieß es einrücken, Ausrüstung reinigen und verbrauchtes Material auffüllen. Der pünktliche Feierabend war somit jetzt natürlich passé. Das geplante Date mit der Dame habe ich an diesem Abend abgesagt. Irgendwie war mir der Appetit auf Fleisch gründlich vergangen.

Einige Zeit nach diesem tragischen und spektakulären Unfall traf ich den französischen Rekruten zufällig auf dem Flur in der Universitätsklinik wieder. Ich wartete dort gerade mit einem anderen Patienten auf den Lift nach oben. Der junge Franzose saß in einem Rollstuhl und das fehlende Bein war nicht zu übersehen. Nach kurzem Zögern fasste ich mir ein Herz und sprach ihn an. Natürlich konnte er sich nicht mehr an mich erinnern, bedankte sich aber trotzdem ganz herzlich für die Hilfe. Gemeinsam versuchten wir nun mit Händen und Füßen (er nur mit den Händen) eine halbwegs brauchbare Verständigung zustande zu bringen. Soweit ich ihn verstehen konnte, würde er bald nach Paris in ein Militärhospital verlegt werden, um dort eine künstliche Beinprothese zu erhalten. Der junge Mann war erst 19 Jahre alt und voller Optimismus, was seine Zukunft betraf. Angesichts der tragischen Umstände fand ich das sehr bemerkenswert. Als sich kurz darauf die Türen des Fahrstuhls öffneten und sich unsere Wege daraufhin trennten, formte er zum Abschied mit dem Zeige- und Mittelfinger der rechten Hand ein V, das Zeichen für Victory, und rief: »Vive la France!« Dann rollte er in seinem Rollstuhl über den Krankenhausflur davon. Obwohl ich normalerweise über ein hundsmiserables Namensgedächtnis verfüge, habe ich den seinen nie vergessen können. Mithilfe eines großen sozialen Online-Netzwerkes habe ich ihn jedoch Jahre später tatsächlich wiedergefunden. Er lebt heute auf Korsika und es scheint ihm zumindest den Umständen entsprechend ganz gut zu gehen. Bon Chance Monsieur C.

Immerhin stellte dieser Einsatz einen echten Fortschritt in den Deutsch-Französischen Beziehungen dar, denn einige Jahre zuvor erlebte ich das genaue Gegenteil davon. Ich war noch ›Zivi‹ im Rettungsdienst, als wir eines Nachts auf der Außenwache folgende Meldung von unserer Leitstelle bekamen: In einem nahe gelegenen Wald seien bei einem Manöver mehrere französische Soldaten durch eine Explosion verletzt worden. Näheres wisse man noch nicht, aber wir sollten uns in Bereitschaft halten, bis weitere Anweisungen erfolgten. Wir waren auf alles gefasst und warteten auf unseren Einsatz, aber nichts geschah. Auf unsere Nachfrage hin erfuhren wir dann später, dass eine Gruppe französischer Soldaten bei einer Nachtübung im Wald biwakiert hatte. Es war bitterkalt und sie hatten ein Lagerfeuer angezündet, um sich daran zu wärmen. Der Teufel wollte es aber, dass sie ihr Feuer genau über einem Blindgänger aus dem Zweiten Weltkrieg entfacht hatten. Während sie nun alle friedlich schlafend rings um das Feuer lagen, gab es plötzlich eine heftige Explosion und mehrere Soldaten wurden getötet oder zum Teil schwer verletzt. Die deutschen Rettungsdienste standen bereit, um zu helfen, wurden aber nicht zum Einsatzort vorgelassen. Das französische Militär bedankte sich höflich für die angebotene Hilfe, teilte aber mit, man habe die Situation völlig unter Kontrolle. Der Unglücksort wurde von der Militärpolizei weitläufig abgeriegelt und später erfuhren wir dann, dass der überwiegende Teil der verletzten Soldaten nur unzureichend versorgt auf den Ladepritschen von Militär-Lkws nach Frankreich hinübergekarrt wurde. Ein ungeheuerlicher Vorgang!

Unsere Außenwache befand sich in einer hübschen Kleinstadt, die idyllisch am Rhein und somit direkt an der deutsch-französischen

Grenze lag. Bis 1997 war dort, mitten im Ort, eine Garnison der französischen Armee stationiert. Ich wohnte zu dieser Zeit genau gegenüber der Kaserne, und auch in meinem Wohnblock waren mehrere französische Soldaten und Offiziere mit ihren Freundinnen und Familien untergebracht. Es handelte sich dabei in der Regel um sehr freundliche und angenehme Zeitgenossen. Lediglich die Sprachbarriere und die häufige Fluktuation der Mieter verhinderten ein tiefer gehendes und engeres Nachbarschaftsverhältnis. Leider hatte das Haus recht hellhörige Wände, sodass gelegentliche laute Kopulations- und Partygeräusche meine spießigen deutschen Nachbarn des Öfteren dazu veranlassten, die Polizei hinzuzuziehen, wo hingegen ich, als SMGGV (Single mit gelegentlichem Geschlechtsverkehr) eisern bemüht war, in dieser Disziplin mitzuhalten.

Die neuen Rekruten waren an ihren kurz geschorenen Nahkampffrisuren gut von den bereits länger dienenden Soldaten zu unterscheiden. Nach mehreren Wochen Grundausbildung und hartem Drill in der Kaserne bekamen diese dann endlich zum ersten Mal Wochenendausgang. Sie machten nun vollgepumpt mit Testosteron und auf Krawall gebürstet eine Riesensause durch die örtlichen Bespaßungseinrichtungen. Dabei kam es dann immer wieder zu Zusammenstößen mit der einheimischen Landjugend, wobei auf beiden Seiten so einiges an Glas und so manches Nasenbein zu Bruch ging.

Ich habe es während dieser Zeit mehr als einmal erlebt, dass die französische Militärgendarmerie alles andere als zimperlich mit ihren eigenen Leuten umgesprungen ist. Oft hieß es einfach: ›Knüppel aus dem Sack‹ und dann wurde von den Ordnungshütern gnadenlos drauflos gehauen.

Neben den fest im Ort stationierten französischen Militärangehörigen gab es zudem viele Franzosen, die zum Einkaufen oder Arbeiten täglich über die offene Grenze hin und her pendelten. Daher kam es nicht selten vor, dass wir es mit französischen Patienten zu tun hatten, die sich aus versicherungstechnischen Gründen lieber in Frankreich behandeln lassen wollten oder mussten.

Eines Tages sollten wir einen schwer verletzten französischen Fahrradfahrer nach der Erstversorgung im deutschen Krankenhaus, mit Sondersignal ins 30 Kilometer entfernte französische Centre Hospitalier verlegen. Nun ist es allerdings so, dass in Frankreich Ambulanzfahrzeuge, im Gegensatz zu Polizei und Feuerwehr, keine Sonderrechte genießen oder mit anderen Worten: Blaulicht und Tatütata interessierte dort kein Mensch. Wer gerade Lust dazu hat, macht Platz, wer nicht, lässt es bleiben. Andere Länder, andere Sitten.

Unsere Rettungsleitstelle organisierte nun extra eine Motorradeskorte der französischen Gendarmerie, um uns mit Sondersignal ins französische Hospital zu begleiten. Dieser ganz spezielle Escort-Service erwartete uns bereits am Grenzübergang und würde nun bei Bedarf den Weg für uns freimachen. Ich fuhr mit eingeschaltetem Blaulicht und Martinshorn der Motorradeskorte hinterher und wurde so Zeuge eines beeindruckenden Schauspiels. Als wir am Stadtrand in einen Stau gerieten, fackelten die Gendarmen auf ihren Motorrädern nicht lange und traten mit ihren schweren Stiefeln in die Türen und Seiten der Fahrzeuge, die nicht schnell genug den Weg freigaben. Das hinterließ natürlich die eine oder andere dicke Delle im Blech, interessierte aber weder die Polizei noch die betroffenen Fahrzeugbesitzer sonderlich. Ich wage nicht mir vorzustellen, welche Reaktionen ein solches Verhalten bei uns auslösen würde. Der Skandal wäre perfekt und die Empörung groß!

»Vive la France!«

Die folgende kleine Anekdote möchte ich ihnen auch noch zum Besten geben, zeigt sie doch auf beeindruckende Weise die unterschiedliche Kultur und Mentalität unserer westlichen Nachbarn jenseits des Rheins.

1.12.2000. Zu dieser Zeit arbeitete ich bereits seit über drei Jahren bei einem großen privaten Rettungsdienst in der Schweiz. Ich pendelte daher täglich als sogenannter Grenzgänger zwischen Deutschland und der Schweiz hin und her. Da die Autobahnen im Dreiländereck zwischen Deutschland, Frankreich und der Schweiz den vielen Pendlerverkehr oft nicht mehr aufnehmen konnten, stand man quasi immer irgendwo längere Zeit im Stau. Um dem zu entgehen, wich ich gelegentlich auf eine Landstraße aus, die auf französischer Seite und parallel zum Rhein verlief. Diese Straße war nicht besonders stark frequentiert und man kam auf der kerzengeraden Strecke recht zügig voran. Auf der einen Seite befand sich nur endloser dichter Wald und auf der anderen floss Vater Rhein gemächlich seines Weges dahin. An diesem besagten Tag hatte ich mal wieder länger gearbeitet und war dementsprechend flott unterwegs, um endlich nach Hause zu kommen. Es war gegen 19.00 Uhr und um diese Jahreszeit natürlich schon stockdunkel. Plötzlich tauchte wie aus dem Nichts direkt vor mir ein Rudel Wildschweine auf. Eine Kollision war unvermeidlich, denn kaum hatte ich die Tiere wahrgenommen, krachte es auch schon ganz fürchterlich. Es gab einen dumpfen Schlag und ich ließ meinen Wagen nach rechts ausrollen und schaltete den Warnblinker ein. Auf dieser einsamen Landstraße gab es keine Beleuchtung, und da beim Aufprall offenbar meine gesamten Frontscheinwerfer zerstört worden waren, befand ich mich augenblicklich in totaler Finsternis. So ein Mist aber auch. Ich öffnete einen Spaltbreit das Fenster und lauschte in die Dunkelheit. Meine Lust, womöglich einem wütenden Keiler plötzlich Auge in Auge gegenüberzustehen, hielt sich extrem in Grenzen. Doch es war absolut nichts zu hören, was auf die Anwesenheit eines wilden oder gar verletzten Tieres hindeutete. Vorsichtig stieg ich aus und versuchte in der Dunkelheit irgendetwas zu erkennen. Am Horizont erschienen nun die Lichter eines anderen Wagens, und als dieser näherkam, konnte ich im Lichtkegel der Scheinwerfer ein totes Wildschwein auf der Fahrbahn liegen sehen. Der Fahrer des Wagens hielt an und fragte mich auf Französisch, was denn passiert sei.

»No parlez francais, excuse moi«, radebrechte ich. Für mehr reichte mein Französisch leider immer noch nicht.

»Brauchen Sie Ilfe?«, fragte er mich schließlich auf Deutsch.

»Nun, ich brauche mit Sicherheit einen Abschleppwagen und die Polizei sollte auch noch verständigt werden«, antwortete ich.

»No, no Monsieur« winkte er ab. »In France Gendarmerie kommt nischt wege eine tote Wildschwein, äh«, klärte mich der hilfsbereite Franzose auf. Kaum hatte er den Satz beendet hielt ein weiteres Fahrzeug aus der Gegenrichtung an und er unterhielt sich mit dessen Fahrer auf Französisch weiter. Plötzlich stieg der neu hinzugekommene Fahrer aus, öffnete den Kofferraum seines Wagens und wuchtete gemeinsam mit meinem neuen gallischen Freund die tote Wildsau in sein Auto. Ehe ich mich versah, brauste Obelix mit dem Corpus Delicti in seinem Kofferraum davon. Der nächste Wildschweinbraten war gesichert.

»Das gibt es auch nur in Frankreich«, stammelte ich fassungslos vor mich hin.

»Voila, Monsieur. Mein Cousin at eine Autogarage. Soll isch ihn anrufen, sie abzuschleppen?«, bot mir der hilfsbereite Franzose weiter an.

»Nein danke, ich glaub', ich komm schon klar«, antwortete ich.

»C êst bon Monsieur, bon chance und bon Nuit«, rief er mir zu und verschwand mit seinem kleinen klapprigen Peugeot in der Dunkelheit.

Über einen großen deutschen Automobilklub organisierte ich schließlich mit meinem Handy einen Abschleppdienst, der meinen erst drei Monate zuvor gekauften 3er-BMW über die Grenze in eine deutsche Werkstatt meines Vertrauens transportierte. Damit war die

Angelegenheit erledigt. Keine Polizei. Kein Papierkram. Nichts. Der Schaden an meinem Wagen belief sich jedoch auf stolze 8800 DM. Die gesamte Frontpartie war beim Aufprall beschädigt worden und musste komplett erneuert werden. Zu meinem großen Glück war vorn alles voller Borsten, Blut und Wildschweinscheiße. Diese eindeutigen und unwiderlegbaren Beweise eines Wildunfalls sorgten dafür, dass der Schaden von meiner Versicherung vollumfänglich bezahlt wurde. Schwein gehabt.

6

Ines

1988

Ich war zwar erst seit einigen Monaten Zivildienstleistender im Rettungsdienst, hatte aber trotzdem das Gefühl, als hätte ich noch nie in meinem Leben etwas anderes getan. Die Arbeit machte mir großen Spaß und ich fand alles unheimlich spannend und wahnsinnig aufregend. Neben der präklinischen Versorgung von akuten Notfallpatienten bestand ein großer Teil der täglichen Arbeit darin, meist stabile und unkritische Patienten von A nach B zu transportieren. Bei vielen dieser Verlegungsfahrten erfuhr man dann oft ungefragt die ganze Lebens- und Leidensgeschichte des betreffenden ›Kunden‹.

Matze und ich hatten Tagschicht auf der Hauptwache und sollten einen Patienten mit Luftröhrenschnitt, einem sogenannten Tracheostoma, für eine spezielle Untersuchung von der Hals-Nasen-Ohren-Klinik (HNO) zu einem privaten Röntgeninstitut in die Innenstadt verlegen. Eine junge und extrem hübsche Krankenschwester begleitete den Transport, was zwar selten, aber gelegentlich vorkam und für uns natürlich eine höchst willkommene Abwechslung darstellte. Unsere weibliche Begleitung hieß Ines, war groß und blond und einfach umwerfend. Wir nahmen den Patienten auf der Trage liegend an Bord unseres Krankentransportwagens (KTW) und Ines und ich stiegen hinten ein, um ihn während der Fahrt zu betreuen. Wir wechselten uns immer mit dem Fahren ab und jetzt war Matze dran und sichtlich enttäuscht darüber, dass er nicht hinten zu der hübschen Schwester mit hinein durfte. Dafür beobachtete er uns nun ständig mit Argusaugen im Rückspiegel, um auch ja nichts zu verpassen. Unser Patient kam von einer speziellen Abteilung der HNO-Klinik, die für ihre Patienten mit Kehlkopfkrebs berühmt und berüchtigt war. Diese befand sich im obersten Stockwerk eines hässlichen Hochhauses aus den sechziger Jahren, verfügte aber über eine riesige Dachterrasse mit einem sensationellen Ausblick über die ganze Stadt. Nach der krebsbedingten operativen Entfernung des Kehlkopfes bekamen diese Patienten meistens eine sogenannte Trachealkanüle eingesetzt, über die man den Patienten durch ein Loch an der Vorderseite des Halses absaugen konnte. Auf dieser Dachterrasse versammelten sich nun regelmäßig alle kehlkopfamputierten Patienten, aber auch Ärzte und Pflegepersonal, um beim ›Qualmen‹ einer Zigarette die schöne Aussicht und die frische Luft zu genießen. Dort traf man dann auf im Rollstuhl sitzende Patienten, denen man bereits beide Raucherbeine amputiert hatte und die trotzdem fröhlich weiter Kette rauchten. Andere wiederum steckten sich die Zigaretten mit ihren Nikotingelben Fingern in eben jenes Loch an der Vorderseite ihres Halses, hielten sich die Nase zu, und inhalierten so den Rauch, der dann eindrucksvoll aus Nase, Mund und Ohren quoll. Die meisten unter ihnen hatten sowieso nichts mehr zu verlieren und wollten oder konnten sich das Rauchen nicht verkneifen. Im Inneren einer solchen Trachealkanüle sammelte sich gerne zäher, grüner, klebriger Schleim, der oft nur mithilfe eines Absaugkatheters entfernt werden konnte. Ines war die Bezugspflegeperson für unseren Patienten und begleitete diesen auf Schritt und Tritt, um ihn bei Bedarf absaugen zu können. Unser Patient musste ständig husten, weil ihm der Schleim die Atemwege blockierte. Bei einem erneuten Hustenstoß flog plötzlich so ein dicker, grüner Schleimpfropf durch das Loch vorn am Hals im hohen Bogen an die Decke unseres Krankentransportwagens, von wo er sich langsam und lange grüne Fäden ziehend, wieder abseilte. Mit einem Wisch war alles weg und Ines und ich saugten den Patienten gemeinsam durch das Loch vorn in der Kehle ab. Der zähe und klebrige grüne Schleim hatte keine Chance und wurde unter schmatzenden und blubbernden Geräuschen durch den Absaugschlauch in den Auffangbehälter der Absaugpumpe gesogen. Darin sammelte er sich nun und wartete darauf, irgendwann geleert zu werden. Man sieht sich ja bekanntlich immer zwei Mal im Leben. Ines und ich unterhielten uns trotz oder gerade wegen(?) der ekligen Begleitumstände blendend. Wir lachten, flirteten und scherzten und hatten sichtlich unseren Spaß.

Als wir am Zielort angekommen waren, lagerten wir unseren Patienten auf eine der Liegen im Röntgeninstitut um, und verabschiedeten uns mit den Worten: »Tschüss, vielleicht bis später.«

Niemals hätte ich es gewagt, Ines um ihre Telefonnummer oder gar eine Verabredung zu bitten. Ich hatte zwar immer eine große Klappe, aber im entscheidenden Moment war ich einfach zu schüchtern.

»Möönsch, ist das ein steiler Zahn«, meinte Matze zu mir, als wir uns außer Hörweite befanden. »Die steht ja total auf dich«, fügte er hinzu.

»Ach Quatsch, meinst du wirklich?«, fragte ich ungläubig.

»Das ist doch sonnenklar! Hast du wenigstens ihre Telefonnummer?«, löcherte er mich weiter.

»Nö«, erwiderte ich ziemlich kleinlaut.

»Oh Mann, du musst noch eine Menge lernen! Wart mal, ich zeig dir, wie man das macht!« Matze ging zurück in das Röntgeninstitut und kam nach wenigen Minuten wieder heraus. Er wedelte triumphierend mit einem Stück Papier, auf dem die Telefonnummer von Ines stand. Matze war klein und mopsig und nicht besonders attraktiv, aber er war offensichtlich mit einem gesunden Selbstvertrauen gesegnet.

»Was hast du zu ihr gesagt?«, wollte ich nun von ihm wissen.

»Dass du ‚nen megakleinen Winzling in der Hose hast und dich deshalb nicht traust, sie zu fragen!«

»Spinnst du? Das hast du nicht?!«

»Doch, so ähnlich, jedenfalls erwartet sie jetzt deinen Anruf!«, sagte Matze sichtlich stolz über seinen Erfolg.

»Danke Matze«, sagte ich verlegen.

»Schon okay, aber ich will einen ausführlichen Vollzugsbericht, verstanden!?«

Die restliche Tagschicht verlief ohne besondere Zwischenfälle, und als wir am späten Nachmittag wieder in die Wache einrückten, fand ich einen Zettel an meinem Spind: ›Ines anrufen, dringend!‹ Hoppla, das ging jetzt aber schnell. Sie hatte auf der Rettungsleitstelle angerufen und mir diese Nachricht hinterlassen. Heutzutage kaum noch vorstellbar, aber Ende der achtziger Jahre gab es tatsächlich noch keine Handys und so musste ich für meinen Rückruf einen sogenannten Münzfernsprecher bedienen, der sich im Untergeschoss der riesigen Rettungswache befand. Direkt gegenüber gab es einen Getränkeautomaten, aus dem man sich zu jener Zeit übrigens noch bequem ein Bierchen ziehen konnte. In der heutigen Zeit genauso undenkbar aber damals noch eine völlige Selbstverständlichkeit. Es war lediglich ›verboten‹, während der Dienstzeiten Alkohol zu trinken, aber so wirklich kontrolliert hat das kein Mensch. Dabei gab es durchaus einige Rettungsdienstkollegen mit ganz offensichtlichen Alkoholproblemen. Solange jedoch nichts passierte und sich niemand beschwerte, krähte auch kein Hahn danach und man sah stillschweigend darüber hinweg.

Mit feuchten Händen und pochendem Herzen wartete ich mit dem Hörer in der Hand auf eine Stimme am anderen Ende der Leitung.

»Hallo?«, meldete sich endlich eine weibliche Stimme.

»Hi, Ines, ich bin's!«, sprudelte ich los.

»Und wer ist ich?«, fragte die Stimme.

»Der Sani von heute Morgen, erinnerst du dich?«

»Tut mir leid, aber ich bin auch nicht Ines, hihi. Moment, ich schau mal nach, ob sie in ihrem Zimmer ist.«

Während ich wartete, hörte ich im Hintergrund leise Musik und dumpfes Stimmengewirr. Schritte näherten sich dem Telefon und eine andere Stimme als zuvor fragte: »Ja?«

»Hey, Ines, ich sollte dich dringend anrufen! Wo brennt's denn?«, gab ich mich betont locker. Dabei schlug mein Herz bis zum Hals und ich kam mir ziemlich bescheuert vor.

»Oh, hallo!!! Was machst du heute Abend?«, fragte sie ohne große Umschweife.

»Nichts Besonderes«, erwiderte ich.

»Hast du Lust, irgendwo was trinken zu gehen?«, fragte sie weiter.

»Warum nicht!? Ich muss morgen aber wieder sehr früh raus!«

Es war mitten in der Woche, und ich dachte gerade daran, dass ich morgen früh um sechs Uhr wieder auf der Matte stehen musste.

»Super! Dann hol mich doch nach der Arbeit im PWS ab, 6 Stock, okay?!«

Ich wollte sie noch schnell nach der genauen Uhrzeit und ihrem Nachnamen fragen, aber da hatte sie schon wieder aufgelegt. Das PWS war die Personalwohnsiedlung für Mitarbeiter der Universitätsklinik oder auch besser bekannt als Schwesternwohnheim. In Rettungsdienstkreisen wurde der hässliche Betonklotz jedoch nur ›Schneckensilo‹ genannt. So mancher Kollege, ganz egal ob in festen Händen, verheiratet oder Single, hatte in dem zwölfstöckigen Hochhaus seine kleine Freundin. Hannes sagte einmal auf seine unnachahmliche Art und Weise: »Wenn man alle Pimmel, die da drin schon versenkt worden sind, aus den Fenstern hängen würde, sähe es aus wie ein großer Igel.« Dem ist wohl nichts mehr hinzuzufügen.

Wir schlenderten durch die abendliche Innenstadt und unterhielten uns blendend. Ines sah wirklich Klasse aus in ihrem kurzen Minirock und ihren endlos langen Beinen. Sie zog die bewundernden Blicke der Männer auf sich, und ich genoss es natürlich sehr, zumindest für heute Abend, ihr männlicher Begleiter zu sein. Ihre fröhliche, unkomplizierte und leicht aufgekratzte Art gefiel mir und war erfrischend anders. Ines befand sich noch in der Ausbildung zur Krankenschwester und versuchte sich nebenbei als Gelegenheitsmodell etwas dazu zu verdienen. Bis dahin erschien mir alles völlig normal und plausibel. Das Einzige, was mir merkwürdig auffiel, war die Tatsache, dass sie jeden noch so heruntergekommenen Junkie oder verwahrlosten Obdachlosen persönlich und mit Namen kannte. Es gab jedes Mal ein riesiges Begrüßungsritual mit Küsschen rechts und Küsschen links, und herzlichen Umarmungen, wenn sie einem dieser, in der Stadt zahlreich vertretenen Gestalten auf der Straße begegnete. Irgendwie konnte ich diese wunderschöne, gepflegte und modisch gekleidete junge Frau, nicht mit diesen traurigen Kreaturen in Verbindung bringen.

»Woher kennst du die denn alle?«, fragte ich sie.

»Ach, nur so vom Sehen«, wich sie mir aus.

Wir zogen weiter von Kneipe zu Kneipe und von Disco zu Bar und Ines war überall bekannt wie ein bunter Hund. Was wollte diese Frau von mir? Ich war nur ein einfaches Landei und fühlte mich in dieser Großstadtszene nicht wirklich wohl. Okay, zu der Zeit hatte ich noch Haare auf dem Kopf und sah auch sonst ganz passabel aus, aber an attraktiven männlichen Begleitern herrschte bei ihr offenbar kein Mangel. Ziemlich verwirrt setzte ich Ines, natürlich viel später als eigentlich geplant, zu Hause vor dem PWS ab.

»Sehen wir uns morgen?«, fragte sie mich beim Abschied.

»Warum nicht!?«, antwortete ich.

»Prima!« Sie drückte mir einen Kuss auf die Wange und noch einmal zum Abschied winkend verschwand sie in dem unpersönlichen Betonklotz.

Von da an verbrachten Ines und ich jede freie Minute miteinander und zogen nächtelang gemeinsam um die Häuser. Ich hatte mich längst in sie verknallt und durch meine rosarot verliebte Brille fiel mir natürlich nicht auf, dass mit Ines offensichtlich etwas nicht stimmte. Oft schrie sie nachts im Schlaf plötzlich laut auf und war dann häufig extrem launisch und aggressiv. Im nächsten Moment aber wieder total überdreht und überbordend fröhlich.

Eines Abends besuchten wir eine Diskothek außerhalb der Stadt und Caroline, eine nicht minder attraktive Freundin von Ines, war mit von der Partie. Sie hatte ihren geschniegelten Yuppie-Freund mitgebracht. Ein eitler Schönling mit streng nach hinten gekämmten und mit Tonnen von Gel festgekleisterten Haaren. Der Typ war ganz im Stil der damaligen Zeit mit Anzug und Krawatte gekleidet und sah aus wie ein Wall Street Banker a la Gordon Gecko. Er gab sich extrem cool und sprach kaum ein Wort mit uns. Insgesamt machte er einen ziemlich abwesenden und arroganten Eindruck auf mich und war eindeutig die Spaßbremse des Abends.

Die beiden stritten sich die ganze Zeit hindurch und plötzlich war der Kerl, der den ganzen Abend noch kein einziges Wort mit mir gewechselt hatte, verschwunden. Caroline, Ines und ich dachten uns zunächst nichts dabei und gingen kurze Zeit später nach draußen, um frische Luft zu schnappen. Vor der Diskothek erwartete uns ein Meer aus blitzenden blauen Lichtern. Umringt von zahlreichen Schaulustigen standen dort die Polizei und ein Rettungswagen des Malteser Hilfsdienstes.

»Was ist denn passiert?«, fragte ich einen der Umstehenden.

»Ein Mann ist von einem Auto überfahren worden«, bekam ich zur Antwort.

Auf einmal begann Caroline hysterisch zu schreien. Sie hatte einen Schuh auf der Straße liegen sehen und erkannte diesen als den ihres geschniegelten Freundes. Jetzt erfuhr ich von ihr mal so nebenbei, dass ihr komischer Freund HIV positiv und drogenabhängig war. Er hatte sich offenbar auf der Toilette der Diskothek eine ›Line‹ gezogen und war dann zugedröhnt bis unter die durchgestylten Haarspitzen auf die Straße, und dort direkt vor ein korrekt vorbeifahrendes Auto gelaufen. Diese wichtigen und vielleicht nützlichen Informationen wollte ich den Kollegen vor Ort nicht vorenthalten.

Ich klopfte also vorsichtig an die Tür des Rettungswagens und wartete, bis diese von innen geöffnet wurde. Der Kollege vom MHD machte einen ziemlich genervten Eindruck, was ich sehr gut verstehen konnte, denn ich hasste es auch wie die Pest, wenn neugierige ›Angehörige‹ ständig ihre Nase in den Rettungswagen steckten und so die Versorgung des Patienten störten.

»Tut mir leid, dass ich störe, aber ich bin ein Kollege vom Rettungsdienst und wollte euch bloß informieren, dass euer Patient HIV positiv und vermutlich voll auf Koks ist«, klärte ich den Kollegen auf.

»Okay, danke, das ist gut zu wissen! Kennst du ihn genauer?«

»Nein, aber hier ist seine Freundin, die kann euch sicher weiterhelfen.«

»Alles klar!« Caroline stieg hinten in den Rettungswagen ein, und begleitete ihren schwer verletzten Freund ins Krankenhaus. Ines und ich blieben bei der Diskothek zurück und wollten mit meinem Auto dem RTW ins Krankenhaus nachfolgen. Auf dem Parkplatz angekommen, zog Ines mich plötzlich an sich und drückte mir ihre Zunge in den Hals. Dann glitt sie langsam nach unten, öffnete meine Hose, und begann mich auf dem Parkplatz der Diskothek ›Visage‹ oral zu befriedigen. Dabei störten uns weder die zufällig vorbeikommenden Diskothekenbesucher noch die explizit gaffenden Zuschauer.

Inzwischen waren zwei Wochen seit unserem ersten Zusammentreffen vergangen und ich konnte mir ein Leben ohne Ines gar nicht mehr vorstellen. Als ich nach Dienstschluss wieder einmal zu ihr wollte und vor der Tür des PWS ankam, wurde ich im Foyer von einer älteren Dame abgefangen.

»Sie wollen sicher zu Ines, nicht wahr?«

»Ja, warum?«, fragte ich zurück.

»Ich weiß nicht, in welchem Verhältnis Sie zu Ines stehen, aber Sie scheinen mir, im Vergleich zu den anderen, einen recht vernünftigen Eindruck zu machen!«

»Was für andere und wer sind Sie bitte?«, fragte ich die Dame leicht gereizt.

»Ich bin die Klassenlehrerin von Ines und für ihre Ausbildung verantwortlich. Ines hat große Probleme. Sie nimmt Drogen und ist hochgradig psychotisch. Sie stiehlt Medikamente in der Klinik und verteilt sie dann an Obdachlose und Drogensüchtige. Ich habe ihr heute eröffnet, dass Sie ihre Ausbildung zur Krankenschwester nicht weiterführen darf. Daraufhin ist sie völlig ausgerastet und hat die Möbel in ihrem Zimmer zertrümmert. Jetzt hat sie sich oben eingesperrt und reagiert weder auf Klingeln, Klopfen oder Rufen. Vielleicht haben Sie ja einen positiven Einfluss auf Ines und können etwas bewirken. Ich habe jedenfalls über die zuständigen Stellen eine Unterbringung in der psychiatrischen Klinik erwirkt und die Polizei verständigt. Es tut mir wirklich sehr leid, aber ich glaube, das ist für Ines die einzige Chance, ihr Leben wieder in den Griff zu bekommen!«

Wow! Das hatte gesessen! Ich fühlte mich wie nach einer eiskalten Dusche. Nun fiel es mir plötzlich wie Schuppen von den Augen und das merkwürdige Verhalten von Ines, mit ihren extremen Stimmungsschwankungen, bekam einen Sinn. Blind vor Verliebtheit konnte oder wollte ich die Zeichen nicht erkennen und jetzt war es offensichtlich zu spät. Wir fuhren gemeinsam mit dem Lift nach oben, und ich klopfte an ihre Zimmertür: »Ines, ich bin's, mach bitte die Tür auf!«

»Hau ab!«, schrie sie von innen.

»Ines bitte, wir müssen reden!« Ich versuchte es weiter und schließlich öffnete sie nach einer Weile tatsächlich die Tür. Zwischenzeitlich war auch die Polizei eingetroffen, und als Ines die beiden Beamten erblickte, brach sie weinend zusammen.

»Wir brauchen einen Krankenwagen«, meinte ich.

»Nein, bitte nicht«, flehte Ines.

Die beiden Polizisten erklärten sich daraufhin bereit, den Transport in die nahe gelegene psychiatrische Klinik durchzuführen, wenn jemand von uns sie dorthin begleiten würde. Es war selbstverständlich klar, dass ich derjenige sein würde. Wort- und widerstandslos stieg Ines mit mir hinten in den Polizeiwagen ein. Sie weinte und schluchzte die ganze Zeit über und kauerte sich an mich. Auch mir liefen die Tränen herunter. Keiner sprach ein Wort auf der nur wenige Minuten dauernden Fahrt in die psychiatrische Universitätsklinik. Ich machte mir große Vorwürfe, weil ich die ganze Zeit über nichts von ihrem Zustand bemerkt hatte. Inzwischen war es Nacht geworden und ich saß an ihrem Bett und hielt ihre Hand. Ihre Stimmung hatte sich wieder gedreht und sie tat so, als sei alles in bester Ordnung und die ganze Angelegenheit nur ein großes Missverständnis.

Eine Krankenschwester kam ins Zimmer und meinte zu mir: »Sie müssen jetzt leider gehen, die Besuchszeit ist zu Ende.«

»Hau ab, du blöde Fotze!«, schrie Ines die Schwester unvermittelt an.

Daraufhin betraten mehrere Pflegekräfte und ein Arzt das Zimmer und Ines wurde mit Medikamenten ruhiggestellt. Ich musste gehen. Die Situation überforderte mich völlig und ich wusste überhaupt nicht, wie ich mich verhalten sollte. Am nächsten Morgen wollte ich mich nach Ines Befinden erkundigen, bekam aber keine Auskunft, weil ich kein direkter Angehöriger war.

Einige Tage später erfuhr ich dann, dass man sie in eine andere psychiatrische Klinik verlegt hatte und so verlor ich Ines schließlich aus den Augen.

Kurz danach traf ich auf der Straße zufällig die Klassenlehrerin von Ines wieder. Sie erkannte mich ebenfalls und sprach mich an: »Ach, gut, dass ich Sie hier treffe, es besteht nämlich der dringende Verdacht, dass Ines HIV positiv ist! Ich rate Ihnen daher schleunigst, einen AIDS-Test machen zu lassen! Alles Gute und einen schönen Tag noch!«, wünschte sie mir zum Abschied.

Boing! Das war der nächste Hammer! Jetzt ging mir der Arsch gewaltig auf Grundeis. In Gedanken malte ich mir schon aus, wie es wohl wäre, wenn ich mich nun vielleicht auch mit HIV angesteckt hatte?! Ich ließ umgehend einen Test machen und schwitzte bis zur Bekanntgabe des Ergebnisses Blut und Wasser. Zum Glück war der AIDS-Test negativ und ich konnte wieder beruhigt durchatmen.

Die Jahre gingen ins Land, ohne dass ich jemals wieder etwas von Ines gehört hätte. Dennoch musste ich häufig an sie denken und fragte mich insgeheim immer wieder, was wohl aus ihr geworden war. Vor einiger Zeit habe ich sie, dank eines großen sozialen Netzwerkes, tatsächlich im Internet wiedergefunden. Sie lebt heute irgendwo in Deutschland, ist gesund, verheiratet und Mutter von fünf (!) Kindern. Alles Gute, Ines!

7

Mit Blindheit geschlagen

1989

Es war Hochsommer und die Sonne brannte seit Tagen vom wolkenlosen blauen Himmel. Robert und ich hatten Tagdienst auf der Außenwache und dösten nach einem guten und opulenten Mittagessen in der nahen Krankenhauskantine vor uns hin. Ab und an wurde die Stille von einem herzhaften Rülpser oder einem lauten Furz unterbrochen. Das Leben war herrlich. Robert war der Leiter der Außenwache und quasi so etwas wie ein Urgestein unseres Rettungsdienstes. Er war von Anfang an dabei und gehörte praktisch schon zum Inventar der Rettungswache. Gleichzeitig war er aber auch mein Hauptamtlicher und inzwischen auch schon ein väterlicher Freund und Ratgeber in allen Lebenslagen geworden. Als Vater von sechs (!) Kindern strahlte er eine innere Ruhe und Gelassenheit aus, die durch nichts und niemanden zu erschüttern war.

Seit einigen Monaten war ich jetzt schon Roberts Zivi und wir beide kamen wirklich glänzend miteinander aus. Das war durchaus nicht selbstverständlich, denn es gab etliche Konstellationen zwischen Zivildienstleistenden und ihren Hauptamtlichen, die überhaupt nicht funktionierten. Als in unsere friedliche Mittagssiesta hinein plötzlich das grüne Einsatztelefon klingelte, wäre ich vor Schreck fast vom Sofa gefallen. Die Rettungsleitstelle schickte uns ohne Sondersignal in einen Nachbarort, wo wir uns mit der Polizei vor einem bestimmten Haus treffen sollten, um eine sogenannte Wohnungsöffnung vorzunehmen. Es handelte sich dabei um das Anwesen des örtlichen Bademeisters, der jetzt in der Hochsaison nicht zum Dienst im Freibad erschienen war. Der Mann galt bislang als extrem zuverlässig und gewissenhaft, litt aber momentan wohl unter Depressionen, weil ihn seine Frau mitsamt den beiden Kindern vor kurzem verlassen hatte. Wir trafen zeitgleich mit der Polizei an der besagten Adresse ein und wurden dort bereits von einem Kollegen des vermissten Bademeisters erwartet. Dieser machte sich offensichtlich große Sorgen um ihn: »Um 13.00 Uhr hätte er mich ablösen sollen, aber er ist nicht gekommen. Ans Telefon geht er auch nicht und die Tür macht er auch nicht auf, obwohl ich schon ein paar Mal geklingelt und geklopft habe. Ich habe Angst, dass er sich was angetan hat. Seit der Geschichte mit seiner Frau ist er völlig verändert«, klärte uns der Freund und Kollege des Bademeisters auf.

»Hat er denn mal so etwas angedeutet?«, wollte einer der Polizisten wissen.

»Er hat neulich mal zu mir gesagt: Wenn sie mir die Kinder wegnimmt, bringe ich mich um! Ich habe das nicht so richtig ernst genommen, aber jetzt mach ich mir doch langsam Sorgen.«

»Okay, dann schauen wir mal nach«, meinte der Polizist.

Das ältere Anwesen des Bademeisters grenzte direkt an den Gehweg. An der Stirnseite des Hauses befand sich ein riesiges hölzernes Hoftor, in dem eine Tür eingelassen war. Die Polizei rüttelte, klingelte, klopfte und rief, aber in dem Haus rührte sich nichts. Schließlich kletterte einer der Beamten über das Tor und öffnete es von innen. Eine breite Hofeinfahrt wurde sichtbar, die links und rechts von einer hohen Mauer begrenzt wurde. Zur Rechten befand sich die Außenmauer des Wohnhauses selbst und an deren Ende führte eine kleine steile Treppe nach oben auf die Terrasse. Wir betraten das Gebäude durch die offen stehende Terrassentür und durchsuchten jeden Raum. Das Haus war menschenleer. Auf dem Küchentisch fand ich jedoch eine Art Abschiedsbrief: ›Du hast mich lange genug gequält, jetzt reicht's!‹, stand da in krakeliger Handschrift geschrieben. Den Zettel noch in der Hand sah ich über den Rand des Papieres hinweg zufällig durch das Küchenfenster auf genau jene Terrasse hinaus, über die wir alle noch kurz zuvor das Haus betreten hatten. Dabei erschrak ich mich fast zu Tode und stieß vor lauter Schreck einen kurzen schrillen Schrei aus. Ich zeigte mit dem ausgestreckten Finger aus dem Fenster. Dort saß in einem weißen Gartenstuhl aus Plastik ein Mensch ohne Kopf. Die Leiche war blutüberströmt und hielt noch eine doppelläufige Schrotflinte fest zwischen den Händen umklammert. Gemeinsam stürzten wir nun alle auf die Terrasse hinaus. Der depressive Bademeister hatte sich offensichtlich den Lauf der Schrotflinte in den Mund gesteckt und abgedrückt. Sein Kopf war daraufhin regelrecht explodiert und hatte sich im Umkreis von mehreren Metern über die ganze Terrasse verteilt. Alles war voller Zähne, Knochensplitter und Hirnfetzen. Bei jedem Schritt knirschte es unter unseren Füßen, und sein Blut war bereits an der Pergola über ihm festgetrocknet. Keinem von uns, weder den beiden Polizisten noch dem Arbeitskollegen des Bademeisters noch Robert oder mir war zuvor diese Sauerei beim Betreten des Hauses aufgefallen, und das, obwohl die Leiche nur rund zwei Meter links von uns im Stuhl gesessen hatte! Für mich ein echtes Phänomen! Irgendwie waren wir wohl alle kurzzeitig von einer kollektiven Blindheit geschlagen. Vermutlich verfügt der menschliche Geist über Schutzmechanismen, um die Seele vor allzu schlimmen Eindrücken, zumindest eine Zeit lang, zu schützen. Eine andere Erklärung konnte ich mir nicht vorstellen. Robert und ich rückten wieder ab, und überließen alles weitere der Polizei. Die Badesaison hat unter diesem Vorfall übrigens nicht gelitten und ging ohne Unterbrechung weiter …

Robert starb im Oktober 1995 an den Folgen einer Krebserkrankung. Er wurde nur 48 Jahre alt …

R.I.P.

8

Wutbürger

1993

Kennen Sie schon das kleine Rettungsdienst-Einmaleins? Wochenende + Nachtdienst + Großstadt = Hölle! Ein besoffener nach dem anderen machte uns das Leben schwer. Ich konnte keine Kotze mehr sehen und das dumme Gelalle nicht mehr ertragen. Die Ärzte, Schwestern und Pfleger in der Notaufnahme verdrehten inzwischen nur noch genervt die Augen, wenn wir ihnen erneut einen sturzbetrunkenen Patienten brachten. Schließlich meinten sie, dass es jetzt aber langsam mal genug sei. Als ob wir uns unsere Patienten aussuchen könnten!

Um weitere ›Abstürze‹ zu verhindern, wurden die angelieferten Schnapsleichen gleich direkt auf dem Fußboden der Notfallstation auf Gummimatten gelagert, wo sie nun in aller Ruhe ihren Rausch ausschlafen und ungehindert ihre diversen Körperausscheidungen von sich geben konnten. Die ganz harten Fälle, die sich mit Unmengen von Alkohol beinahe ins Nirwana gebeamt hatten, verbrachten die Nacht auf Kosten der Allgemeinheit in der Intensivstation. Der Preis für eine Übernachtung dieser Art würde locker für eine Luxus-Suite im Grand Hotel reichen. Nur dass der Service hier bedeutend besser war. Die Herrschaften und in erschreckend zunehmenden Maße auch immer mehr Dämlichkeiten wurden vor dem Einchecken von den Schwestern und Pflegern gewaschen und gesäubert. Eine sehr spezielle und intime Form der Dienstleistung, welcher leider nicht immer die Wertschätzung zuteilwird, die sie eigentlich verdient. Wenn es nach mir gegangen wäre, hätte ich diese angelieferten Damen und Herren in ihrer eigenen Kotze und Kacke liegen lassen. So verdreckt und zum Himmel stinkend würde ich sie dann am nächsten Morgen, ausgenüchtert und bei halbwegs klarem Verstand, wieder nach Hause schicken.

Der erzieherische Effekt wäre sicher weitaus höher, als wenn diese frisch gewaschen und nach Veilchen duftend in einem blütenweißen Bett erwachten und sich dann meistens sowieso nicht mehr an die Geschehnisse der vergangenen Nacht erinnern konnten. Aber mich fragte ja keiner.

Gegen 22.30 Uhr wurden wir von unserer Leitstelle erneut zu einer ›hilflosen Person‹ mitten in die Innenstadt beordert. Partystimmung überall. Wir wurden mit großem Gegröle und Gejohle empfangen, als wir wenig später mit Blaulicht und Martinshorn vorsichtig in die Fußgängerzone hineinfuhren. Vor einer riesigen Menschentraube hielten wir an und stiegen aus. Im überdachten Eingang einer Einkaufspassage lag ein regloser Mann, der offensichtlich der linksautonomen Szene angehörte. Zumindest schloss ich das aus seinem ›coolen‹ und punkigen Outfit. Er wurde von zwei mannshohen Doggen bewacht, die mit bebenden Flanken und gefletschten Zähnen um ihr bewusstloses Herrchen standen und jeden der zahlreich im Halbkreis versammelten ›Gaffer‹ bedrohlich anknurrten.

»Guten Abend. Mein Name ist Schmidtbauer. Ich habe sie verständigt«, wurden wir von einem offensichtlich beschwipsten Schlips tragenden Wohlstandsbürger in Empfang genommen. »Der Mann da stirbt, sie müssen unbedingt etwas unternehmen!«, meinte Herr Schmidtbauer besorgt.

»Wie kommen Sie denn darauf, dass er stirbt?«, entgegnete ich.

»Na das sieht man doch!«, erwiderte Herr Schmidtbauer im Brustton der Überzeugung.

Ich versuchte nun, mich dem am Boden liegenden Mann bis auf wenige Meter zu nähern, was aber von den beiden Doggen mit noch böserem Knurren und Bellen quittiert wurde. Er lag zusammengekauert auf der Seite und hatte regelmäßige Atembewegungen, soweit ich das zumindest aus dieser Entfernung beurteilen konnte.

»Hallo! Können Sie mich hören?«, rief ich. Keine Reaktion. Mit diesen beiden ›Bodyguards‹ an seiner Seite war jedenfalls nicht gut Kirschen essen, so viel war klar.

»Jetzt tut doch endlich was, der Mann da verreckt!«, rief jemand aus der gaffenden Menge.

»Sie dürfen es gerne versuchen, ich halte Sie bestimmt nicht davon ab«, entgegnete ich dem Wutbürger in der ersten Reihe.

Endlich traf auch die Polizei am Ort des Geschehens ein.

»Hallo, Jungs! Gut, dass ihr kommt. Könntet ihr uns bitte erst mal die Leute vom Hals schaffen?!«, begrüßte ich die beiden Beamten.

Doch leichter gesagt als getan, denn schließlich gab es hier ja was zu sehen und der allgemein vorherrschende Alkoholpegel machte die gaffende Menschenmeute für sachliche Argumente auch nicht unbedingt empfänglicher.

»Irgendwie müssen wir die Hunde loswerden«, sagte ich zu den Polizisten.

»Wir könnten einen unserer Hundeführer hinzuziehen«, schlug einer der Beamten vor.

»Gute Idee, macht das mal«, erwiderte ich.

»Wollen Sie dem Mann denn nicht endlich helfen?!«, entrüstete sich nun auch Herr Schmidtbauer. »Ihr Verhalten ist skandalös! Ich werde das der Presse und ihrem Vorgesetzten melden!«, fügte er wütend hinzu.

Kaum hatte er den Satz beendet, löste sich ein Punker aus der Menge und ging geradewegs auf den am Boden liegenden Mann und die beiden Hunde zu. Der Punk wurde von den beiden riesigen Doggen freudig begrüßt und abgeleckt.

»Mensch Atze, was machst ,n für ,n Scheiß!«, rief der Punk und trat den am Boden liegenden mit dem Fuß in die Seite. Dieser schreckte wie von der Tarantel gestochen hoch, sah die gaffende Menschenmenge und den ganzen Trubel um sich herum und lallte: »Wassen hier los? Habt ihr alle ‚ne Panne?!« Dann nahm er seine beiden Hunde und trottete mit seinem Punkerkollegen davon. Kaum war die Show vorüber, löste sich die Menschenmenge auf und verlor sich in der nächtlichen Innenstadt, hungrig nach neuen Sensationen.

9

Saftige Liebe

2006

Jeder Rettungsdienst hat seine Stammkunden. Das sind in der Regel immer wiederkehrende Patienten, die häufig mit psychischen Problemen, Alkohol und Drogensucht zu kämpfen haben, oder sonst irgendwie mit einer veritablen Macke ›gesegnet‹ sind. Einige von ihnen sind durchaus ganz amüsant, andere wiederum einfach nur nervig. Eine von der ganz besonders anstrengenden Sorte war Nadine. Nadine war zwar erst Ende zwanzig, hatte aber schon einen großen Teil ihres jungen Lebens in diversen psychiatrischen Einrichtungen verbracht.

In den mittlerweile neun Jahren, die ich nun schon bei einem großen privaten Rettungsdienst in der Schweiz arbeitete, hatte ich es schon unzählige Male mit ihr zu tun bekommen. Jedes Mal, wenn Nadine erneut per ›Fürsorglichen Freiheitsentzug‹ (FFE – so liebevoll und harmlos klingend umschrieb man in der Schweiz das Wort ›Zwangseinweisung‹) in die Psychiatrie eingeliefert wurde, gab es ein Riesentheater und endlose Diskussionen mit ihr. Niemals kam sie freiwillig mit und musste dann letzten Endes immer mit Hilfe der Polizei und in Handschellen abgeführt werden. Auch heute Nacht war es mal wieder so weit. Als ich den Namen und die Adresse von der Leitstelle bekam, wusste ich sofort, um wen es sich handelte.

»Oh NEIN, nicht DIE schon wieder!«, sagte ich genervt zu meinem Kollegen.

Wenige Minuten später erreichten wir die besagte Adresse. Die Polizei war bereits mit einem Großaufgebot vor Ort und der diensthabende Notfallpsychiater hatte die erneute Unterbringung in einer psychiatrischen Klinik angeordnet. Grund dafür war die Tatsache, dass Nadine kurz zuvor ihr gesamtes Mobiliar, inklusive Fernseher, aus dem Fenster ihrer kleinen Dachwohnung im dritten Stock hinunter auf die Straße geworfen hatte. Wie durch ein Wunder war dabei niemand verletzt worden. Jetzt lag sie zusammengekauert mit angezogenen Beinen und verschränkten Armen auf dem übrig gebliebenen Sofa und tat so, als würde sie der ganze Trubel um sie herum nichts angehen.

»Hallo Nadine«, begrüßte ich sie. »Es ist wohl wieder mal so weit. Kommst du heute zur Abwechslung freiwillig mit, oder gibt es wieder einen Aufstand wie letztes Mal?«, fragte ich sie. Doch ich bekam keine Antwort von ihr. »Jetzt komm schon, du weißt doch inzwischen, wie das läuft. Wir bringen dich so oder so in die Klinik. Zur Not auch mit Hilfe der Polizei. Es liegt ganz allein bei dir«, versuchte ich es weiter. Immer noch keine Reaktion. Was Nadine betraf, war meine Toleranz und Geduldsgrenze ziemlich schnell erreicht. »Okay Leute, das ist dann wohl wieder mal ein Fall für euch«, sagte ich leicht resigniert zu den anwesenden Polizisten. »Wir müssen sie nach unten tragen. Es geht offenbar nicht anders.«

Wort- und widerstandslos griff ich Nadine von hinten, im sogenannten Rautek Rettungsgriff, unter die Arme, während zwei Polizisten je ein Bein von ihr nahmen. So beladen machten wir uns mit ihr auf den Weg über das Treppenhaus nach unten. Kaum hatten wir jedoch die erste Treppe hinter uns, begann Nadine plötzlich wie wild mit den Beinen zu strampeln und um sich zu treten. Erschrocken ließen die beiden Polizisten los und urplötzlich stand Nadine wieder auf ihren eigenen Füßen. In Windeseile wand sie sich aus meiner Umklammerung und öffnete Ratzfatz den Verschluss ihrer Jeans.

Oh nein, dachte ich. *Jetzt pinkelt die hier auch noch ins Treppenhaus.* Aber falsch gedacht, denn kaum hatte Nadine die Hosen runter, griff sie sich flink wie ein Wiesel in den Schritt und zog aus ihrem Schlüpfer eine saftig vollgesogene rotgelbbraune Damenbinde hervor. Ich weiß wirklich nicht, wie lange sie diese schon in ihrem Schritt gebunkert hatte. Jedenfalls klatschte sie nun die zum Himmel stinkende, total versiffte und tropfnasse Binde dem ihr direkt gegenüberstehenden Notfallpsychiater mit den Worten: »Ich hab euch doch alle lieb«, mit einem herzhaft schmatzenden Geräusch buchstäblich um die Ohren.

»Danke Nadine, danke!«, stammelte der offensichtlich zur falschen Zeit am falschen Ort befindliche Psychiater und wischte sich das Gesicht mit einem Taschentuch ab.

»Och Nadine, was für eine verdammte Sauerei!«, rief ich und verzog dabei angewidert das Gesicht. Doch insgeheim war ich natürlich heilfroh, dass ihr Liebesbeweis nicht mir gegolten hatte. Jetzt war aber Schluss mit lustig. Die Polizisten legten ihr nun Handschellen an und wir verfrachteten sie relativ unsanft die Treppen hinunter auf unsere Trage.

»Aber ich liebe euch doch alle«, hallten Nadines Worte auf dem Weg nach unten immer wieder laut durchs Treppenhaus.

»Wir dich auch«, sagte ich. »Wir dich auch!«

Nach dieser unheimlichen Begegnung der saftigen Art wurde es eine ganze Weile ruhig um Nadine. Eine Zeit lang dachte ich allen Ernstes, sie hätte ihr Leben endlich in den Griff bekommen, aber weit gefehlt. Tatsächlich hatte ich Nadine beinahe schon vergessen, als ich es erneut mit ihr zu tun bekam. Sie war kurz zuvor in eine leer stehende Polizeiwache (!) eingebrochen und hatte dort zum Schutz vor Vampiren und Dämonen die Wände der Wache flächendeckend mit Knoblauch vollgeschmiert. Meine Kollegen hatten sie daraufhin wieder einmal per FFE in die Psychiatrie eingeliefert, aber wie schon so viele Male zuvor, war Nadine dort wieder ausgebüxt und jetzt von der Polizei im strömenden Regen auf der Straße aufgegriffen worden. Nadine war der Polizeistreife deshalb aufgefallen, weil sie über und über mit Knoblauchstauden behangen war. Diese trug sie, wie zwei Patronengurte, umgehängt um den Hals. Nadine sah aus, als käme sie direkt vom Vampire jagen aus Transsilvanien. Ständig verzehrte sie eine rohe Knoblauchzehe nach der anderen und ihre Körperausdünstung war einfach nur unbeschreiblich. Freiwillig und ohne Widerstand zu leisten stieg sie diesmal in den Rettungswagen ein, was vermutlich aber nur dem unaufhörlich prasselnden Regen geschuldet war. Wieder einmal mehr fuhren wir sie zurück in die Klapsmühle. Auf dem Weg dorthin ›imprägnierte‹ Nadine jetzt auch unseren RTW gegen böse Monster und Vampire, indem sie alles in ihrer Reichweite befindliche mit Knoblauchsaft vollschmierte. Leider gelang es mir nicht, sie davon abzuhalten. Trotz anschließender intensiver Reinigung und Belüftung roch unser Rettungswagen noch Tage später wie eine Dönerbude. Danke Nadine, danke!

10

Der Schlitzer

1993

Es war die Nacht vor Halloween und in den Fenstern und Vorgärten leuchteten schon vielerorts die ausgehöhlten Kürbisse. Mein Zivi Ralf und ich verbrachten auch diese Nacht mal wieder auf der Außenwache und vertrieben uns die Zeit mit Splatter Movies und Horrorfilmen. Der fiese Schlitzer in unserem Gruselfilm zückte gerade sein riesiges Messer, als ausgerechnet im spannendsten Moment das grüne Einsatztelefon klingelte. Vor lauter Schreck zuckte ich zusammen. Ein Kollege von der Rettungsleitstelle meldete uns eine stark blutende Schnittverletzung an der Hand, was sich jedoch schon bald als leichte Untertreibung herausstellen sollte!

Als wir wenig später mit unserem RTW am Zielort in einem nahe gelegenen Neubaugebiet ankamen, wurden wir bereits an der Haustür von einer sichtlich aufgelösten Frau mittleren Alters erwartet. Unter Tränen erzählte sie uns, dass ihr neunzehn Jahre alter Sohn schon seit vielen Jahren drogenabhängig sei. Heute war er wieder mitten in der Nacht aufgetaucht, und hatte Geld von ihr verlangt. Als sie ihm jedoch dieses Mal keines geben wollte, sei er komplett ausgerastet und habe sich mit einem zufällig in der Wohnung herumliegenden Teppichschneidemesser die Pulsadern der linken Hand aufgeschlitzt. Jetzt blute er ganz fürchterlich und sei immer noch im höchsten Maße aggressiv.

»Alles klar, wir schauen uns das in aller Ruhe an, okay?!«, versuchte ich sie zu beruhigen.

Gemeinsam betraten wir die nagelneuen Wohnräume und ich erschrak. Der Anblick von größeren Mengen Blut war für mich durchaus nichts Ungewöhnliches, aber diese Wohnung hier sah aus, als hätte man darin gerade einen ganzen Hammel geschächtet. Alles, wirklich alles, war voller Blut. Der helle Teppichboden war übersät von blutigen Fußabdrücken und blutrote ›Graffiti‹ zierten die ehemals weißen Wände. In der ganzen Wohnung roch es nach Blut wie in einem Schlachthaus.

»Wo ist ihr Sohn jetzt?«, wollte ich von der immer noch schluchzenden und am ganzen Körper zitternden Mutter wissen.

»Da drin in seinem Zimmer«, antwortete sie und zeigte mit dem Finger auf eine Tür, die nur angelehnt und ebenfalls über und über mit Blut verschmiert war. Der deutlich ältere Vater des Jungen saß unterdessen völlig verstört und nur mit einem Schlafanzug bekleidet auf dem Sofa im Wohnzimmer und starrte stumm vor sich hin.

»Hallo?! Wir sind vom Rettungsdienst, können wir uns mal unterhalten?«, rief ich durch die angelehnte Tür hindurch und drückte dabei vorsichtig mit der Hand dagegen. Ehe ich mich versah, wurde die Tür plötzlich von innen aufgerissen und vor mir stand, wie aus einem unserer Horrorfilme entsprungen, ein leichenblasser und blutüberströmter junger Mann mit weit aufgerissenen Augen. Er hielt eins dieser extrem scharfen Teppichschneidemesser in der rechten Hand, während die Linke nur noch von einigen wenigen Geweberesten festgehalten wurde und schlaff herunterhing. Offenbar waren Sehnen und Knochen der linken Hand durchtrennt denn bei jeder Bewegung des Jungen schleuderte diese hin und her, als würde sie gleich in hohem Bogen davonfliegen. Aus einer klaffenden Wunde am Handgelenk ergoss sich ein rhythmisch pulsierender Blutstrahl und malte lustige Linien auf Fußboden Möbel und Wände. Es grenzte an ein echtes Wunder, dass er sich bei diesem Blutverlust überhaupt noch auf den Beinen halten konnte.

»Haut bloß ab!«, schrie der durchgeknallte Junkie uns an und hielt dabei das Messer in drohender Haltung.

»Okay, okay, wir sind schon weg!«, sagte ich und hob beschwichtigend beide Hände. Ralf und ich machten auf dem Absatz kehrt und flüchteten uns in die nahe Küche. Wir verriegelten die Tür und forderten mit dem Funkgerät Unterstützung an: »Leitstelle für 3/83/1, wir werden hier mit einem Messer bedroht. Brauchen dringend Polizei und Notarzt!«

»Verstanden!«, war die knappe Antwort.

Von der Küche der im Erdgeschoss befindlichen Neubauwohnung führte eine Tür auf die Terrasse hinaus. Ralf und ich liefen ins Freie, um uns in Sicherheit zu bringen, denn ein mit scharfen Schneidewerkzeugen bewaffneter ›Patient‹ entbehrte jeder Diskussionsgrundlage.

Innerhalb kürzester Zeit hielt ein Streifenwagen der Polizei mit quietschenden Reifen vor dem Haus.

»Was ist denn los?«, wollten die beiden Polizisten von uns wissen.

Ich klärte sie über den Stand der Dinge auf und schlug Folgendes vor: »Also, entweder warten wir einfach ab, bis er so schwach geworden ist, dass er von selber kollabiert oder wir überwältigen ihn. Was meint ihr?« Ich hielt das für einen schlauen Plan.

»Hm«, überlegte der ältere der beiden Polizisten und rieb sich dabei das Kinn. »Wir gehen rein!«, entschied er.

»Okay«, sagte ich daraufhin. »Wir sind natürlich dabei und stehen voll und ganz hinter euch«. Das war wirklich wörtlich gemeint.

Die Eltern des Jungen hatten sich inzwischen im Wohnzimmer verbarrikadiert, während der rasende Sohn auf der Suche nach Bargeld die Wohnung auseinandernahm. Das Messer hatte er inzwischen weggelegt.

»Polizei!«, riefen die beiden Beamten laut, als wir nun zu viert in die Wohnung zurückstürmten.

Als der rasende Junkie uns sah, versuchte er zu fliehen, wurde aber von den beiden Polizisten überwältigt und nach einem kurzen Handgemenge zu Boden geschleudert. Mit seitlich ausgestreckten Armen lag er nun bäuchlings auf dem Fußboden und wehrte sich verzweifelt gegen seine Festnahme. Dabei spritzte das Blut noch mehr aus ihm heraus. Er fluchte und spuckte und schrie aus Leibeskräften. Es war mir ein absolutes Rätsel, woher er immer noch diese Kraft nahm. Während die Polizisten sichtlich Mühe hatten, ihn auf den Boden niederzudrücken, legten ihm Ralf und ich einen Druckverband an, um endlich die Blutung zu stoppen.

Inzwischen war auch Thomas, unser Notarzt, eingetroffen und versuchte jetzt parallel an der unversehrten Hand einen venösen Zugang zu legen.

»Ihr Wichser, ihr verdammten Schweine, lasst mich los!«, schrie der Junkie unentwegt in voller Lautstärke. Das Gebrüll dröhnte schmerzlich in meinen Ohren und sein Widerstand war nach wie vor ungebrochen.

Zur Beruhigung applizierte ihm Thomas jetzt erst einmal 5mg Valium in die Vene, doch die Wirkung war gleich null. Es folgten weitere 5 mg. Wieder geschah nichts. So ging es weiter und weiter. Erst nachdem der rasende Junkie insgesamt 30 (!) mg des starken Beruhigungsmittels intus hatte, gab er allmählich Ruhe. Tja, ein richtiger Junkie verträgt halt so einiges. Ich hätte nach dieser Hammerdosis vermutlich zwei Tage am Stück durchgeschlafen. Alle Beteiligten sahen aus, als hätten sie in Blut gebadet und die brandneue Wohnung war ein einziges Schlachtfeld.

Thomas, der nie um einen lockeren Spruch verlegen war, blickte sich in dem völlig mit Blut besudelten Wohnzimmer um und meinte dann trocken: »Also, den Teppich kann mal wohl abschreiben.«

Mir taten die Eltern des Jungen leid, wie sie da so völlig hilflos und verstört auf dem Sofa saßen und einfach nicht begreifen konnten, was für ein Monster aus ihrem einzigen Kind geworden war.

»Was habe ich bloß falsch gemacht?«, stammelte der Vater immer wieder und die Mutter schluchzte nur noch still vor sich hin. Wir transportierten unseren inzwischen friedlich schlummernden, ›Kunden‹ in Polizeibegleitung und fest auf der Trage fixiert in die Universitätsklinik. Dort wurde ihm dann in einer mehrstündigen Operation seine beinahe vollständig abgetrennte linke Hand gerettet. Ein halbes Jahr nach diesem blutigen Vorfall sah ich den Jungen wieder. Er war auf einem stinkenden Bahnhofsklo an einer Überdosis Heroin verreckt. Die Spritze steckte noch in seinem Arm, als man ihn fand. Nur ein toter Junkie mehr in der Statistik. Ich musste wieder an seine Eltern denken.

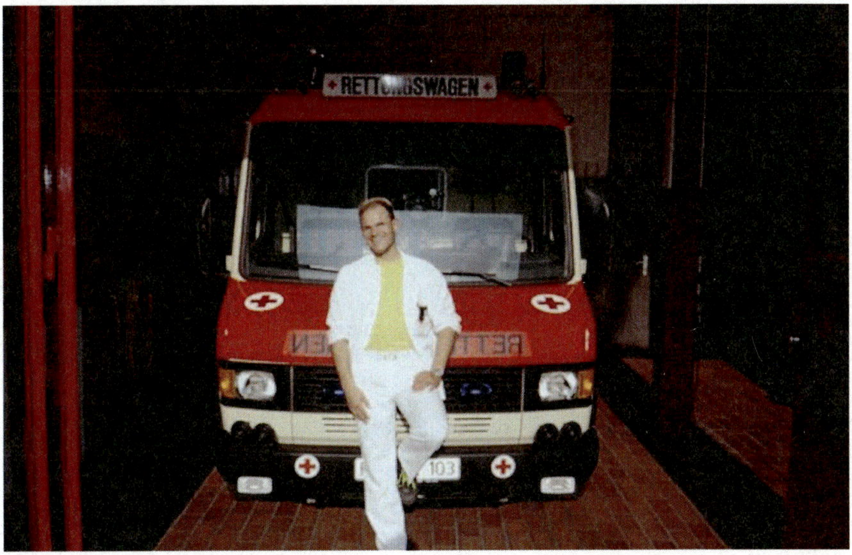

1994

Wo wir gerade so nett beisammen sind, möchte ich ihnen Ralfs Geschichte natürlich auch nicht vorenthalten …

Ralf war der älteste von drei Söhnen eines Arztes und nach Dominik mein zweiter ›eigener‹ Zivi. Dominik, Detlef und Ralf waren alte Freunde seit Kindertagen und so wurde ich praktisch immer unter der

Hand als ›Hauptamtlicher‹ weiter vererbt. Ralf war 1.90 Meter groß, hatte schulterlange blonde Haare und war von kräftiger Statur. Fast ein ganzes Jahr lang bildeten wir nun ein unzertrennliches Team und verbrachten dank der exorbitanten Arbeitsstunden im Rettungsdienst oft mehr Zeit miteinander als so manches Ehepaar.

Nach Beendigung seines Zivildienstes studierte Ralf einige Semester Meeresbiologie und Humanmedizin stellte dann aber ziemlich schnell fest, dass eine akademische Laufbahn für ihn nicht infrage kam. Schließlich versuchte er, sich mit diversen Gelegenheitsjobs über Wasser zu halten. So arbeitete er u.a. in der Gastronomie, in einer Fabrik für Zigarettenfilter, und machte buchstäblich aus Scheiße Geld, indem er als mobiler ›Dixi-Klo-Kabinen Absauger‹ unterwegs war. Irgendwann stellte dann das Leben seine Weichen und wir verloren uns leider aus den Augen.

Inzwischen waren einige Jahre vergangen, als eines Morgens ein Paketbote an meiner Haustür klingelte und ich in dem schokoladenbraun gekleideten Angestellten eines weltweit operierenden Paketzustellers Ralfs jüngeren Bruder Jens wiedererkannte. Ich konnte ihn zunächst nur anhand seiner Stimme identifizieren, denn der Nickelbebrillte und adrett frisierte junge Mann, der da vor mir stand, hatte so absolut gar nichts mehr mit jenem Jens gemeinsam, den ich noch wenige Jahre zuvor als Hardcore Punk mit Irokesenschnitt und ›No Future Attitüde‹ kennengelernt hatte. Jens erzählte mir, dass Ralf schon vor einigen Jahren nach Thailand ausgewandert sei und dort jetzt seine Brötchen als Tauchlehrer verdiente. Außerdem war er inzwischen mit einer Asiatin verheiratet und hatte zwei kleine Töchter. Er gab mir die Adresse und Ralf und ich traten daraufhin wieder in Kontakt.

Einige Zeit später erlitt Ralf in Thailand einen schlimmen Autounfall. Er war gerade mit einem Kleinbus unterwegs, als er von einem anderen Wagen gerammt wurde. Dabei wurde sein linkes Bein eingeklemmt und völlig zerquetscht. Die ringsum stehende gaffende Meute rührte aber keinen Finger, um ihm zu helfen, denn in Thailand ist es offenbar so, dass, wenn man dort jemandem hilft, und die Person stirbt, wird man für deren Tod verantwortlich gemacht. Ralf lag also blutend und eingeklemmt im Autowrack und bat die umstehenden Schaulustigen man möge ihm doch bitte endlich das Bein abbinden, da er sonst verbluten würde. Doch niemand rührte sich!

»It's doctor's job, it's doctor's job«, bekam er bloß zur Antwort. Schließlich kaufte er einem der blutrünstigen Gaffer für 100 thailändische Baht dessen Gürtel ab, um sich damit selbst sein Bein abzubinden. Anschließend telefonierte er mit seiner Frau, um sich von ihr und den beiden Kindern zu verabschieden denn er war fest davon überzeugt, dass sein Leben hier und jetzt zu Ende gehen würde. Danach verlor er das Bewusstsein.

Tatsächlich wurde er dann aber doch noch auf der Ladefläche eines Pick-ups ins Krankenhaus von Phuket City verfrachtet. Bei seiner Einlieferung waren inzwischen über sechs Stunden seit dem Unfall vergangen. Als er dort dann wieder zu sich kam, wurde ihm mitgeteilt, dass sein Bein unrettbar verloren sei und es deshalb sofort amputiert werden müsse.

Ralf weigerte sich zunächst der Amputation zuzustimmen und wollte erst noch den Rat seines Vaters einholen. Dieser arbeitete zu der Zeit als Oberarzt der Chirurgie in einem Krankenhaus in Süddeutschland. Der medizinische Befund wurde diesem elektronisch übermittelt und auch er musste leider bestätigen, dass Ralfs Bein nicht mehr zu retten war. Die Amputation wurde daraufhin vor Ort in Phuket durchgeführt und Ralf verbrachte anschließend noch mehrere Wochen im thailändischen Krankenhaus.

Inzwischen trägt er eine Beinprothese und hat sich ganz gut mit seinem Schicksal arrangiert, wovon ich mich selbst bei meinem letzten Besuch in Thailand überzeugen konnte. Ralf war und ist ein Lebenskünstler, um den man sich wirklich keine Sorgen zu machen braucht.

Er lebt mit seiner Frau und den Kindern weiterhin in Thailand und arbeitete nach diesem schrecklichen Unfall sogar noch eine Zeit lang als Tauchlehrer weiter. Dabei machte er sich immer einen Spaß daraus, den völlig entsetzten Kursteilnehmern seinen Beinstumpf zu präsentieren und sie mit den Worten zu erschrecken: »Keine Bange, die letzte Haiattacke hat ein paar Spuren hinterlassen, aber abgesehen davon, ist das Tauchen hier ganz ungefährlich.« Ich mochte Ralfs schwarzen Humor schon immer.

Alles Gute, mein Freund!

11

Schnarchnase

1989

Im Rettungsdienst arbeiten mitunter sehr spezielle Menschen. Einer davon war Willi. Willi war im Grunde genommen ein herzensguter Kerl mit einem sonnigen Gemüt, was er aber geschickt unter einer ziemlich rauen und brummigen Schale verbarg. Er liebte die Jagd, deftige Hausmannskost und die Volksmusik über alles. Sein großes Idol war ›Ernst Mosch und seine original Egerländer Musikanten‹ und auch optisch konnte es Willi locker mit seinem großen Vorbild aufnehmen: Dunkles, immer akkurat gescheiteltes Haupthaar, imposanter Bauch, Zahnlücke und Schnauzbart waren sein Markenzeichen. Niemals verpasste er auch nur eine einzige Sendung des ›Musikantenstadels‹, und wenn man mit ihm auf der Außenwache Dienst tat, musste man sich wohl oder übel in sein Schicksal fügen, und jede Fernsehshow mit Tschingderassabum und ›volksdümmlicher‹ Musik klaglos über sich ergehen lassen. Willi behielt dabei nämlich stets die Lufthoheit über die Fernbedienung des Fernsehers inne, indem er sich diese einfach auf seinen mächtigen Bauch legte und somit der unangefochtene Programmdiktator war. Zum Glück hielt er aber nie besonders lange durch und fing schon wenige Minuten nach dem Beginn seiner Sendung zu schnarchen an, dass die Wände wackelten. Durch seinen voluminösen Resonanzkörper schaffte es Willi tatsächlich, das umstehende Mobiliar in Schwingung zu versetzen, bis schließlich sämtliche im Raum befindlichen Gegenstände in seinem Schnarchrhythmus bebten und vibrierten. Versuchte man dann allerdings tollkühn die Gunst des Augenblicks zu nutzen und die Fernbedienung von Willis bebendem Bauch zu stibitzen, fuhr er augenblicklich hoch und brummte grimmig: »Lass das laufen, ich möchte das sehen!«, nur um kurz darauf wieder tief und fest und laut schnarchend weiterzuschlafen. Überhaupt schlief Willi sehr gerne und so oft, dass ich sogar schon den Verdacht hegte, er würde an der Schlafkrankheit, einer sogenannten Narkolepsie leiden.

Immer dann, wenn das grüne Einsatztelefon klingelte, kam stets der gleiche Spruch von ihm: »Muss das denn sein?!« Willi nahm es eben gerne gemütlich, und unnötige Hektik war ihm ein Graus. In vierundzwanzig endlos langen Stunden Wochenenddienst auf der Außenwache konnte es mit Willi dann aber schon einmal sehr gemütlich werden. Meistens sprach er sowieso nur das Allernotwendigste, schlief fast ununterbrochen und bewegte sich ausschließlich auf den Einsätzen zur Nahrungsaufnahme oder deren Ausscheidung. Aufgrund seines ohrenbetäubenden Sägens war es einem selbst fast unmöglich, ein Auge zuzutun. Zudem litt Willi unter Schlafapnoe, was nichts anderes bedeutete, als dass seine Zunge im Schlaf gelegentlich nach unten rutschte und so die Atemwege blockierte. Das hatte wiederum zur Folge, dass nicht nur Willi selbst, sondern auch seine Atmung öfter mal eine kurze Pause einlegte. Nächtelang wach gehalten durch Willis Schnarcherei, machte ich mir gelegentlich einen Spaß daraus, die Dauer der jeweiligen Atempausen zu zählen. So wollte ich feststellen, wie lange es dauerte, bis Willis Atmung wieder einsetzte. Einmal schaffte ich es sogar bis 58 zu zählen und wollte gerade mit Willis Wiederbelebung beginnen, als endlich sein wohlvertrautes Schnarchen von vorn losging. Meistens legte ich mich allerdings hinten im Rettungswagen auf die Trage, um vor Willis massiver Beschallung zu flüchten.

Eines Nachts wurden wir zu einem Notfalleinsatz in ein Nachbardorf gerufen. Willi erhob sich schwerfällig aus seiner Schlafkoje und brummte grimmig sein berühmtes: »Muss das denn sein?!«

Der alte Bauer lag mit einem Herz-Kreislaufstillstand in seinem

Bett. Wir hievten den leblosen Körper auf den Fußboden, um eine harte Unterlage zu haben und begannen unverzüglich mit der Reanimation. Ich schob das Oberteil seines gestreiften Pyjamas nach oben und begann auf der entblößten Brust mit der Herzdruckmassage, während Willi am Kopf des Patienten kniete und mit dem Beatmungsbeutel versuchte Luft in dessen Lungen zu blasen.

»Eins-zwei-drei-vier-fünf«, zählte ich laut und drückte dabei jedes Mal den Brustkorb des alten Bauern 4-5 Zentimeter tief nach unten. Dabei gaben auch schon die ersten Rippen des spröden, alten Brustkorbes krachend unter meinen Händen nach. Das war durchaus nichts Ungewöhnliches, denn wo gehobelt wird, fallen ja bekanntlich Späne und eine alte Rettungsdienstweisheit lautete: Eine gute Reanimation kostet mindestens zwei gebrochene Rippen. Nach fünf Thorax Kompressionen machte ich jeweils eine kurze Pause, damit Willi genügend Zeit blieb, um die Luft aus dem Beatmungsbeutel in die Lungen des Patienten zu pumpen. Dann begann die Prozedur von Neuem und ich drückte und zählte wieder laut vor mich hin: »Eins-zwei-drei-vier-fünf.« Ich machte meine Pause und wartete auf Willis Einsatz, aber nichts geschah. Stattdessen vernahm ich klar und deutlich Willis wohlvertrautes Schnarchen. Er war mitten in der Reanimation eingenickt!

»Hey Willi«, stieß ich ihn mit dem Ellenbogen in die Seite.

Er fuhr erschrocken hoch und drückte erst einmal hastig den Beatmungsbeutel zusammen. Endlich traf auch der Notarzt ein und die Wiederbelebung wurde mit Medikamenten und Intubation fortgeführt. Schließlich bekam der alte Bauer wider Erwarten doch noch einen Puls und wir verlegten ihn intubiert und beatmet mit Blaulicht und Tatütata auf die Intensivstation der Universitätsklinik, wo er wenig später endgültig verstarb.

Auf der Rückfahrt zur Außenwache nahm Willi auf dem Beifahrersitz Platz. Kaum hatte ich das weitläufige Areal der Universitätsklinik verlassen, schnarchte er neben mir schon wieder laut vor sich hin. Unterwegs ging die Fahrt durch ländliches Gebiet mit zahlreichen Feldern, Wald und Wiesen.

Plötzlich schreckte Willi aus seinem Tiefschlaf hoch und rief: »Schau mal da, ein Fuchs!«

Ich folgte Willis Finger und sah tatsächlich im schwärzesten Dunkel der Nacht ein Tier durchs Gelände huschen. Willis Jagdinstinkt war legendär.

Ein anderes Mal legten wir auf der Rückfahrt von einem Einsatz bei ihm zu Hause einen Zwischenstopp ein. Willi verschwand kurz im Haus und kam mit einer prall gefüllten Plastiktüte wieder zurück.

»Was hast du denn da drin?«, fragte ich neugierig und sah hinein. Ein von ihm selbst erlegter und ausgeweideter Feldhase kam zum Vorschein.

»Der ist für den Küchenchef im Krankenhaus«, meinte Willi lapidar. Zum Glück bekamen wir keinen Folgeeinsatz mit der Leiche an Bord.

Zu dieser Zeit fuhr Willi einen ziemlich teuren 5er-BMW und ich fragte mich immer wieder, wie er sich wohl einen solchen Boliden mit dem kleinen Gehalt eines Rettungsassistenten leisten konnte. Eines Tages erfuhr ich dann, dass sich in diesem Auto ein Mann erschossen hatte und Willi den Wagen daraufhin zum Schnäppchenpreis erstand. Spätestens seit dem Film ›Pulp Fiction‹ wissen Sie, dass so etwas eine ziemliche Sauerei hinterlassen kann. In der Tat bekommt man so ein Auto nie wieder wirklich sauber. Das erklärte auch, warum Willi das ganze Jahr über mit offenen Fenstern durch die Gegend fuhr, roch es doch immer etwas streng aus den Lüftungsschlitzen, was vermutlich an den verbliebenen Blut, Gehirn- und Gewebefetzen lag, die in den Schlitzen und Ritzen des BMW weiter vor sich hin gammelten.

In dieser ganzen Zeit habe ich es nur einmal erlebt, dass Willi komplett die Fassung verlor. Eines Nachts rückten wir im strömenden

Regen zu einem Verkehrsunfall aus. Ein Mofafahrer war von einem Auto angefahren und in den Straßengraben geschleudert worden. Der verletzte Zweiradfahrer trug noch seinen Helm auf dem Kopf und war offenbar bewusstlos, als wir an der Unfallstelle eintrafen. Zudem war er total durchnässt, unterkühlt und von Kopf bis Fuß mit Blut und Dreck verschmiert.

Da wir hier draußen vor Ort in der Dunkelheit nicht viel erkennen konnten, und es immer noch in Strömen regnete, entschlossen wir uns, den Verunfallten erst einmal in den trockenen und warmen Rettungswagen zu bringen. Dort wollten wir ihn dann vollständig entkleiden und eingehend untersuchen.

Als wir ihm dann im RTW liegend den Helm abnahmen, und den Dreck und das Blut aus dem Gesicht wischten, stieß Willi plötzlich einen grellen Schrei aus: »Jesus Maria, das ist ja mein Bub!« Willi hatte nämlich einen Sohn, der auch noch zufällig den gleichen Vornamen trug wie ich: Horst. Also ich persönlich weiß wirklich nicht, was Eltern dazu bewegt, ihr Kind für den Rest seines Lebens mit diesem Vornamen zu strafen. Bei mir war es immerhin einem großen Missverständnis geschuldet, dass ich diesen unsäglichen Namen verpasst bekam.

Als meine Mutter nämlich mit mir schwanger war, gingen alle felsenfest davon aus, dass ich ein Mädchen werden würde. Zu jener Zeit gab es noch keine Ultraschalluntersuchungen zur Geschlechtsbestimmung, wie das heute beinahe selbstverständlich der Fall ist. Damals hieß es einfach: Wenn der Babybauch ringsum verläuft, wird es ein Mädchen, ist der Bauch eher spitz, wird es ein Junge. Meine Mutter hatte einen ringsum Babybauch und deshalb sollte ich Sabine heißen.

Es kam der Tag der Niederkunft und bei meinem Anblick rief meine Mutter entsetzt durch den Kreißsaal:

»Jesus Maria, jetzt haben wir gar keinen Namen für ihn!«

Woraufhin die Hebamme meinte: »Nennt ihn doch einfach Horst.«

So nahm mein Schicksal seinen Lauf. Vielen Dank an dieser Stelle!

Willi hingegen hatte sich offenbar ganz bewusst für diesen Vornamen entschieden. Jedenfalls war Willi ab diesem Zeitpunkt nicht mehr zu gebrauchen. Ich forderte über Funk einen zweiten Rettungswagen und den Notarzt nach und versuchte unterdessen, Willi zu beruhigen und gleichzeitig den Patienten zu versorgen. Einer ist halt immer der Horst.

Willis Sohn hatte am Ende nur eine schwere Gehirnerschütterung und mehrere Prellungen davongetragen und konnte das Krankenhaus schon bald wieder verlassen.

Als dann Ende der achtziger Jahre der Ostblock wie ein Kartenhaus in sich zusammenfiel und sich ein kommunistisches Regime nach dem anderen in Luft auflöste, setzten auch schon kurz darauf die ersten Hilfslieferungen nach Rumänien ein. Als ehemaliger Berufskraftfahrer war Willi natürlich dafür prädestiniert, einen Lastzug voller Hilfsgüter nach Rumänien zu steuern. Unterwegs durch den wilden Osten knickte Willi dann dummerweise mit seinem Lkw einen Stromverteiler um, und versetzte dadurch eine rumänische Kleinstadt in tagelange Dunkelheit. Für dieses kleine Missgeschick landete er schließlich im rumänischen Knast. Böse Zungen behaupteten damals, er sei am Steuer seines Lastwagens eingenickt. Also ich persönlich kann mir das überhaupt nicht vorstellen. Erst nach Zahlung einer großzügigen ›Kaution‹ und dank der Intervention einiger lokaler Politiker kam Willi wieder auf freien Fuß. Es ist wirklich eine undankbare Welt, in der wir leben. Muss das denn sein?!

12

Pressefreiheit

1995

Nach Dominik kam Ralf und nach Ralf kam Detlef, mein dritter ›eigener‹ Zivi. Die drei kamen alle aus der gleichen Gegend und waren Freunde von Kindesbeinen an. So wurde ich Jahr für Jahr als Hauptamtlicher einfach weiter gereicht. In der Regel war man nun, bis auf einige wenige Ausnahmen, für ein ganzes Jahr fest zusammen auf einer Schicht eingeplant und verbrachte oft mehr Zeit miteinander, als mit der eigenen Freundin oder Familie.

Detlef war der fleischgewordene Traum aller Schwiegermütter: fast zwei Meter groß, blond und blauäugig, sportlich durchtrainiert und stets in der neuesten Markenmode gekleidet. Als Zivildienstleistender war er natürlich immer knapp bei Kasse und deshalb wunderte es mich auch nicht, als er mich eines Tages plötzlich fragte: »Mensch Horst, was soll ich machen? Ich brauche dringend Geld! Weißt du nicht irgendeinen Job für mich?«

»Hm«, überlegte ich kurz. »Einen Job nicht gerade, aber wie wär's denn zum Beispiel mit Blutspenden? In der Uniklinik bekommst du 50 Flocken dafür, bar auf die Hand. Ist doch besser als nichts, oder?!«, schlug ich ihm vor.

»Blutspenden?« Detlef zog erstaunt die Augenbrauen hoch und schien von meinem Vorschlag nicht gerade begeistert zu sein. Dabei war das regelmäßige Spenden des roten Lebenssaftes über viele Jahre hinweg eine zuverlässige Einnahmequelle für mich gewesen. Gerade während der dreijährigen Ausbildung zum Krankenpfleger und in meiner eigenen Zeit als Zivildienstleistender waren die 50 DM ein höchst willkommener Zusatzverdienst.

Hinzu kam, dass die Blutbank der Universitätsklinik sowieso immer knapp ›bei Kasse‹ war und man so nebenbei auch noch etwas Sinnvolles für die Allgemeinheit tat. Allerdings bekam man zu den guten alten D-Mark Zeiten auch noch etwas geboten für sein Geld: Für zehn Mark zum Beispiel tankte ich mein Auto halb voll, für fünf Mark gab es eine Pizza und für vier Mark fünfzig konnte man sich im Kino die neuesten Filme anschauen. Versuchen sie das heute Mal mit dem gleichen Gegenwert von 25 Euro. Sie werden nicht sehr weit kommen!

»Okay, Detlef«, schlug ich ihm vor. »Weißt du was? Ich war auch schon länger nicht mehr dort. Lass uns doch morgen früh, gleich nach dem Nachtdienst, zusammen zur Blutbank fahren und uns anzapfen. Was hältst du davon?«

»Alles klar«, meinte Detlef. »Ich bin dabei!«

Ein Mann, ein Wort! Eine Frau, ein Wörterbuch.

Am nächsten Morgen saßen Detlef und ich völlig verpennt im Blutspendezentrum der Universitätsklinik und warteten mit unserer gezogenen Nummer in der Hand auf den Aderlass. Zuvor waren wir beide jeweils gründlich von einem Arzt untersucht und für gesund und blutspendetauglich befunden worden.

Während wir nun gemeinsam mit zahlreichen anderen Blutspendewilligen im Wartesaal saßen, sprach uns plötzlich ein nickelbebrilltes Studentengesicht von der Seite an. »Hallo, ich bin von der Lokalzeitung und mache eine Reportage übers Blutspenden. Darf ich euch ein paar Fragen stellen?«

Detlef und ich sahen uns kurz an und nickten. »Klar, warum nicht?!«, meinte ich schließlich.

»Super! Vielen Dank. Wie heißt du und was machst du beruflich?«, wollte die Nickelbrille als Erstes von mir wissen.

»Mein Name ist Horst und ich arbeite als Rettungsassistent beim Roten Kreuz im Rettungsdienst«, antwortete ich.

»Aha, interessant!«, staunte die Nickelbrille und schrieb wie wild auf seinem Notizblock. »Und du?«, wandte er sich jetzt an Detlef.

»Ich heiße Detlef, bin im Moment Zivi und auch beim Roten Kreuz im Rettungsdienst«, antwortete ihm dieser.

»Ach«, horchte die Nickelbrille auf. »Ihr arbeitet beide beim Roten Kreuz? Das ist ja sehr interessant. Und warum geht ihr dann in der Uniklinik Blutspenden und nicht beim Roten Kreuz?«, fragte die Nickelbrille neugierig weiter.

»Naja«, sagte ich leicht zerknirscht. »Hier gibt's fünfzig Mark und beim Roten Kreuz bekommt man halt ,ne Anstecknadel und ein Wurstbrot«, fügte ich etwas flapsig hinzu. »Mit dem Geld kann ich ehrlich gesagt einfach mehr anfangen.«

»Jajajaja«, stammelte die Nickelbrille nervös und machte sich wieder ein paar Notizen auf seinem Block. »Und wie ist das bei dir?«, wollte er von Detlef wissen.

»Tja, was soll ich groß sagen. Ich bin Zivi und brauche einfach das Geld«.

»Hmhmhmhm«, stammelte die Nickelbrille weiter und hatte es plötzlich sehr eilig. »Vielen Dank für das Gespräch und einen schönen Tag noch«, sagte die Nickelbrille und schlich sich davon.

Kurz darauf wurden unsere Nummern aufgerufen und wir bekamen je einen halben Liter Blut abgezapft. Einen Teil unserer 50 DM Blutgeld investierten Detlef und ich anschließend in Bier und Pizza.

Zwei Tage später hatte ich Tagdienst auf der Hauptwache und zog mich gerade in der Umkleide um, als eine Stimme aus dem Lautsprecher quäkte: »Herr Heckendorn, zur Leitstelle bitte!«

»Was ist denn jetzt wieder los?«, brummte ich vor mich hin, als ich die Treppe zur Leitstelle hochstapfte. Ich drückte auf den Klingelknopf zur hermetisch von der Außenwelt abgeriegelten Rettungsleitstelle und wartete darauf, dass sich die kleine Klappe neben der Eingangstür öffnete. In der Klappe erschien ein Kopf und musterte mich abschätzig von oben bis unten. »Der Alte will dich sprechen«, sagte der Kopf und nickte dabei zur Seite in Richtung Büro des Rettungsdienstleiters.

Oha, das bedeutete meistens nichts Gutes! Ich klopfte kurz an die Tür und trat dann, ohne eine Antwort abzuwarten, ein. Grußlos und ohne lange um den heißen Brei herumzureden, hielt mir der ›Alte‹ einen Zeitungsartikel des lokalen Käseblattes unter die Nase. »Ließ das mal«, forderte er mich grimmig auf.

Dort war ein ganzseitiger Bericht über das Blutspenden im Allgemeinen und den Blutspendedienst des Roten Kreuzes im Besonderen abgedruckt. Ein Abschnitt des Textes war mit einem gelben Leuchtstift farbig markiert und ich las:

»Wer nach der ärztlichen Untersuchung für gesund und geeignet gilt, wird schließlich zur Blutspende zugelassen. Gesund sind auch Horst und Detlef. Beide arbeiten zwar im Rettungsdienst des Roten Kreuzes, spenden ihr Blut aber lieber in der Uniklinik, weil, Zitat Horst: Das Rote Kreuz macht viel zu viel Kohle mit dem Blut. Zitat Horst Ende.«

»Hast du das so gesagt?«, wollte der Alte von mir wissen.

»Nein, das hab ich nicht! Ich habe dem Presseheini lediglich die Unterschiede zwischen der Uniklinik und dem DRK-Blutspendedienst erklärt«, brachte ich zu meiner Verteidigung hervor.

»Wie kommt der Kerl dann darauf, so einen Mist hier zu schreiben, hä?!«, schnaubte mich der Alte wütend an und fuchtelte dabei mit dem Zeitungsartikel vor meiner Nase herum.

»Was weiß ich, keine Ahnung!«, entgegnete ich.

»Du bringst das gefälligst in Ordnung! Ich verlange eine Gegendarstellung, und zwar sofort! Haben wir uns verstanden?! Das ist Rufschädigung! Du hast großes Glück, dass du keine Abmahnung kriegst!«

Ich holte tief Luft und wollte noch etwas zu meiner Verteidigung beisteuern, aber der Alte zeigte nur mit dem Finger zur Tür und meinte: »Und jetzt raus hier!«

»Dieses nickelbebrillte Arschloch«, fluchte ich laut vor mich hin, als ich das Büro des Alten wieder verlassen hatte. Der Name der Nickelbrille stand zum Glück unter dem Zeitungsartikel. Ich rief umgehend in der Redaktion des örtlichen Käseblattes an und verlangte mit der Nickelbrille zu sprechen. Dort erfuhr ich dann zu meiner großen Überraschung, dass die Nickelbrille nur ein sogenannter Volontär, also ein Hobby- und Freizeitjournalist, und kein fest angestellter Mitarbeiter der Zeitung war. Ich pochte am Telefon auf eine Gegendarstellung und man versprach mir, sich der Sache anzunehmen.

Die Tage und Wochen vergingen und die in der Chefetage hochgeschlagenen Wogen der Entrüstung glätteten sich zum Glück wieder. Schon bald war Gras über die Sache gewachsen. Detlef und ich hingegen hatten nach diesem ›Skandal‹ unseren Ruf weg. Immer dann, wenn sich einer von uns beiden am Funk oder Telefon meldete, kamen von den lieben Kollegen Sprüche wie: »Ah, der gesunde Horst« oder »Na, Horst und Detlef, seid ihr auch gesund?«

Das ging eine ganze Zeit lang so, denn wer den Schaden hat, braucht ja bekanntlich für den Spott nicht zu sorgen. Auf die versprochene Gegendarstellung des Käseblattes warte ich übrigens bis zum heutigen Tage vergebens. Mein bis dahin eher ungetrübtes Verhältnis zur ›freien, unabhängigen und nur der Wahrheit verpflichteten Presse‹ hat durch diesen Vorfall einen erheblichen Schaden genommen. Man sollte nicht alles glauben, nur weil es in der Zeitung steht. Glauben Sie mir.

13

Einsatz in Manhattan oder ›Der Mann, den sie Pferd nannten‹

1995

Reisen ist mein liebstes Hobby. Andere Länder, Menschen und Kulturen kennenzulernen, ist so ziemlich das Spannendste, was ich mir vorstellen kann. Um mir dieses kostspielige Vergnügen aber auch leisten zu können, war ich, wie die meisten anderen Kollegen im Rettungsdienst auch, auf einen Nebenjob angewiesen, denn mit dem kleinen Gehalt eines Rettungsassistenten konnte man keine allzu großen Sprünge machen. Deshalb arbeitete ich nebenher als Nachtwache in einem Kursanatorium.

Im Sommer 1995 flog ich dann zum ersten Mal über den großen Teich. In den USA wollte ich eine dort lebende Tante von mir besuchen. Zuvor hatte ich jedoch noch eine Woche Aufenthalt in New York City (NYC) eingeplant, um mir diese faszinierende Multimillionen Megametropole einmal in Ruhe anschauen zu können. Außerdem wollte ich dort die Möglichkeit nutzen, den Emergency Medical Service (EMS) näher kennenzulernen. Christoph, ein Rettungsdienstkollege, mit dem ich eine Woche lang auf der Außenwache gefahren war, hatte mir diesen Floh ins Ohr gesetzt. Er hatte diesen Trip bereits vor mir unternommen und mir dementsprechende Tipps mit auf den Weg gegeben.

Kaum in »Big Apple« angekommen, machte ich mich mit der Adresse des EMS-Gewerkschaftsbüros in der Tasche auf den Weg. Nicht weit vom weltberühmten Flat Iron Building entfernt, fand ich das gesuchte Gebäude: ›The EMT's and Paramedics of Local 2507‹ stand auf einem Messing Schild neben der Eingangstür. Das Büro der Rettungssanitäter-Vereinigung des ›EMS-City of New York‹ befand sich in einem der oberen Stockwerke eines älteren Hochhauses. Ich trat ein und wurde von einem zwei Meter großen Schwarzen mit dem zutreffenden Namen Tootall freundlich begrüßt. »Hello, I am a Paramedic from Germany«, sagte ich in meinem etwas holprigen Englisch.

»Wow, from Germany?!«, war die verblüffte Antwort des schwarzen Riesen. Er grinste mich mit seinen strahlend weißen Zähnen an und dann wurde ich erst einmal mit Postern, Stickern und Pins überhäuft.

»How can I help you?«, fragte er mich als Nächstes. Amerikaner sind wirklich freundliche Menschen.

Ich wollte von ihm wissen, ob es wohl möglich wäre, einige Tage mit einer Ambulanz mitzufahren, um einen Eindruck von der Arbeit des New Yorker Rettungsdienstes (EMS NYC) zu bekommen.

»Sure, no problem! Where is your hotel?«

Das Hotel ›Consulate‹ war ein wirklich heruntergekommenes Dreckloch mit zugemauerten Fenstern und rostigen Wasserhähnen, aber es lag superzentral direkt neben dem Times Square und in unmittelbarer Nachbarschaft zum Eugene O'Neil Theatre, wo seit vielen Jahren das Musical ›Grease‹ aufgeführt wurde. Außerdem war es für so eine teure Stadt wie New York City auch noch relativ günstig, und da ich sowieso den ganzen Tag über unterwegs war, brauchte ich lediglich einen Platz zum Schlafen und eine Dusche. Daher war es für meine Zwecke hervorragend geeignet.

»How is your English?«, wollte nun Robin, eine leitende Mitarbeiterin des Gewerkschaftsbüros, von mir wissen.

»Well«, nuschelte ich.

»Your English is absolutely perfect«, entschied Robin, ohne eine weitere und eingehendere Prüfung meiner Englischkenntnisse vorzunehmen. Dann griff sie zum Telefon und wählte eine Nummer. Als sie das Gespräch beendet hatte, wandte sie sich wieder an mich und zeigte mir auf einer Landkarte von Manhattan, wo ich mich am nächsten Morgen um 10.00 Uhr einfinden sollte. Das Bellevue Hospital lag meinem Hotel am nächsten und sollte daher der Ausgangspunkt meines Abenteuers werden. Ich musste nur noch eine sogenannte ›Observer Applikation‹ ausfüllen und mit meiner Unterschrift bestätigen, dass ich ohne jeglichen Versicherungsschutz und auf eigenes Risiko auf einer Ambulanz des EMS NYC mitfahren würde. Das war alles. Amerikaner sind wirklich unkomplizierte Menschen.

Am nächsten Morgen stand ich pünktlich um 10.00 Uhr vor dem riesigen Komplex des Bellevue Hospitals und suchte die Rettungswache des EMS. In einem ziemlich heruntergekommenen Hinterhof des Krankenhauses entdeckte ich schließlich eine alte, ausgeschlachtete Ambulanz. Auf einer rostigen Eisentür gegenüber prangte der blaue ›Star of Life‹ das internationale Zeichen des Rettungsdienstes. Hier musste es irgendwo sein. Vorsichtig öffnete ich die rostige Tür. Diese gab quietschend den Blick auf einen dahinter liegenden Flur frei. »Hello?«, rief ich hinein. Keine Antwort. Ich fasste mir ein Herz und trat ein. Langsam gewöhnten sich meine Augen an das schummrige Licht und ich ging vorsichtig den lindgrün gestrichenen Flur entlang. Es roch nach Bohnerwachs und Aftershave. Plötzlich stand ich vor einem winzig kleinen Büro, hinter dessen völlig überladenen Schreibtisch ein Mann mittleren Alters saß und telefonierte.

»Can I help you?«, fragte dieser, als er mich sah, und unterbrach dabei sein Telefonat, indem er die Sprechmuschel mit einer Hand abdeckte. Er trug die Uniform des EMS-NYC und hatte Orden und Abzeichen auf seiner Brust wie ein alter Kriegsveteran.

Ich versuchte ihm zu erklären, warum ich hier sei und er antwortete: »Okay, take a seat out there! It's very busy at the moment! You must wait, sorry!« Er machte eine einladende Handbewegung zu der Holzbank, die auf dem grün gestrichenen Flur stand, und führte sein Telefonat fort. Da saß ich also und wartete und wartete. Amerikaner sind wirklich geduldige Menschen. Nach einer Weile öffnete sich die rostige Eisentür und ein weiterer Mitarbeiter des EMS betrat den Flur. Er trug ebenfalls die obligatorische dunkelgrüne Hose und das weißes Hemd und hatte noch mehr Orden und Lametta auf seiner Uniform als der andere.

»Who‘s that guy?«, fragte er den Mann im Büro.

»It's a Paramedic from Germany«, antwortete dieser.

Sie senkten ihre Stimmen und so konnte ich leider nichts mehr von ihrem Gespräch verstehen. Irgendwie wurde ich jedoch das Gefühl nicht los, dass die beiden gerade über mich sprachen.

»Okay, come on, guy, follow me!«, wandte sich der eben erst eingetroffene plötzlich an mich, und winkte mir mit der Hand, ihm zu folgen. Brav und gehorsam wie ein Chorknabe trottete ich hinter ihm her. Vor der Tür stand ein riesiger weißer Geländewagen mit Signaleinrichtung und dem Schriftzug ›Rescue Chief - First Response‹. Wir stiegen ein und der Mann stellte sich endlich vor: »Hi, I am Chief George.«

Er war zwar nicht besonders groß, hatte aber einen Händedruck wie ein Schraubstock. Chief George trug rotblondes Haar und einen ebensolchen Schnauzbart unter der riesigen Nase. Während der Fahrt erzählte er mir, dass ich der 169. Advanced Life Support (ALS) Unit zugeteilt worden war. Diese hätte mich eigentlich beim Bellevue Hospital abholen sollen, war aber im Moment wohl zu beschäftigt, um mich an Bord zu nehmen. Deshalb würde er mich jetzt zu ihnen bringen und mit den Worten: »It‘s fucking busy today« drückte er ein paar Knöpfe und plötzlich fuhren wir mit blitzenden Blinklichtern und einer ganzen Sinfonie verschiedenartiger auf und abschwellender Sirenentöne weiter.

Die Fahrt ging kreuz und quer durch Manhattan. Obwohl ich zu diesem Zeitpunkt schon mehrere Jahre im Rettungsdienst arbeitete und bereits unzählige Fahrten mit Sondersignal hinter mir hatte, saß ich völlig aufgeregt mit feuchten Händen daneben und hatte beinah einen Ständer. Mit Sondersignal durch New York City, das war wie Weihnachten, Ostern und Pfingsten zusammen. Über Funk meldete Chief George dem Team der 169. ALS Unit, dass wir auf dem Weg zu ihnen waren, und sie an ihrem gegenwärtigen Standort auf uns warten sollten. Schließlich erreichten wir unser Ziel. Das jüdische Mount Sinai Hospital war eines von unzähligen Krankenhäusern in der Stadt. Vor der Notfallzufahrt herrschte reges Treiben und ein buntes Sammelsurium vieler verschiedener Krankenwagen der unterschiedlichsten Rettungs- und Hilfsorganisationen stand herum.

Beim Aussteigen sah Chief George, wie ein dunkelhäutiger Mitarbeiter einer privaten Krankentransportfirma gerade dabei war, ein Rettungsbrett mit dem offiziellen Logo des EMS-NYC in seine Ambulanz zu verfrachten.

»Wait a minute«, sagte er ganz ruhig zu mir. Dann nahm er sich den Schwarzen zur Brust. Haben Sie schon einmal einen Schwarzen, weiß werden sehen? Ich schon. Chief George machte den Mitarbeiter der privaten Ambulanzfirma dermaßen zur Schnecke, dass dieser mehrmals die Farbe wechselte. Er entriss diesem das Rettungsbrett, Eigentum des öffentlich rechtlichen Rettungsdienstes der Stadt New York, und verstaute es bei sich im Wagen. Anschließend schaltete er wieder auf freundlich um und stellte mich den beiden Paramedics vor, die sich von nun an um mich kümmern sollten.

Jose und Albert, kurz »Joe« und »Al«, waren nicht gerade erfreut über den »Gast« aus Germany, den sie da aufs Auge gedrückt bekamen. Sie diskutierten mit Chief George, ob ich denn nicht besser mit einer anderen Einheit mitfahren könne. Ich konnte ihren Unwillen gut nachvollziehen, wusste ich doch aus eigener Erfahrung, dass ein Praktikant auf dem Wagen mehr Arbeit, viele lästige Fragen, und eine generelle Störung des gewohnten Tagesablaufs bedeutete.

Während ich leicht verlegen danebenstand und mir noch ernsthafte

Gedanken darüber machte, das Ganze eventuell abzubrechen, stieg Chief George plötzlich in seinen Ford Explorer und rauschte mit Flashlights und Sirene davon. Kaum war der »Chief« verschwunden, entspannte sich die Situation merklich. Joe und Al begrüßten mich freundlich und fragten mich nach meinem Namen.

»My name is Horst«, antwortete ich.

»Your name is horse?«, fragte Joe ungläubig und bewegte sich dabei als würde er gerade auf einem Pferd reiten.

»No HORST«, korrigierte ich. »Horse with a t at the end. That‘s a real German Name, but you can call me Bob«, schlug ich vor. Wieder einmal verfluchte ich meinen dämlichen deutschen Vornamen.

»No, no, Buddy, meinte Joe belustigt. »I call you horse!«

Nun stellte mir Al die zweite und wahrscheinlich wichtigste Frage, die je ein US Paramedic an mich richten sollte: »How are the breasts of the german girls?«

In diesem Moment wusste ich: Wir sprechen alle dieselbe Sprache. Er hielt sich dabei beide Hände vor die Brust und formte so einen imaginären Monsterbusen.

»Well, I think it‘s different, like in the USA?!«, antwortete ich.

Der erste Notfalleinsatz unterbrach unser hochgeistiges Fachgespräch über die Unterschiede der weiblichen Anatomie dies- und jenseits des Atlantiks.

»Come on, horse, let’s Rock n Roll!«, rief Joe und schon ging es mit Flashlights und Sirene wieder quer durch Manhattan. Von nun an folgte ein Einsatz auf den anderen und ich stellte ziemlich schnell fest, dass auch in New York City nur mit Wasser gekocht wurde. Auch hier wurde, wie vermutlich in jeder Großstadt auf diesem Planeten, viel banaler ›Junk‹ mit der Ambulanz gefahren. Nasenbluten, Kopfschmerzen, Zahnweh, etc.

Das unbestrittene Highlight des ersten Tages war jedoch eine Massenschlägerei im Stadtteil ›Little Italy‹. Dort war ein Kind von einem Hund gebissen worden. Die Angehörigen des Kindes wollten daraufhin den Hund samt dessen Herrchen lynchen. Dieser Akt der Selbstjustiz eskalierte in einer furiosen Massenschlägerei zweier verfeindeter Familienclans. Ein Großaufgebot des New York City Police Department hatte die zerstrittenen Parteien bereits voneinander getrennt und ein ebensolches Großaufgebot an Ambulanzfahrzeugen kümmerte sich nun um die Opfer der Schlacht. Der für das ganze Spektakel verantwortliche

Vierbeiner hatte zwischenzeitlich im Kampf sein Leben gelassen, als wir nun ebenfalls am Ort des Geschehens eintrafen. Da es jetzt definitiv mehr Einsatzkräfte als Verletzte gab, hatten wir nichts mehr zu tun. So konnte ich ungehindert und in der Pole-Position, diesem Paradebeispiel menschlicher Dummheit beiwohnen und das spektakuläre Drama genießen.

In dieser Stadt ging wirklich die Post ab. Mit weit über einer Million Notrufen pro Jahr kam man praktisch nie zur Ruhe. Aufgrund der permanent verstopften Straßen wurde so ziemlich jeder Einsatz mit Sondersignal gefahren. Was mir besonders positiv auffiel, war das Ansehen und der Respekt, der den Mitarbeitern des Rettungsdienstes von der Bevölkerung entgegengebracht wurde. Als Polizist, Feuerwehrmann oder Rettungssanitäter war man in New York City König. Wo immer man auch hinkam hieß es: »Hey Medics, good job« oder »Well done« und Daumen hoch. Bei einigen Einsätzen gab es sogar spontanen Beifall der umstehenden Schaulustigen. Gratis offerierte Burger und Hotdogs, sowie ständige Einladungen zu kostenlosem Kaffee waren an der Tagesordnung und beinahe schon selbstverständlich.

Eine so hohe Wertschätzung unserer Arbeit hätte ich mir für zu Hause auch gewünscht, wo doch so mancher Zeitgenosse der Ansicht war, dass ein ›Krankenwagenfahrer‹ so ziemlich das unterste Glied in der Nahrungskette sei.

Natürlich wimmelte es in solch einer Multikulti-Millionen-Metropole wie New York City nur so von durchgeknallten Chaoten. Diese hatten jedoch keine Chance, einem das Leben schwer zu machen, weil bei fast jedem Einsatz die Polizei, oder bis an die Zähne bewaffnete Private Security vor Ort war. Man betrat als Rettungsdienst auch nicht einfach ein Gebäude oder eine Wohnung, wie ich das aus Europa gewohnt war, sondern ließ die Lage vor Ort zuerst auf Sicherheit ›checken‹. Das allgemeine Credo lautete: »Safety First« und dieser Prämisse wurde nahezu alles andere untergeordnet.

Die nächsten Tage verliefen ähnlich, wobei ich selbst natürlich keinen Finger rührte, da es mir aus versicherungsrechtlichen Gründen ausdrücklich und strengstens verboten worden war, einen Patienten auch nur anzufassen. Selbst mir waren die Büros der Rechtsanwälte nicht entgangen, die sich zahlreich und analog zu den Bestattungsunternehmen, direkt gegenüber der verschiedenen Krankenhäuser und Kliniken befanden. Wie die Aasgeier lauerten sie auf prozesswillige Patienten, die sich unsachgemäß behandelt fühlten, um für diese dann horrende Schadens- und Schmerzensgeldforderungen herauszuschlagen. Das erklärte auch, warum jeder Patient mit einem Herzinfarkt oder einer harmlosen Beule am Kopf vom Rettungsdienst immer komplett immobilisiert wurde. Vorbeugen ist besser, als zahlen.

Die USA sind auch, was die geforderten und tatsächlich gezahlten Schmerzensgeldsummen betrifft, das Land der unbegrenzten Möglichkeiten. Nach drei einsatzreichen und spannenden Tagen quittierte ich meinen Dienst beim EMS, um noch etwas Zeit für mein Sightseeing-Programm zu nutzen. Besonders hervorzuheben sind eigentlich nur noch der Einsatz in der New Yorker Börse, wo wir einen Wall Street Broker mit Verdacht auf Herzinfarkt versorgten und der Kreislaufkollaps im Untergeschoss des World Trade Center, der natürlich aus heutiger Sicht und nach den Ereignissen des 11.September 2001, eine ganz besondere Bedeutung erhält. Nebenbei bemerkt bekamen wir bei diesem Einsatz von dem zu der Zeit dort ansässigen ›50% off Counter‹ gratis Tickets für das Musical ›Cats‹ geschenkt.

Amerikaner sind wirklich freundliche Menschen. Christoph hat übrigens ein Buch über seine Zeit beim EMS NYC veröffentlicht. Warum zum Henker ist mir das nicht eingefallen?

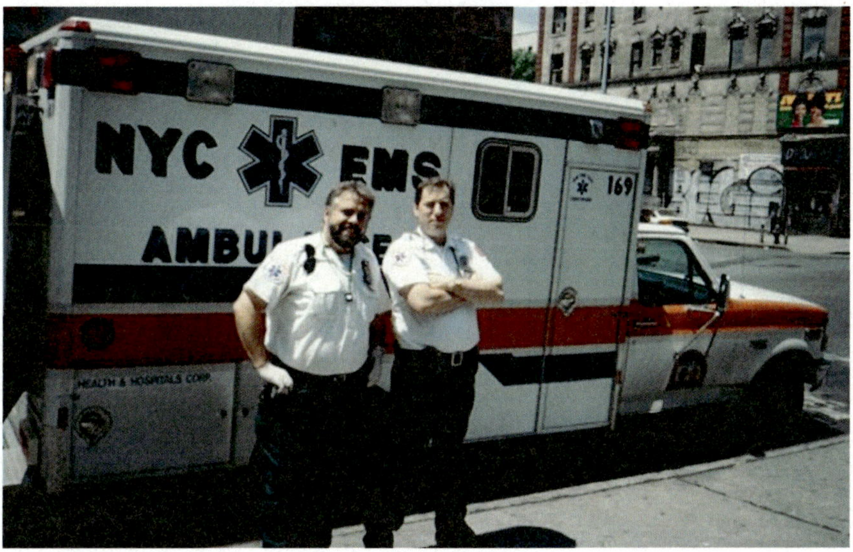

1995: ›Meine‹ Paramedics

14

Pech gehabt

1989

Im Einzugsgebiet unserer Außenwache gab es zahlreiche Steinbrüche und Kiesgruben, in denen auch Bitumen zur Asphaltherstellung verwendet wurde. Am späten Nachmittag bekamen Robert und ich die Einsatzmeldung, dass zwei Arbeiter in einem nahen Kieswerk mit diesem flüssigen Teer übergossen worden seien. Näheres war nicht bekannt und so rückten wir notfallmäßig in Richtung Kieswerk aus.

Als wir wenig später die Einsatzstelle erreichten, wurden wir bereits von einem wild gestikulierenden Arbeiter im Blaumann empfangen. »Schnell, schnell!«, rief er ganz aufgeregt und wedelte dabei wild mit beiden Armen in der Luft. Der Arbeiter führte uns in die ›Asphaltküche‹ des Kieswerks. Dort war ein Rohr geplatzt und die pechschwarze Bitumenbrühe hatte sich über zwei direkt darunter stehende Arbeiter ergossen. Die beiden waren von Kopf bis Fuß mit einer klebrigen, schwarzen, Teerpampe bedeckt und sahen zugegebenermaßen recht lustig aus. Ich konnte mir ein leichtes Grinsen nicht verkneifen. Auf den ersten Blick schien es den beiden recht gut zu gehen. Wir schlugen daher vor, dass sie sich erst einmal an Ort und Stelle ausziehen und ihrer total verklebten Arbeitskleidung entledigen sollten. Doch leichter gesagt als getan, denn die teerverklebte Kleidung war mittlerweile steif und bretthart geworden. Mit vereinten Kräften und mithilfe einer Kleiderschere schafften wir es schließlich, die beiden Arbeiter aus ihren ›gestärkten‹ Blaumännern zu schälen. Kurz darauf standen sie dann nur noch in ihrer nicht mehr ganz so blütenweißen Feinrippunterwäsche vor uns. Ihre käsebleichen Körper bildeten dabei einen lustigen Kontrast zum buchstäblichen pechschwarz der Köpfe und Hände. Flüssiges Bitumen ist relativ heiß, kühlt aber sehr schnell wieder ab. Das Problem dabei ist, dass es dann auch sehr schnell, sehr hart und sehr fest wird.

»Bekommt ihr denn noch genügend Luft da drunter?«, wollte ich von den beiden wissen.

Ein dumpfes und bejahendes »Hm« war die Antwort. Mit ihren verklebten Mündern fiel ihnen das Sprechen sichtlich schwer, sodass sie lieber mit Kopfnicken oder Kopfschütteln antworteten. Hier draußen vor Ort, so viel war jedenfalls ziemlich schnell klar, konnten wir nicht mehr viel für die beiden tun. Wir legten den Boden und die Sitze in der Patientenkabine unseres Rettungswagens mit Decken aus, um nicht alles mit der Bitumenteerpampe zu verkleben. Anschließend ließen wir die beiden ›Pechvögel‹ ebenfalls in Decken gehüllt in den RTW einsteigen. Die Fahrt zum nächstgelegenen Krankenhaus dauerte nur wenige Minuten und verlief ohne weitere Zwischenfälle. Der junge Assistenzarzt in der Notaufnahme war mit dieser Situation sichtlich überfordert. Er rief seinen Oberarzt zu Hilfe, der allerdings Hintergrunddienst hatte und sich erst von zu Hause aus auf den Weg ins Krankenhaus machen musste.

In der Zwischenzeit versuchten Robert und die Notfallschwester mithilfe chirurgischer Instrumente die festgetrocknete Teerschicht von Händen, Haut und Haaren der beiden Arbeiter abzukratzen. Das führte aber leider nicht zum gewünschten Erfolg.

»Aua, aua, aufhören! Das tut weh!«, beschwerten sich die beiden Pechvögel lautstark. So kamen wir also auch nicht weiter.

Die Fragen, welche nach wie vor ungelöst im Raum standen waren:

1: Ist das Bitumen giftig?
2: Kann es über die Haut aufgenommen werden?
3: Wie stark waren die Verbrennungen?

Und die vierte und gleichzeitig wohl wichtigste Frage von allen: Wie, in drei Teufels Namen, bekam man das Zeug wieder von der Haut herunter?!

In weiser Voraussicht hatten wir zwar ein sogenanntes Produktdatenblatt von der Kiesgrube mitgenommen aber auf diesem Zettel fanden wir leider nicht die Antworten auf unsere Fragen und schon gar nicht, wie man das Teufelszeug wieder von der Haut eines Menschen herunter bekommt. In so einer heiklen Situation liefert einem die Giftnotrufzentrale die dringend benötigten Antworten. Der zwischenzeitlich eingetroffene Oberarzt wusste sich auch keinen Rat, und so wählte er die Nummer dieser Einrichtung und erklärte der Dame am anderen Ende der Leitung unser Problem. Es vergingen nur wenige Minuten und schon hatte die Giftnotrufzentrale eine Lösung parat:

1. Bitumen ist großmolekular und kann daher nicht durch die Haut eines Menschen hindurchdringen.

2. Es ist kein Kontaktgift und wirkt nur bei oraler Aufnahme toxisch.

3. War noch nicht beurteilbar, solange die festgetrocknete Teerpampe auf der Haut festklebte, und

4. Mit ganz ordinärem Dieselöl würde sich die festgetrocknete Teerschicht angeblich wieder von der Haut entfernen lassen.

Jetzt waren wir wieder am Zug. Robert kramte einen leeren 5-Liter-Reservekanister aus dem Fundus unserer Rettungswache hervor. Mit diesem Kanister an Bord fuhren wir mit Blaulicht und Tatütata zur nächsten Tankstelle. Dort angekommen zapften wir seelenruhig 5 Liter Diesel in den Kanister, bezahlten artig an der Kasse und brausten dann wieder mit Blaulicht und Tatütata zurück zum Krankenhaus. Allein die verblüfften und fassungslosen Gesichter der anderen Tankstellenkunden waren die Sache schon wert. Mit dieselgetränkten Baumwollkompressen schrubbten wir anschließend das schwarze

Pech von den beiden Arbeitern ab. Das ging wirklich erstaunlich gut und tat offensichtlich auch nicht weh.

Die Gesichter, Köpfe und Hände der beiden waren nach dieser Prozedur zwar knallrot und sahen aus wie nach einem heftigen Sonnenbrand, aber außer Teilen ihrer Haarpracht, trugen sie keine größeren Verluste oder sonstige Verletzungen davon und konnten das Krankenhaus bald darauf wieder verlassen. Die Notaufnahme roch allerdings noch tagelang wie eine Autowerkstatt. Pech gehabt!

15

Glück gehabt

2001

Es war eine kalte und sternenklare Vollmondnacht. Dick und rund prangte der Erdtrabant am wolkenlosen Firmament. Das reflektierte Licht der Mondkugel war so hell, dass man auch ohne künstliche Beleuchtung alles klar und deutlich hätte erkennen können. Mich beschlich bei Vollmond immer das Gefühl, dass sich die Leute dann besonders merkwürdig benahmen. Ich selbst war auch meistens total von der Rolle und stand mir nur selber im Weg. Wenn es diese Himmelskugel tatsächlich schaffte, Ebbe und Flut zu erzeugen, dann konnte sie doch bestimmt auch Einfluss auf unsere Körpersäfte nehmen.

In dieser Nacht rückten mein Kollege und ich zu einem gemeldeten Fenstersturz aus. Solche Stürze enden meistens böse und wir rechneten insgeheim schon mit dem Schlimmsten. Nach wenigen Minuten Fahrt gelangten wir an den Einsatzort. Es handelte sich um ein frei stehendes Einfamilienhaus, welches man nur über eine steil ansteigende Zufahrtsstraße erreichen konnte. Als wir oben ankamen, wurden wir bereits von einer völlig aufgelösten Frau erwartet. Sie erzählte uns, dass ihre 15-jährige Tochter schon seit einigen Tagen unter einer schlimmen Grippe litt. Jetzt war sie vermutlich im Fieberwahn schlafwandelnd aus ihrem Zimmer im ersten Stock auf den Balkon hinausgetreten und von dort über das Geländer in die Tiefe gestürzt. Bei ihrem Absturz aus circa 4 Meter Höhe war die Tochter zu allem Überfluss auch noch polternd in die Gartenmöbel auf der Terrasse gekracht. Zum Glück waren diese nur aus Plastik und stellten somit kein allzu hartes Hindernis dar. Im Gegenteil schien es sogar eher so zu sein, als hätten die Gartenmöbel einen großen Teil des Sturzes abgefangen.

Das Mädchen war jedenfalls wach und ansprechbar und offensichtlich nicht ernsthaft verletzt. Sie konnte ihre Arme und Beine bewegen und zeigte auch sonst keine neurologischen Ausfälle. Aufgrund des unklaren Unfallhergangs und der doch ziemlich beeindruckenden Fallhöhe, entschieden wir uns trotzdem, die Patientin komplett zu immobilisieren.

Wir legten ihr deshalb einen Halskragen zur Stabilisierung der Halswirbelsäule an und verabreichten über einen venösen Zugang Kochsalzlösung, um den Kreislauf des Mädchens unter Kontrolle zu haben. Während mein Kollege alleine bei dem Mädchen zurückblieb, machte ich mich auf den Weg um Schaufeltrage, Vakuummatratze und Absaugpumpe aus unserem direkt vor dem Haus abgestellten Rettungswagen zu holen.

Als ich jedoch wenige Augenblicke später vor die Türe trat, war unser Auto verschwunden! Völlig verdutzt stand ich vor dem Haus und traute meinen Augen nicht. Während ich mir noch Gedanken darüber machte, wer wohl so dreist sein könnte, einen Rettungswagen zu stehlen, sah ich auf dem gegenüberliegenden Gehweg eine Frau mit ihrem Hund. Sie stand da mit offenem Mund und sah gebannt die abschüssige Straße hinab, auf der wir noch kurz zuvor zum Einsatzort hochgefahren waren.

»Er ist einfach davongerollt, ich wusste nicht, was ich machen soll!«, sprach sie mich unvermittelt und beinahe entschuldigend an.

Nun blickte ich ebenfalls die Straße abwärts und sah in etwa 300 Metern Entfernung etwas aus den Büschen blinken. »Scheiße, unser RTW!«, entfuhr es mir.

Rechts und links der Straße waren überall Autos geparkt und ich sah im Geiste schon meinen tobenden Chef und die Schlagzeile in der Zeitung: ›Sanitäter des Grauens - Rettungswagen demoliert dutzende Autos.‹ Ich rannte die Straße hinunter direkt auf das blinkende Licht zu. Mein Herz pochte bis zum Hals. Mit dem Hinterteil voran steckte unser Rettungswagen in einer riesigen Hecke fest und zwinkerte mir mit den gelben Lichtern der eingeschalteten Warnblinkanlage lustig entgegen. Auf den ersten Blick schien er völlig unbeschädigt zu sein.

Offenbar hatte ich im Eifer des Gefechts und vermutlich unter Vollmondeinfluss vergessen, die Handbremse korrekt anzuziehen. Scheibenkleister. Bei so einer abschüssigen Straße wie dieser, konnte es dann natürlich durchaus passieren, dass sich das Fahrzeug selbstständig machte.

Der knapp vier Tonnen schwere RTW war rückwärts zwischen den abgestellten Autos hindurch (!) die Straße hinabgerollt und dann in einer leichten Rechtskurve geradeaus in die Hecke gekracht. Diese Wand aus weichem Grünzeug hatte ihn zum Glück sanft abgebremst und weder der Rettungswagen, noch die Hecke, hatten auch nur einen nennenswerten Kratzer abbekommen! Aber wie sah es mit den rechts und links geparkten Autos aus? So sehr ich mich auch bemühte, konnte ich beim besten Willen keinen Schaden erkennen. So viel Glück hat man wirklich nur einmal im Leben! Ich atmete erleichtert durch und setzte mich hinter das Steuer. Dann fuhr ich die steile Straße wieder nach oben und parkte den RTW erneut vor dem Haus mit unserem ›gefallenen‹ Mädchen. Diesmal zog ich die Handbremse aber bis zum Anschlag hoch und legte sogar zusätzlich noch einen Bremskeil unter das Hinterrad, den wir eigentlich extra für solche Fälle mit uns führten.

»Du rollst mir nicht mehr davon«, sagte ich leise triumphierend, als ich wieder in das Haus zurückging.

»Wo warst du denn so lange?«, fragte mich mein Kollege vorwurfsvoll, als ich endlich mit dem benötigten Material bei ihm eintraf.

»Sorry, hat ein bisschen länger gedauert«, sagte ich nur.

Das Mädchen hatte keine schwerwiegenden Verletzungen erlitten und konnte das Krankenhaus nach einigen Tagen wieder verlassen. Glück gehabt.

16

F.O.S.

1993

Als Belohnung für meine bestandene Rettungssanitäter-Prüfung bekam ich meinen ersten eigenen Zivi. Dominik sah aus wie die Schwiegermutter kompatible Ausgabe von Nirvana Frontmann Curt Cobain und passte somit stylingtechnisch voll in die damalige Zeit. ›Grunge‹ war die Musik der Stunde und Seattle das neue Mekka.

Wir hatten Frühschicht auf dem KTW und fuhren gerade von einem Patiententransport zurück in Richtung Hauptwache, um dort unsere wohlverdiente Mittagspause anzutreten. Plötzlich sprang uns eine wild mit den Armen rudernde Frau direkt vors Auto. Dominik sass am Steuer unseres VW T3 Krankentransportwagens und trat voll in die Bremsen.

»Hoppla, wo brennt‘s denn, gute Frau?«, wollte ich von ihr wissen.

»Sie schickt der Himmel«, entgegnete uns die Dame aufgeregt. Es geht um meinen Nachbarn, aber kommen sie bitte und schauen sie selbst!«

Über Funk gab ich der Leitstelle Bescheid, dass wir zu einer hilflosen Person gerufen wurden und baldmöglichst Rückmeldung geben würden. Dominik parkte den Krankenwagen am Straßenrand und wir folgten der Frau in einen Hinterhof zu einem frei stehenden kleinen Gartenhäuschen.

»Da drin ist er«, sagte sie und öffnete die knarrende Tür. Das Tageslicht fiel nun spärlich durch die offene Tür in das kleine Häuschen hinein und beleuchtete schemenhaft ein bizarres Bild. Unter einem rostigen Bettgestell, auf dem sich lediglich eine völlig verdreckte Matratze befand, ragten zwei ebensolche, spindeldürre und heftig strampelnde Männerbeinchen hervor. Vom Rest des Körpers war nichts zu sehen. Überall standen leere Bier-, Wein- und Schnapsflaschen herum und es roch penetrant nach Körperausscheidungen aller Art.

»Er lebt hier ganz allein und ich sehe ab und zu mal nach dem Rechten«, erklärte uns die besorgte Nachbarin. »Aber jetzt geht es einfach nicht mehr. Schauen sie sich hier um, so kann das doch nicht weitergehen!«, fügte sie verzweifelt hinzu.

»Na Super«, dachte ich laut, als ich die Bescherung sah. Ich holte noch einmal tief Luft, bevor ich in das Innere des kleinen Häuschens trat. »Hallo? Können Sie mich hören?«, rief ich unter das Bett. Ein noch heftigeres Strampeln war die Antwort. »Hilf mir mal bitte, wir müssen das Bett wegschieben«, sagte ich zu Dominik.

Mit vereinten Kräften schoben wir das Bett zur Seite. Zum Vorschein kam ein klapperdürres, kleines, dreckiges und extrem übel riechendes Männlein. Aus seinem schmutzigen Gesicht leuchteten uns zwei lustige und strahlend blaue Augen entgegen. Das Männlein war von Kopf bis Fuß mit Kot verschmiert und der Gestank war einfach unbeschreiblich. Die Scheiße war einfach überall und ich war mehrere Male kurz davor, mich zu übergeben. Kaum waren die Hände des Männleins befreit, griff es auch schon nach allem, was es zu fassen bekam. So auch nach mir und meiner Hose. Zu dieser Zeit trugen wir noch schneeweiße Einsatzkleidung und plötzlich spürte ich, wie sich eine klamme Feuchtigkeit durch meine Hosen schlug.

»Hol die Trage her«, befahl ich Dominik, während ich genervt die Hände von Rumpelstilzchen abzuwehren versuchte. Das stinkende Männlein hangelte sich an mir hoch wie ein Klammeräffchen. Seine Hände waren einfach überall und nur mit allergrößter Mühe konnte ich mich aus seiner Umklammerung lösen. Endlich schafften es Dominik und ich gemeinsam, ihn auf der herbeigeschafften Trage abzulegen. Wir mussten das Männlein mit zusätzlichen Haltegurten darauf fixieren und verbrachten es so in unseren Krankenwagen. Ich bat die Leitstelle über Funk, uns im nächstgelegenen St. Josefs Krankenhaus anzumelden.

»Wie lautet die Diagnose?«, wollte der Kollege von der Leitstelle wissen.

»F.O.S.«, antwortete ich.

»1/85/5 für Leitstelle, ich konnte sie nicht aufnehmen. Bitte wiederholen Sie«, kam es von dort zurück.

»F.O.S.«, wiederholte ich betont langsam. »Full of shit.«

Nun herrschte Schweigen am anderen Ende. Dann nach einer kurzen Pause: »Okay, verstanden 1/85/5, viel Vergnügen!«

Während Dominik den Wagen fuhr, saß ich hinten beim Patienten und hielt den Atem an. Der Gestank war wirklich bestialisch. Jetzt betrachtete ich unser ›Fundstück‹ mal etwas genauer. Er musste etwa um die 70 Jahre alt sein und wog höchstens noch 40 Kilo. Dem Aussehen nach hatte das Männlein vermutlich seit Monaten weder Wasser noch Seife gesehen. Seine langen Haare und der Zauselbart waren völlig verfilzt und standen wirr in alle Richtungen ab. Irgendwie erinnerte er mich an eine Figur aus meiner Kindheit, die Ende der Siebzigerjahre als gleichnamige Serie im Fernsehen lief: ›Catweazle‹. Diese Serie handelte davon, wie ein Hexenmeister aus dem finsteren Mittelalter auf der Flucht vor seinen Verfolgern versehentlich in der heutigen Zeit landet. Ziemlich überfordert mit der modernen Zivilisation versucht er fortan alles Mögliche, um in seine Zeit zurückzukehren. Auch dieses völlig verwirrte, verwahrloste und erbarmungswürdige Menschlein, schien irgendwie aus der Zeit gefallen zu sein.

Nach wenigen Minuten Fahrt hatten wir zum Glück endlich unser Ziel erreicht. Ich stieg aus und atmete erst einmal tief durch. Dann übergaben wir unser duftendes Paket in der Notaufnahme.

»Boa«, rief die aufnehmende Krankenschwester und verzog dabei das Gesicht, als hätte sie gerade in eine saure Zitrone gebissen. »Den steck ich erst mal in die Wanne!«, sagte sie. Dann betrachtete sie mich von oben bis unten und begann lauthals zu lachen. »Hahaha, wie siehst du denn aus, hahaha!«

Jetzt sah ich selbst an mir hinunter und entdeckte lauter kleine, braune Hände auf meiner ehemals weißen Uniform.

»Oh«, sagte ich. »F.O.S. Da muss ich wohl auch erst mal unter die Dusche!«

Wir rückten wie ursprünglich geplant in unsere Wache ein um uns zu waschen und die Dienstkleidung zu wechseln. In der anschließenden Mittagspause habe ich auf mein Essen verzichtet. Irgendwie war mir der Appetit vergangen.

Das Männlein kehrte übrigens nie wieder in sein Gartenhäuschen zurück, sondern verbrachte den Rest seines irdischen Daseins im städtischen Pflegeheim.

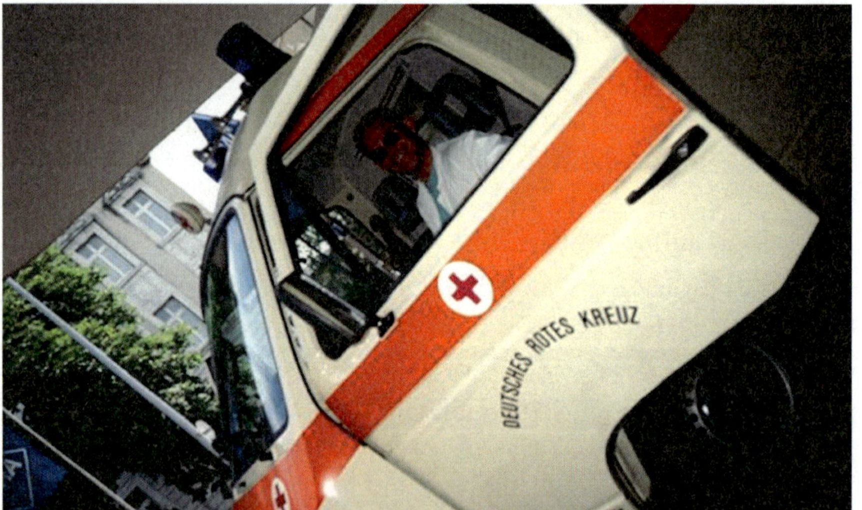

1993

17

Ringelpiez

1988

Wir fuhren mit dem Lift in den obersten Stock des Hochhauses, ohne zu wissen, was uns dort oben erwartete. Ich war 22 Jahre alt, seit wenigen Wochen Zivildienstleistender im Rettungsdienst und fand alles wahnsinnig spannend und aufregend. Die Tür zur Wohnung stand offen und mein Kollege Klaus und ich traten ein.

»Hallo?! Rettungsdienst!«, rief Klaus.

»Hier drin im Schlafzimmer«, antwortete eine dünne Fistelstimme. Auf einem riesengroßen Bett lag dort ein ebensolcher Mann in einem glänzenden schwarzen Gummianzug. Dem süßlich fauligen Geruch nach war er bereits länger tot und schon ganz aufgedunsen. Jedenfalls wölbte sich der schwarze Gummianzug an einigen Stellen und bildete Ringe wie beim berühmten Michelin Männchen.

»Haben Sie uns angerufen?«, wollte Klaus von der Fistelstimme wissen.

»Ja, ich wollte sauber machen und habe ihn so gefunden und gleich den Rettungsdienst verständigt.«

»Okay«, meinte Klaus. »Das ist gut so.«

Völlig planlos stand ich währenddessen mit einer Mischung aus Ekel und Faszination daneben. Schließlich fasste ich mir ein Herz und fragte meinen wesentlich älteren und erfahrenen Kollegen: »Du Klaus, wieso hat der denn nen Taucheranzug an? Wir sind hier doch im 14. Stock?!«

Klaus begann laut zu lachen und kriegte sich überhaupt nicht mehr ein. »Du musst noch viel lernen, Kleiner, jetzt schau doch mal genauer hin.«

Ich verstand mal wieder nur Bahnhof. Da lag ein Mann im 14. Stock eines Hochhauses in einem Taucheranzug tot auf seinem Bett. Von seinem Bauch führte ein Schlauch zu einem kleinen am Boden stehenden Gerät. »Was ist das?«, fragte ich Klaus.

»Also, es wird Zeit, dass dich endlich mal einer aufklärt«, meinte Klaus und legte mir dabei väterlich einen Arm um die Schulter. »Das hier, ist ein Latex- oder auch Gummifetischist. Dem geht nur einer ab, wenn er ganz eng mit dem Zeug hier in Berührung kommt, und damit es auch wirklich hauteng anliegt, wird die verbliebene Luft im Anzug mit dem Kompressor hier abgesaugt, klar soweit?« Ich nickte stumm. »Dabei hat unser Mister Pirelli hier wohl das Bewusstsein verloren und ist in seinem Ganzkörperpariser erstickt. Das war bestimmt nicht der Abgang, den er sich ursprünglich gewünscht hat«, fuhr Klaus süffisant lächelnd fort. Er amüsierte sich offenbar köstlich über meine jugendliche Naivität und meinte dann: »Für uns hat sich das hier erledigt, das ist Sache der Polizei.«

Wir zogen unverrichteter Dinge wieder ab und gaben Rückmeldung an die Leitstelle. Die Fistelstimme blieb allein in der Wohnung zurück und musste auf die Ankunft der Polizei warten. Ich war ziemlich verwirrt. Als einfacher Junge vom Lande war für mich die Löffelchenstellung bislang das höchste der Gefühle, was außergewöhnliche sexuelle Praktiken betraf. Okay, während meiner Ausbildung zum Krankenpfleger hatte ich auch schon so einige bizarre Dinge zu sehen bekommen. Deo Spray Dosen im Enddarm und eingeklemmte Penisse in Staubsaugerrohren waren mir durchaus nicht fremd, aber diese Form des sexuellen Lustgewinns war dann doch etwas zu viel für mein kleines, heiles Weltbild. Der Anblick von ›Batman‹ ging mir deshalb lange nicht mehr aus dem Kopf.

Ich hatte dieses Erlebnis gerade halbwegs verdaut, als wir einige Zeit später in ein kleines, beschauliches Reihenhäuschen am Rande der Stadt gerufen wurden. Im Schlafzimmer an der Wand hing der röhrende Hirsch und im Bett darunter lag eine reglose, nackte Frau. Sie hatte ein Gewirr von Kabeln und Drähten an Brüsten und Vagina und der völlig aufgelöste Ehemann stammelte immer wieder: »Das hab ich nicht gewollt, das hab ich nicht gewollt!«

»Was ist denn überhaupt passiert?«, wollte unser Notarzt von ihm wissen, während mein Kollege und ich versuchten, die junge Frau wiederzubeleben.

»Ich habe sie elektrisch stimuliert und plötzlich zuckte sie mit einem Aufschrei zusammen und rührte sich nicht mehr«, klärte uns der sichtlich entsetzte und um Fassung ringende Ehemann auf.

»Wie elektrisch stimuliert?«, fragte unser Doktor ungläubig.

»Naja, ich bastle halt leidenschaftlich gerne, und um ein bisschen mehr Pep in unser Liebesleben zu bringen, hab ich einen elektrischen Stimulator für meine Frau gebaut. Erst einen mit Batteriebetrieb, aber das wurde mit der Zeit auch wieder langweilig. Jetzt hab ich einen viel stärkeren aus dem Trafo der Spielzeugeisenbahn meines Sohnes gebaut«, berichtete er uns stolz. »Den hab ich heute zum ersten Mal ausprobiert. Ich habe sie wie immer verkabelt, den Stecker reingesteckt und den Regler langsam hochgedreht. Plötzlich zuckte sie zusammen und rührte sich nicht mehr. Ich konnte doch nicht ahnen, dass so etwas dabei herauskommt! Was ist denn jetzt mit meiner Frau, Herr Doktor?«

»Tut mir leid, Ihre Frau ist tot!«

1989

»Kommen sie schnell, mein Mann ist im Schlafzimmer und hat starke Schmerzen«, empfing uns eine ziemlich aufgeregte Frau an der Haustür des schmucken Einfamilienhauses. Sie war nur mit einem Bademantel bekleidet und wir folgten ihr mit unserer Notfallausrüstung ins Haus. Als wir kurz darauf das ›Allerheiligste‹ betraten, sahen wir einen Mann mit schmerzverzerrtem Gesicht auf einem zerborstenen Bett liegen. Er trug eine Art Lendenschurz und hielt sich vor Schmerzen die rechte Schulter.

»Was ist denn passiert?«, stellten wir die Mutter aller Fragen.

»Das Bett ist plötzlich zusammengekracht und mein Mann ist herausgefallen und hat sich die Schulter verrenkt«, antwortete uns die Dame.

Mein Kollege und ich zogen die Augenbrauen hoch und sahen uns vielsagend an. »Und was ist wirklich passiert?«, hakte ich nach.

»Jetzt tun Sie doch endlich was, sehen Sie denn nicht, dass er schlimme Schmerzen hat?!«, schrie uns die Frau hysterisch an.

»Die Schulter ist komplett ausgekugelt und das bestimmt nicht nur vom Sturz aus dem Bett!«, sagte ich, während wir dem schmerzverkrümmten Patienten eine Infusion legten, und zwecks Analgesie auf die Ankunft des nachgeforderten Notarztes warteten.

Nachdem dieser dem Patienten ein starkes Schmerzmittel in die Vene injiziert hatte, zog der Doktor einen seiner Schuhe aus, stemmte sich mit seinem Fuß in die Achselhöhle des ausgekugelten Armes, und zog diesen mit einem Ruck zu sich heran. Mit einem knackenden Geräusch sprang das ausgekugelte Gelenk zurück in seine ursprüngliche Form.

»Wir müssen Ihren Mann zur Röntgenkontrolle mit ins Krankenhaus nehmen«, sagte unser Doktor zur Ehefrau. »Wollen Sie uns denn nicht endlich sagen, wie das wirklich passiert ist?!«, hakte auch er bei der Dame nach.

Jetzt brach sie weinend zusammen und gestand uns unter Tränen: »Wir, wir wollten Liebe machen«, schluchzte sie. »Mein Mann ist auf den Kleiderschrank geklettert und wollte sich wie Tarzan mit einem Schrei auf mich stürzen. Bei der Landung ist dann plötzlich das Bett zusammengekracht und dabei hat er sich wohl die Schulter ausgekugelt. Bitte, bitte, erzählen sie das niemandem«, flehte sie uns an.

»Keine Sorge, gute Frau. Wir haben Schweigepflicht! Von uns erfährt bestimmt niemand etwas«, meinte mein Kollege mitfühlend zu ihr. Auf unserer Rettungswache sorgte diese Geschichte noch wochenlang für schallendes Gelächter unter den Kollegen.

1993

Wir saßen gerade in der Krankenhauskantine beim Mittagessen, als uns der Notfallpiepser von unserem leckeren Rindsgulasch mit Nudeln und Gemüse wegbeorderte.

Der Einsatzort lag nicht weit entfernt und so gelangten wir innerhalb kürzester Zeit an die genannte Adresse. Kaum hatte ich den Klingelknopf gedrückt, öffnete sich auch schon die Wohnungstür. Vor uns stand eine extrem kleine und pummelige Frau mit nassen Haaren und wie aus dem Ei gepellt.

»Kommen sie schnell, ich glaube, er atmet nicht mehr!«, rief sie uns aufgeregt entgegen.

Auf dem Ehebett im Schlafzimmer lag ein wesentlich älterer Mann in Feinrippunterwäsche auf dem Bauch und hatte offensichtlich einen Herz-Kreislaufstillstand erlitten. Er war bereits Quietschblau angelaufen und zeigte schon die typischen Todeszeichen. Erfahrungsgemäß sah es nicht gut für ihn aus. Wir legten ihn in Rückenlage auf den Fußboden, forderten den Notarzt nach, und begannen unverzüglich mit der Reanimation.

»Wie lange ist Ihr Mann schon in diesem Zustand?«, fragte ich das kleine Pummelchen.

»Das ist nicht mein Mann, sondern nur ein Kollege von der Arbeit«, bekam ich zur Antwort. »In der Mittagspause kommt er gelegentlich auf einen Sprung vorbei«, fügte sie hinzu.

Mein Kollege und ich sahen uns fragend an. In diesem Moment traf der Notarzt ein und wir führten die Wiederbelebungsversuche mit

Intubation und Medikamenten fort. Es half alles nichts, der Mann war tot.

»Was ist denn genau passiert?«, wollte unser Doktor nun ebenfalls von dem Pummelchen wissen.

»Naja, er ist vor Kurzem operiert worden und wollte mir mal seine Narbe zeigen«, versuchte uns das Pummelchen weiszumachen. Wir mussten uns ernsthaft zusammenreißen, um nicht lauthals loszulachen.

»Gute Frau, jetzt mal ganz im Ernst! Wollen Sie uns auf den Arm nehmen? Was ist hier passiert?«, insistierte unser Doktor weiter.

Das bebrillte Pummelchen heulte plötzlich los und gestand uns nun unter Tränen mit ihrem Sugar Daddy-Liebhaber von der Arbeit ein Schäferstündchen gehabt zu haben. Während des Liebesaktes war er plötzlich auf und noch in ihr zusammengesackt. Danach tat er dann wohl den definitiv letzten Schnaufer seines Lebens. In meiner langen Rettungsdienstkarriere habe ich es schon etliche Male erlebt, dass Männer beim Sex ihr Leben verloren. Sie sind quasi unmittelbar nach dem sogenannten ›kleinen‹ Tod, auch den großen gestorben. Allerdings geschah dieses abrupte Ableben nicht immer unbedingt auf und in ihren rechtlich angetrauten Gattinnen. Für den betreffenden Mann mag das sicher eine sehr befriedigende Form des Abgangs vom irdischen Dasein darstellen. Für die Frau hingegen ist das mit Sicherheit ein lange nachwirkendes und zutiefst traumatisierendes Erlebnis. Nach diesem Geständnis jedenfalls zogen wir vorschriftsmäßig die Polizei hinzu und angesichts der anwesenden Staatsgewalt, rückte das Pummelchen jetzt endlich mit der ganzen Wahrheit heraus. Als ihr Arbeitskollege nämlich während des Koitus keuchend auf ihr zusammenbrach und plötzlich mit seinem ganzen Gewicht auf ihr lag, kroch sie unter ihrem leblosen Liebhaber hervor, und ging erst einmal seelenruhig unter die Dusche, um sich frisch zu machen. Das erklärte auch ihren frisch gestylten Look und die nassen Haare beim Öffnen der Tür. Erst danach verständigte sie den Rettungsdienst. Hätte sie die Situation von Anfang an richtig eingeschätzt und gleich den Notruf veranlasst, hätte ihr Lover vielleicht noch eine Chance gehabt. So war natürlich viel wertvolle Zeit verloren gegangen. Sie wurde nun wegen unterlassener Hilfeleistung angeklagt und was ihr betrogener Ehemann von der ganzen Sache hielt, kann ich nur vermuten. Bis dass der Tod euch scheidet?!

2012

Der junge Mann öffnete uns nackt, wie Gott ihn erschaffen hatte, die Tür zu seiner Wohnung. Er hielt sich die Hände schützend vor sein bestes Stück und hatte offensichtlich starke Schmerzen. Die Haut an seinem Penis hing in schmalen Fetzen herunter und sah aus wie ein schlecht geschälter Spargel.

»Was haben Sie denn angestellt?!«, wollte ich von ihm wissen.

»Ich habe mir den Schwanz mit heißem Tee verbrüht«, brachte er gequält hervor.

Es war zwei Uhr nachts und ich fragte mich mal wieder insgeheim, ob das wohl wirklich die ganze Wahrheit und nichts als die Wahrheit war, die uns hier aufgetischt wurde?! Da er seinen Penis bereits lange genug unter kaltes Wasser gehalten hatte, verzichteten wir auf weitere Maßnahmen dieser Art und begleiteten die Brühwurst zu unserem RTW hinunter. Dort angekommen legte er sich auf die Trage und wir ihm einen venösen Zugang, über den wir dann ein starkes Schmerzmittel verabreichten. Was mich an dieser Geschichte stutzig machte, war die Tatsache, dass nur der Penis selbst, nicht aber das umliegende Gewebe verbrüht worden war. Hätte er den Tee wirklich, wie behauptet, verschüttet, wäre doch auch das umliegende Gewebe in Mitleidenschaft gezogen worden. Inzwischen bin ich es ja schon gewohnt, dass ich bei delikaten Unfällen dieser Art von meinen ›Kunden‹ angelogen werde. Eigentlich war es mir auch schnurzpiepegal, wie es zu dieser Verletzung gekommen war. Jedenfalls nicht auf die von ihm geschilderte Art und Weise, soviel zumindest stand fest. Ich meldete unseren Patienten telefonisch auf der Notfallstation an. Beim Stichwort ›verbrühter Penis‹ schaltete die diensthabende Krankenschwester den Lautsprecher ein, damit alle anderen Kolleginnen und Kollegen auch ja jede Einzelheit mithören konnten. Ich hörte sie am anderen Ende der Leitung kichern und spitze Bemerkungen machen und meinte schließlich: »Jetzt habt mal ein bisschen Mitleid, Mädels. So was tut sicher höllisch weh!«

Jetzt meldete sich auch der diensthabende Assistenzarzt am Telefon und meinte zu mir: »Du, jetzt mal ehrlich, was hat der angestellt? An der Geschichte ist doch was faul. Im Übrigen kenn‘ ich mich mit so einer verbrannten Nudel zu wenig aus. Bringt den mal lieber in die Uniklinik zum Plastiker, vielleicht kann der das gute Stück noch retten, okay?!«

Wir taten wie uns geheißen und lieferten eine halbe Stunde später unsere gekochte Nudel al dente in der Uniklinik ab. Dort angekommen rückte unser Patient endlich mit der Wahrheit heraus und gestand dem aufnehmenden Arzt, dass er seinen Penis absichtlich in den siedend heißen Tee getaucht hatte, um ›mal zu testen, wie sich das anfühlt‹. Schon allein bei dem Gedanken daran zog sich bei mir alles zusammen. Es gibt Erfahrungen, die Man(n) nicht unbedingt braucht. Ich bin ja schon lange fest davon überzeugt, dass die Verblödung der Menschheit nicht mehr aufzuhalten ist. Genaugenommen werde ich jeden Tag aufs Neue darin bestärkt. Dieser Planet hat keine Chance, glauben Sie mir. Es wäre mir jedenfalls nie in den Sinn gekommen, meinen Penis als Tauchsieder oder Temperaturmessfühler zu missbrauchen, aber jedem Tierchen sein Pläsierchen.

18

Autoerotik oder Hang zum Strang

1997

Der Mann vom Schlüsselservice fluchte leise vor sich hin. Schweißperlen standen auf seiner Stirn. Dort sammelten sie sich nun und rannen ihm in kleinen Bächen immer wieder übers Gesicht. Sein Hemd hatte sich bereits dunkel verfärbt und an seinem Rücken bildete sich langsam ein großer feuchter Fleck. Seit einer geschlagenen halben Stunde versuchte er jetzt schon, die schwere alte Holztür zu öffnen. Der Schlüssel steckte von innen im Schloss und machte es ihm deshalb besonders schwer. Er bohrte, hämmerte und klopfte und schließlich gab das Schloss krachend nach. Als er die Tür einen Spaltbreit öffnete, drang sofort ein faulig süßer Verwesungsgeruch in unsere Nasen. Der Mann vom Schlüsselservice wich angewidert zurück. In diesem Moment war sofort klar, was uns im Innern der altehrwürdigen Villa erwarten würde. Das war der wohlvertraute Duft des verwesenden Todes.

Gemeinsam mit der Polizei betraten wir das Haus und durchsuchten Zimmer für Zimmer. Immer der Nase nach, und in der sicheren Erwartung eines grausigen Fundes entdeckten wir schließlich im Keller den Verursacher der Geruchsemission. An einer galgenähnlichen Balkenkonstruktion hing ein großer, nackter, bulliger Mann und faulte offensichtlich bereits seit mehreren Tagen vor sich hin. Der Körper war schon ganz aufgedunsen und stellenweise bedeckten große mit Flüssigkeit gefüllte Blasen den olivgrünschwarz verfärbten Leichnam. Da nicht mehr zirkulierendes Blut genauso den Gesetzen der Schwerkraft folgt wie Wasser, waren die Beine dick angeschwollen und seine Füße glichen denen eines Elefanten. Der bullige Mann hatte einen Strick um seinen Hals geschlungen von dem ein zweiter, etwas schmalerer, vorn über seinen Bauch hinweg geradewegs zu seinem entblößten Gemächt hinunterführte. Dort war das dünnere Seil dann kunstvoll und offenbar gekonnt um Hodensack, Penis und Eichel gewickelt. Der dadurch grotesk angeschwollene und abgeschnürte Hodensack erinnerte mich irgendwie entfernt an einen Rollschinken. Hier hatten wir es offensichtlich nicht mit einem gewöhnlichen Selbstmord zu tun, sondern einem sogenannten autoerotischen Tod. Damit ist nicht etwa der Sex in einem Kraftfahrzeug gemeint, sondern der mehr oder weniger gelungene Versuch, sich mithilfe einer sehr speziellen Technik einen sexuellen Lustgewinn zu verschaffen. Die hier geschilderte Methode des Strangulierens ist durchaus weiter verbreitet als Sie glauben. Durch die Strangulation und die dabei ausgeübte Streckung der Wirbelsäule bekommt der ausschließlich männliche Anwender nämlich eine Erektion und letzten Endes einen Samenerguss. Die Kunst dabei ist es, die Strangulation vor dem Verlust des Bewusstseins wieder zu lösen. Verpasst man diesen alles entscheidenden Moment, stirbt der Anwender den ganz ordinären Tod durch Erhängen. Man(n) geht, wenn Man(n) gekommen ist sozusagen.

Auch so mancher prominente Zeitgenosse hat schon auf diese Art und Weise unseren Planeten verlassen. Erinnern sie sich zum Beispiel noch an David ›Kung Fu‹ Carradine oder ›INXS‹ Frontmann Michael Hutchence? Dessen tragischer und leider viel zu früher Tod ging mir, als großem Fan dieser Band, besonders nahe. Man fand ihn nur wenige Wochen nach unserem Autoerotiker tot in seinem Hotelzimmer. Er hatte sich zwecks Lustgewinns an der Badezimmertür stranguliert und war dabei leider erstickt. Wirklich Schade. Nur zu gerne hätte ich diese australische Band noch einmal live gesehen. Bei einem anderen Anhänger dieser bizarren Sexpraktik kam noch eine weitere Variante der menschlichen Obsession hinzu. Als wir nämlich dessen Leiche abschnitten und diese vom Gerichtsmediziner noch vor Ort entkleidet wurde, entdeckten wir einen knallroten Damenpumps in seinem Schritt. Sein dick angeschwollener und bereits schwarz verfärbter Penis steckte in dem leuchtend roten Damenschuh fest und war offensichtlich ein elementarer und unverzichtbarer Bestandteil dieses Rituals. Ein Schuhfetischist mit Hang zum Strang. In 25 Jahren Rettungsdienst sind mir einige solche bizarren ›Abgänge‹ begegnet und glauben Sie mir, es gibt wirklich nichts, was es nicht gibt. Ich persönlich kann mir durchaus angenehmere und weitaus ungefährlichere Formen des sexuellen Lustgewinns vorstellen, als mich so lange am Hals aufzuhängen, bis mir einer abgeht. Aber jeder soll auf seine Weise glücklich werden, solange es niemand gegen seinen Willen tut und es nichts mit Kindern oder Tieren zu tun hat.

19

Dichtung und Wahrheit oder Pressefreiheit (Part 2)

2000

Es war ein trockener aber eiskalter und grauer Januarmorgen. Die Temperatur lag einige Grad unter null und die Menschen huschten mit versteinerten Mienen und hochgeschlagenen Mantelkrägen durch die Gegend. Auch die Tatsache, dass man den ganzen Milleniumstrubel heil überstanden hatte, und die Erde mit dem Eintritt in das neue Jahrtausend wider Erwarten doch nicht untergegangen war, konnte die allgemeine Trübsal offenbar nicht vertreiben. Ganz egal wo man in diesen Tagen auch hinkam, überall traf man auf mürrische und schlecht gelaunte Mitmenschen. Als wir von der Leitstelle die Einsatzmeldung »Geburt in einem Taxi« bekamen, dachte ich nur: »Schlechtes Timing!«

Als wir uns mit Blaulicht und Tatütata der Einsatzstelle näherten, sahen wir schon von Weitem einen älteren Mann heftig gestikulierend mitten auf der Straße stehen.

»Snell, snell, Baby komme«, empfing er uns völlig aufgelöst und wedelte dabei wild mit beiden Armen in der Luft herum. Bei dem älteren Mann handelte es sich um den italienischstämmigen Taxifahrer, der uns nun den Weg in eine kleine Hofeinfahrt zeigte, wo sein rückwärts geparktes Taxi stand.

»Wolle fahre Ospedale, aber Baby komme inne meine Taxi. Kanne nitte komme mitte dir, wenne io Blute sehe, falle um, bumm«, radebrechte er und blieb, total bleich und völlig aus dem Häuschen, auf der Straße stehend zurück.

»Schon okay«, sagte ich. »Bleiben Sie lieber hier«, und lief mit dem Kindernotfallkoffer in der Hand auf das dunkelblaue Mietgefährt zu.

Im ersten Moment dachte ich schon es würde brennen, denn aus der weit offen stehenden Hintertür auf der Beifahrerseite quollen weiße Wolken hervor. Erst beim Näherkommen erkannte ich, dass es im Inneren des Taxis dampfte wie in einer Waschküche. Ich wedelte mit meinen Händen den Dunst beiseite und erblickte durch den sich nun lichtenden Nebel hindurch eine dunkelhäutige Frau, die allein und völlig erschöpft auf der Rückbank des Taxis saß. Sie starrte fassungslos und mit großen Augen auf das kleine, strampelnde Wesen, das zwischen ihren Beinen lag. Das Baby war noch feucht und körperwarm und dampfte deshalb in der eiskalten Welt, in die es soeben hineingeboren worden war, wie ein Stück Siedefleisch vor sich hin. Der kleine Junge schrie und strampelte und war offensichtlich kerngesund. Auch die frischgebackene Mama schien auf den ersten Blick wohlauf zu sein. Ich klemmte die Nabelschnur mittels zweier Nabelklemmen ab, und packte das heftig schreiende Bündel Mensch in eine dicke Decke. Anschließend nahmen wir Mutter und Kind an Bord unseres RTW und fuhren die beiden zum nächstgelegenen Krankenhaus mit einer Geburtsabteilung.

Dort übergaben wir den neuen Erdenbürger zur weiteren Versorgung den Hebammen und verabschiedeten uns von der kaum deutsch sprechenden Mutter. Vom Taxifahrer war während der ganzen Aktion nichts mehr zu sehen gewesen. Mit unserer Sturzgeburt im Taxi waren wir die Helden des Tages und die Nachricht verbreitete sich wie ein Lauffeuer in dem kleinen Ort. Die restliche Frühschicht verlief ohne weitere nennenswerte Heldentaten.

Als ich am nächsten Morgen dann zufällig die im Aufenthaltsraum unserer Rettungswache ausliegende Zeitung mit dem großen ›B‹ in die Hände bekam, schlug mir in großen Lettern folgende Schlagzeile entgegen: ›Taxifahrer bringt Baby zur Welt!‹ Es folgte eine detaillierte und dramatische Schilderung, wie der italienische Taxifahrer als Hebamme fungierte und Mutter und Kind heldenhaft versorgte.

Ich verschluckte mich fast an meinem Morgenkaffee. An dieser Geschichte stimmte nur, dass es eine Geburt in einem Taxi gegeben hatte. Der Rest war völlig aus der Luft gegriffen und entsprach in keiner Weise den tatsächlichen Geschehnissen. Gekrönt wurde das Lügenmärchen von einem Foto des Taxifahrers, wie er den Säugling im Arm hält und gemeinsam mit den stolzen Eltern in die Kamera strahlt. Mein Glaube an die ›freie, unabhängige und nur der Wahrheit verpflichtete Presse‹ wurde wieder einmal zutiefst erschüttert.

20

Straßenkampf

1998

Es war ein strahlend schöner Sommertag. Die Sonne schien schon den ganzen Morgen vom wolkenlosen blauen Himmel, und obwohl es erst später Vormittag war, zeigte das Thermometer bereits 28° Grad im Schatten. Mein Kollege Patrick und ich wurden zu einer akuten Atemnot in eine bürgerliche Wohngegend gerufen. Der Hausarzt war bereits vor Ort und hatte einen Rettungswagen ohne Blaulicht angefordert.

»Wo ist die verdammte Nr. 17, Herrgott noch mal!«, fluchte ich laut vor mich hin. Es war wieder einmal zum Mäusemelken. Wir fuhren mit unserem RTW die Straße rauf und runter und suchten seit einer gefühlten Ewigkeit die Hausnummer 17. Normalerweise sind die rechte und die linke Straßenseite in gerade und ungerade Nummern aufgeteilt, aber hier war irgendwie alles durcheinander. Erschwerend kam noch hinzu, dass einige der Hausbesitzer ein besonderes Talent dafür besaßen, das Schild mit der Hausnummer an einer möglichst unübersichtlichen Stelle anzubringen. Zusammengenommen habe ich in 25 Jahren Rettungsdienst bestimmt schon ein ganzes Jahr meines Lebens mit der frustrierenden Suche nach irgendwelchen Hausnummern vergeudet. Wenn ich dafür jedes Mal Finderlohn bekommen hätte, wäre ich inzwischen ein reicher Mann.

Endlich fanden wir die gesuchte Adresse. Patrick und ich betraten mit unserer Notfallausrüstung die gepflegte Liegenschaft. Durch die offen stehende Haustür kam uns ein im Gothicstyle gekleideter Teenager entgegengelaufen und führte uns nach oben in das elterliche Schlafzimmer. Das Mädchen sah aus wie ein Mitglied der Addams

Family und stellte offenbar die schwer pubertierende Tochter des Hauses dar.

Auf dem Doppelbett im Schlafzimmer lag eine spindeldürre Mittvierzigerin und hechelte nach Luft wie ein Fisch auf dem Trockenen. Sie hielt ihre verkrampften Hände wie zwei Pfötchen von sich gestreckt, während der anwesende Hausarzt erfolglos versuchte, beruhigend auf die Frau einzureden. Aus der verkrampften Stellung der Hände schloss ich auf den ersten Blick, dass die Dame hyperventilierte. Bei einer Hyperventilation handelt es sich um eine spezielle Form der Atemnot. Der betroffene Patient leidet unter einem Mangel an CO^2, was zu den geschilderten Symptomen führen kann.

Ich forderte die Patientin auf, ganz ruhig durch die Nase ein- und durch den Mund wieder auszuatmen. Patrick reichte mir unterdessen eine Plastiktüte und nun versuchte ich der Dame zu erklären, dass, wenn sie ruhig und gleichmäßig in die Tüte hineinatmen würde, sich ihr Zustand rasch wieder verbesserte. Sie schlug mir das Ding jedoch mit einer heftigen Bewegung aus der Hand. Okay, so kamen wir offenbar nicht weiter.

»Wie wär's mit ein wenig Valium?«, schlug ich nun dem bislang eher passiven Hausarzt vor.

»Meinen Sie?!«, fragte dieser ziemlich unschlüssig zurück.

»Bei einer Hyperventilation wirkt eine kleine Dosis oft schon Wunder«, bestärkte ihn Patrick.

»Also gut, ich spritze Ihnen etwas«, sagte der Arzt nun wieder an die weiterhin hechelnde Mittvierzigerin gewandt. Er nahm eine Ampulle aus seinem Arztkoffer und zog den Inhalt in einer Spritze auf. Anschließend injizierte er der Patientin einige Milligramm des Beruhigungsmittels intravenös in die Ellenbeuge. Nach wenigen Augenblicken beruhigte sich diese merklich und atmete jetzt wieder ganz normal. Auch die verkrampfte ›Pfötchenstellung‹ der Hände« löste sich wieder.

»Ich würde Sie aber trotzdem gerne zur Beobachtung ins Krankenhaus einweisen«, meinte der Hausarzt.

»Wozu das denn?«, keifte die Patientin unwirsch.

»Es ist nur zu ihrer eigenen Sicherheit«, versuchte sie der Arzt zu überreden.

»Meine Tochter hat morgen Geburtstag und ich habe das Haus voller Gäste, wie stellen Sie sich das denn vor?!«, fuhr sie den Arzt weiter an.

Jetzt meldete sich auch das Gothic Girl zu Wort: »Bitte Mama, sei doch vernünftig und geh mit ins Krankenhaus«, flehte es die Mutter unter Tränen an.

»Also meinetwegen, wenn ihr mich unbedingt alle loswerden wollt, dann gehe ich halt mit!«, knurrte die Dame.

Der Hausarzt meldete sie telefonisch im Krankenhaus an und verabschiedete sich anschließend schnell von der Bildfläche.

Ich begleitete ihn mit unserem Notfallequipment nach unten. Während ich gerade unsere Ausrüstung im RTW verstaute, kam mir Patrick mit der Dame schon entgegengelaufen.

»Sie haben die Wahl«, bot ich ihr an. »Möchten Sie während der Fahrt lieber sitzen oder liegen?«

»Sitzen natürlich«, blaffte sie mich an.

»Alles klar, bitte sehr«, sagte ich betont freundlich und zeigte auf den Betreuerstuhl hinten in der Patientenkabine.

Dort nahm sie widerwillig Platz und ich hockte mich auf die kleine Sitzbank direkt gegenüber. Patrick setzte sich hinters Steuer und fuhr los. Unterwegs versuchte ich, etwas Konversation zu betreiben und das obligatorische Notfallprotokoll auszufüllen.

»Wie lautet denn Ihr vollständiger Name, bitte?«, fragte ich unsere mürrische Patientin.

»Das geht sie überhaupt nichts an!«, bekam ich zur Antwort.

Ich atmete einmal tief durch. »Gute Frau, ich brauche für mein Protokoll ein paar Angaben von Ihnen. Außerdem wäre es für alle Beteiligten angenehmer, wenn Sie etwas freundlicher und kooperativer wären«, appellierte ich an die griesgrämige Dame.

»Ich habe aber keine Lust, Ihre dummen Fragen zu beantworten«, schrie sie mich plötzlich an. Dabei sprang die Dame von ihrem Sitz auf und versuchte nun bei voller Fahrt die Seitentür des Rettungswagens zu öffnen.

»Sind Sie verrückt geworden?«, stieß ich sie erschrocken auf den Sitz zurück. »Sie können doch nicht während der Fahrt die Tür öffnen?!«

In diesem Moment musste Patrick an einer roten Ampel anhalten. Die Patientin ging zum Gegenangriff über und schubste mich brüsk zur Seite. Blitzschnell öffnete sie die Schiebetür des RTW und rannte über die Straße davon. Dabei wäre sie um ein Haar von einem Auto überfahren worden.

»Patrick, fahr rechts ran! Die Alte ist ja völlig irre!«, rief ich nach vorn.

Bis Patrick den RTW sicher am Straßenrand geparkt hatte, vergingen noch einige Sekunden. Von der flüchtigen Frau war inzwischen nichts mehr zu sehen. Kurzerhand nahm ich jetzt die Verfolgung auf und rannte ebenfalls in die Richtung, in die sie kurz zuvor verschwunden war. Dabei kam ich in einen Hinterhof und traf dort auf zwei südländisch aussehende Bauarbeiter, die gerade dabei waren, eine Grube auszuheben.

»Ist hier eine dunkelhaarige Frau vorbeigekommen?«, fragte ich nach Atem ringend.

Die beiden sahen mich mit großen Augen an, als käme ich direkt von einem fremden Planeten und meinten nur: »Hier nix Frau.«

In diesem Moment drangen gellende Schreie von der Straße zu mir herüber. Ich rannte wieder zurück in die Richtung, aus der ich gekommen war, und sah Patrick, wie er gerade mit unserer rasenden Patientin in ein wildes Handgemenge verstrickt war. Seine Unterarme waren blutig zerkratzt und das himmelblaue Hemd seiner Uniform hing zerfetzt an ihm herunter. Ich wollte natürlich meinem Kollegen zu Hilfe eilen und lief auf die beiden Kombattanten zu. Als ich näherkam, löste sich die völlig hysterisch schreiende Frau abrupt aus Patricks Umklammerung und wirbelte zu mir herum. Im selben Moment holte sie aus und schlug mir mit der ausgestreckten flachen Hand mitten ins Gesicht. Aua! Das hatte gesessen! Reflexartig riss ich die Frau zu Boden und nun wälzten wir uns gemeinsam im Vorgarten eines Mehrfamilienhauses wie zwei Wrestler im Ring. Obwohl ich um einiges größer und schwerer war als sie, schaffte ich es nicht, sie zu überwältigen. Einmal lag sie oben auf mir, dann wieder ich auf ihr, und die ganze Zeit über spuckte, kratzte und schlug sie nach mir. Es dauerte natürlich nicht lange und wir hatten zahlreiche neugierige Zuschauer um uns versammelt.

»Ruft endlich mal jemand die Polizei!?«, keuchte ich unter der Frau liegend hervor.

Die Leute zögerten und wussten offenbar nicht so recht, was sie von diesem Schauspiel halten sollten. Zum Glück hatte Patrick inzwischen nach Unterstützung gefunkt und endlich traf die Polizei ein.

»Was ist denn hier los?«, wollte einer der Polizisten wissen.

»Könntet ihr vielleicht erst einmal die Dame von mir runternehmen?!«, flehte ich.

Ihr Widerstand war jedoch ungebrochen und setzte sich nun auch gegen die beiden Polizisten fort.

Schließlich gelang es jetzt aber der zahlenmäßig überlegenen Männlichkeit, die Dame zu überwältigen und mit Handschellen zu fixieren. Puh, was für ein Kampf! Gefesselt und bäuchlings auf der Trage liegend, beschimpfte und bespuckte sie uns nun alle weiterhin aufs Gröbste.

»Ihr Nazischweine, ihr Judensäue!«, schrie sie uns an.

»Jetzt müssen Sie sich aber langsam mal entscheiden«, entgegnete ich spitz.

»Halts Maul, du blödes Arschloch!«, warf sie mir entgegen.

Eine vernünftige Kommunikation war mit der Dame leider nicht möglich und so erfuhren wir auch nicht, was wohl der Auslöser für diesen Tobsuchtsanfall gewesen sein konnte. Vielleicht eine paradoxe Reaktion auf das verabreichte Valium?! Ich hatte mal wieder keine Ahnung! Patrick und ich inspizierten unsere Wunden: Wir waren an den Armen blutig zerkratzt und ich hatte zusätzlich noch einen knallroten Handabdruck quer über das ganze Gesicht. Klasse! Dazu kamen noch völlig verschwitzte, zerrissene und vollgespuckte Uniformen. Wir beschlossen gemeinsam mit der Polizei unsere weiterhin tobende Patientin erst einmal wie eigentlich vorgesehen ins Krankenhaus zu bringen. Dort sollte dann über das weitere Vorgehen entschieden werden.

In der Notaufnahme des Krankenhauses wurden wir bestaunt wie das achte Weltwunder. Während die Schimpf- und Spuckattacken der renitenten Dame die ganze Fahrt über angedauert hatten, spielte sie jetzt plötzlich die Bemitleidenswerte. Zum diensthabenden Arzt in der Notaufnahme sagte sie mit tränenerstickter Stimme: »Herr Doktor, bitte helfen Sie mir! Die Sanitäter und Polizisten waren so gemein zu mir, dabei habe ich doch gar nichts getan!«

Die Masche schien zu funktionieren: »Ist das denn wirklich nötig gewesen?«, fragte uns der junge Assistenzarzt vorwurfsvoll und zeigte dabei auf die Handschellen.

»Nö, das machen wir immer so!«, entgegnete Patrick genervt.

»Ich glaube, wir können die jetzt abnehmen«, meinte der Arzt.

»Auf ihre Verantwortung, Herr Doktor«, gab einer der Polizisten zu bedenken.

Die Handschellen wurden daraufhin entfernt und lammfromm stieg die Dame von unserer Trage herunter. Wortlos und ohne uns noch eines einzigen Blickes würdigend, verschwand sie in einer der Notfallkabinen.

Patrick und ich boten ein Bild des Jammers. Kaum waren wir die rabiate Dame wieder los, wurden wir jedoch über Funk von unserer Leitstelle zu einem Verkehrsunfall gerufen.

»Wir sehen aus wie die Schweine. Kannst du denn niemanden anderen schicken?!«, protestierten wir bei unserer Einsatzzentrale.

»Tut mir leid, Leute, aber ihr seid im Moment das einzige freie Auto!«, meinte der Kollege von der Leitstelle entschuldigend.

Völlig derangiert erreichten wir wenig später die Unfallstelle. Ein Lastwagen war in einer Kurve gegen einen Brückenpfeiler gekracht und umgekippt. Der Fahrer wurde dabei durch die zerborstene Windschutzscheibe hindurch auf die Straße geschleudert. Jetzt lag er bewusstlos und blutüberströmt vor seinem Lkw. Direkt neben ihm schlugen Blitze und Funken aus dem Motorraum und es machte den Anschein, als würde der Laster jeden Moment in Flammen aufgehen. Ich packte den Lkw Fahrer kurzerhand an seiner Kleidung und zog ihn aus der Gefahrenzone. Patrick versorgte unterdessen die schwangere Fahrerin des anderen Fahrzeugs, welches dem umgestürzten Lkw ausgewichen und dabei von der Straße abgekommen war. Diese war im Auto eingeklemmt und ebenfalls schwer verletzt. Über Funk forderten wir von der Leitstelle einen weiteren Rettungswagen, den Notarzt und die Feuerwehr mit Rettungsschere an.

Die Polizei riegelte die ganze Gegend weiträumig ab und leitete den Verkehr um, während Patrick und ich unsere Patienten versorgten und auf die Verstärkung warteten. Nach diesem anstrengenden und anspruchsvollen Einsatz waren wir endgültig fix und fertig. Meine zerkratzten Unterarme brannten wie Feuer und quer über meinem Gesicht prangte dieser groteske rote Handabdruck. Was für ein Tag. Was für ein Kampf. An diesem Abend fiel ich todmüde ins Bett und fand dennoch keinen Schlaf. Meine Gedanken kreisten immer und immer wieder um die Erlebnisse des vergangenen Tages und mein Schädel brummte vom Straßenkampf mit der renitenten Dame. Hatten wir uns richtig verhalten oder überreagiert?

Einige Zeit später flatterte mir eine Strafanzeige wegen Freiheitsberaubung, Nötigung und Körperverletzung ins Haus. Die gute Frau hatte doch tatsächlich mich, meinen Kollegen und die beiden Polizisten angezeigt. Ich musste bei der Staatsanwaltschaft erscheinen und meine Aussage machen. Bei dieser Gelegenheit erfuhr ich dann, dass unsere ›Kundin‹ bereits einschlägig aktenkundig war. Sie war als gewalttätig bekannt und verprügelte offenbar mit steter Regelmäßigkeit ihren Gatten. Das kommt nebenbei bemerkt etwa genauso häufig vor wie umgekehrt, wird aber aus Scham selten von den verhauenen Männern zur Anzeige gebracht.

Zudem lag sie wohl bereits mit der gesamten Nachbarschaft im Clinch. Es stand Aussage gegen Aussage und so wurde die Klage schließlich abgewiesen. Und die Moral von der Geschicht'? Verfolge die Patienten nicht!

Ich werde jedenfalls niemandem mehr hinterherlaufen und versuchen, ihn an der Flucht zu hindern. Ganz im Gegenteil, ich würde ihm sogar noch die Tür aufhalten und einen guten Tag wünschen. Reisende soll man ja bekanntlich nicht aufhalten.

21

Kapo

1989

Konrad war einer dieser charismatischen Typen, welche von Natur aus eine nahezu unantastbare Autorität ausstrahlten. Niemand hätte es je auch nur gewagt, ihm zu widersprechen. Er war die graue Eminenz und sein Wille war Gesetz. Deshalb wurde er auch von allen nur ›Kapo‹ genannt. Unter uns Zivildienstleistenden war Konrad jedoch als ›Zivifresser‹ gefürchtet und so war ich alles andere als erfreut darüber, dass ich ihm diese Woche zugeteilt worden war. Konrad war etwa Mitte vierzig und nicht besonders groß, dafür aber kräftig und kompakt gebaut. Für sein stattliches Gewicht war er bemerkenswert wendig, leichtfüßig und reaktionsschnell. Er trug sein dickes schwarzes Haar streng nach hinten gekämmt und eine Strähne davon hing ihm immer ins Gesicht. Diese schwang bei jedem seiner Schritte mit und verlieh ihm dadurch ein besonders dynamisches Auftreten. Konrads durchdringende und sonore Stimme verschaffte ihm Respekt und Durchsetzungsvermögen. Wenn er einen Raum betrat, verstummten augenblicklich alle Anwesenden. Während der überwiegende Rest der Belegschaft aus notorischen Fremdgehern und Schürzenjägern bestand, war er der Fels in der Brandung. Konrads moralischer Kompass zeigte stets nach Norden und jeder, der seinen strengen Moralvorstellungen widersprach, wurde von ihm auch schon mal als »Drecksau« betitelt und mit seiner tief empfundenen Verachtung bestraft.

Als relativ unbedarftes Landei, welches zudem noch den hiesigen Dialekt sprach, hatte ich beim ›Kapo‹ schon mal einen Stein im Brett. Außerdem bemerkte ich bereits nach kurzer Zeit, dass unter dieser rauen und brummigen Schale ein ziemlich weicher Kern steckte.

Konrad, der nebenbei auch noch einen Bauernhof bewirtschaftete, entpuppte sich nämlich als angenehmer und humorvoller Zeitgenosse, der zwar bestimmt, aber absolut souverän auftrat. Konrads Markenzeichen war eine schwarze Aktenmappe, die er immer und überall auf Schritt und Tritt bei sich trug. Niemand hatte es bislang gewagt, ihn danach zu fragen, was es mit dieser schwarzen Mappe auf sich hatte und so rankten sich zahlreiche Mythen und Legenden um das lederne Accessoire. Einige meinten, er würde darin schwarze Listen mit den Verfehlungen der Geschäftsleitung mit sich führen, andere wiederum wollten gehört haben, dass Konrad darin sein Testament aufbewahre.

Als wir wieder einmal zu einer der zahlreichen ›Alkoholleichen‹ in unserer Stadt gerufen wurden, lüftete sich direkt vor meinen Augen ›Das Geheimnis der schwarzen Mappe‹. Wie so oft in solchen Fällen war die Wahrheit viel profaner. Konrad hatte darin über die Jahre hinweg, sämtliche Informationen über seine ›Stammkunden‹ gesammelt. Somit konnte er immer problemlos die Namen und Adressen den jeweiligen Komasäufern zuordnen, von denen man sonst oft keine brauchbaren Angaben zu ihrer Person erhielt.

Überhaupt war Konrads Arbeitsweise recht unorthodox. Bei schönem Wetter zum Beispiel fuhr er die sturzbesoffenen Schnapsleichen mit dem RTW in den Stadtpark und legte diese dort zum Ausnüchtern unter einen Baum. Was heutzutage unvorstellbar erscheint und sofort zu einem empörten Aufschrei besorgter Bürger führen würde, war damals völlig legitim und regte niemanden sonderlich auf.

Eines frühen Morgens, kurz nach Dienstbeginn, wurden wir von unserer Leitstelle wieder einmal zu einer ›hilflosen Person‹ beordert. Ich sass am Steuer und hatte lediglich das Blaulicht ohne Wechselklanghorn eingeschaltet.

An einer roten Ampel schaltete ich die Pressluftfanfaren ein und zog mir dadurch prompt Konrads gefürchteten Zorn zu. »Mach das

Ding aus«, herrschte er mich an und ich gehorchte auf dem Fuß. So erreichten wir den Einsatzort auch ohne lautes Tatütata und Konrad sprang locker aus dem RTW. An einer öffentlichen Bushaltestelle lag reglos ein junger Mann und schlief offenbar seinen Rausch aus. Jedenfalls ließ die danebenliegende leere Schnapsflasche diesen Schluss zu. Konrad näherte sich dem ›Bewusstlosen‹ vorsichtig von der Seite und klopfte diesem mit seiner riesigen Hand auf die Schulter. Wie ein Blitz fuhr dieser plötzlich hoch und bedrohte Konrad mit einem Gegenstand, der wie ein Klappmesser aussah. Da war der aggressive Säufer aber an den falschen geraten. Noch bevor dieser wusste wie ihm geschah oder er gar von seiner Waffe Gebrauch machen konnte, schleuderte ihn Konrad, wie Göttervater Zeus, zu Boden und setzte sich kurzerhand einfach auf ihn drauf. »Dir werde ich auch noch Manieren beibringen«, brummte er dabei ganz lässig. Konrads kompaktes Gewicht erlaubte keine Gegenwehr. Seelenruhig nahm er das Handfunkgerät und forderte von der Leitstelle die Polizei nach. Alles Bitten und Flehen des Plattgedrückten unter ihm, er möge ihn doch bitte wieder freilassen, verhallte ungehört in Konrads strengen Ohren.

Ich stand ziemlich verlegen daneben und wusste nicht so recht, wie ich mich verhalten sollte.

Auf der gegenüberliegenden Straßenseite befand sich eine Bäckerei und der unwiderstehliche Duft von frischgebackenen Brötchen erfüllte die Luft.

Konrad winkte mich zu sich heran und drückte mir seinen Geldbeutel in die Hand: »Du gehst jetzt da rüber zum Bäcker und holst für uns ein paar frische Hörnchen!«, befahl er mir.

Artig befolgte ich Konrads Order und kam kurz darauf mit einer prall gefüllten Tüte voll ofenfrischer und herrlich duftender Hörnchen wieder zurück. An der vorherigen Situation hatte sich während meiner kurzen Abwesenheit nichts geändert. Konrad saß noch immer breitbeinig in voller Pracht und Herrlichkeit auf dem Angreifer und verspeiste jetzt in aller Ruhe ein knuspriges Hörnchen nach dem anderen.

Während wir weiter auf die Ankunft der Polizei warteten, versammelten sich allmählich immer mehr Schaulustige um uns herum. Dem um Gnade winselnden ›Patienten‹ unter ihm schenkte Konrad indes keinerlei Aufmerksamkeit.

»Tja, das hättest du dir früher überlegen müssen, leg dich nie mit Konrad an!«, brummte er und biss genüsslich in ein weiteres Croissant.

22

Reden ist tödlich, Schweigen ist Gold

1995

Der Winter hatte Einzug gehalten. Es war bitterkalt und spiegelglatt auf den Straßen. Ausgerechnet heute sollten Detlef und ich eine Patientin von der Universitätsklinik einmal quer durch Deutschland nach Bad Oeynhausen bei Hannover befördern. Wir hatten diese Woche nämlich ›1. Auswärts‹ auf dem KTW und das bedeutete nichts anderes, als dass man die am weitesten entfernten Orte ansteuerte, um Patienten von A nach B zu bringen.

Immerhin lag eine Strecke von rund 800 Kilometern Länge vor uns und das Ganze auch noch bei Eis und Schnee. Bei unserer Patientin handelte es sich um eine ältere Dame, welche nach einer Spezialuntersuchung am Herzen nun zur weiteren Behandlung dorthin zurückverlegt wurde.

Detlef und ich betraten am frühen Morgen das Krankenzimmer der Patientin und nun nahm das Schicksal unerbittlich seinen Lauf. Ab diesem Moment nämlich stand das Mundwerk der alten Dame keine Sekunde mehr still. Sie quasselte und quasselte und quasselte, ohne Punkt und Komma. Kein Thema wurde ausgelassen. Beginnend bei ihrer Krankengeschichte folgte eine Lobeshymne auf die Ärzte, die Schwestern, die Pfleger, den Praktikanten, die Putzfrau, das Wetter, das Essen in dieser Klinik im Vergleich zum Essen in der anderen Klinik, den Zustand der Straßen, den Verkehr im Allgemeinen und den Lauf der Welt im Besonderen. Da es meine Aufgabe war, die Dame während der Fahrt zu betreuen, bluteten mir schon nach kurzer Zeit die Ohren! Endlich, nach drei Stunden Fahrt, machten wir an einer Autobahnraststätte zum ersten Mal halt. Ich öffnete die Schiebetür unseres VW T4 Krankentransportwagens (KTW) und wollte gerade einen Fuß ins Freie setzen, als ich auch schon ruckzuck auf der Erde lag! Eine vereiste und spiegelglatte Pfütze hatte mir die Füße unter dem Hintern weggezogen. Aua, wie ein Maikäfer lag ich auf dem Rücken und strampelte mit den Beinen. Natürlich wurde auch dieser ›Fall‹ von unserer Patientin ausführlich kommentiert, während sich Detlef vor Lachen den Bauch hielt und sich gar nicht mehr beruhigen wollte. Scheibenkleister!

Vorsichtig stand ich auf und rieb mir meine schmerzende Kehrseite. Das gab bestimmt einen dicken blauen Fleck. Nach einer kurzen Pinkelpause ging es dann weiter. Mittlerweile kannte ich bereits die gesamte Lebensgeschichte der Patientin, angefangen bei ihrer Geburt bis zum gegenwärtigen Zeitpunkt. Wie konnte ein einzelner Mensch bloß so viel reden?!!!

Die Stunden vergingen, zäh wie Kaugummi, und Detlef dachte nicht im Traum daran, meinen mehrmals vorgebrachten Vorschlag, einen Fahrerwechsel vorzunehmen, in die Tat umzusetzen. Widerstandslos und schicksalsergeben ließ ich schließlich den Redeschwall weiter über mich ergehen. Mit gelegentlich eingestreutem »hm«, »Ach, wirklich?« und »was sie nicht sagen!« heuchelte ich sogar noch Aufmerksamkeit vor, obwohl sich meine Ohren schon längst ins Exil verabschiedet hatten. Sie redete und redete und redete ohne Unterlass, einfach unglaublich.

Nach diversen Pinkelpausen und einigen kleineren Staus waren wir nach 11 Stunden endlich am Ziel unserer Reise angelangt. Wir übergaben unsere Patientin wohlbehalten und immer noch fröhlich weiterplappernd in der Herzklinik und erhielten zum Abschied sogar noch ein stattliches Trinkgeld von ihr. Eigentlich war es uns ja strikt verboten, von den Patienten Geld anzunehmen, aber in diesem speziellen Fall betrachtete ich den kleinen Obolus als Schmerzensgeld. Detlef und ich investierten das Geld umgehend beim nächsten Griechen in eine große Apollo Platte mit Gyros, Souflaki und Tzatziki. Danach sah die Welt schon wieder viel besser aus.

Eine Rückfahrt am selben Tag kam nicht mehr infrage. Deshalb organisierte ich für uns eine Übernachtungsmöglichkeit bei Bekannten in der Nähe von Gütersloh. Dort verbrachten wir die Nacht und fuhren dann am nächsten Morgen ausgeruht und erholt nach einem ausgiebigen Frühstück wieder zurück in Richtung Süden. Ich genoss die Ruhe und die Stille auf der Rückfahrt, die Detlef und ich nun abwechselnd am Steuer verbrachten.

Zu dieser Zeit verfügten wir über eine Tankkarte, mit der wir ausschließlich an den Tankstellen einer bestimmten Kette tanken konnten. Unsere Bargeldreserven hatten wir inzwischen fast restlos aufgebraucht und Mitte der Neunzigerjahre konnte man noch nicht immer und überall Geld aus dem Automaten beziehen, wie das heute selbstverständlich der Fall ist. Langsam näherten wir uns nun wieder den südlichen Gefilden. Als wir unsere Stadtgrenze erreichten, leuchtete die Tankanzeige wieder im roten Bereich.

»Wir müssen unbedingt noch mal tanken«, meinte Detlef besorgt. »Ich glaub nicht, dass wir es noch bis zu unserer Tankstelle bei der Wache schaffen.«

»Ach was, das reicht locker!«, winkte ich großspurig ab. Fünf Minuten später begann der Motor zu stottern und setzte schließlich ganz aus. So ein Mist. Der Tank war leer und das nur wenige Fahrminuten vom Ziel entfernt.

»Und was machen wir jetzt?«, wollte Detlef von mir wissen. Die Frage war vollkommen berechtigt. Die Leitstelle um Hilfe anzufunken kam für mich nicht infrage, denn ich wollte nach dem verunglückten Zeitungsbericht von unserer Blutspendeaktion nicht schon wieder zum Gespött der Kollegen werden. Zum Glück befanden wir uns wenigstens nicht mehr auf der Autobahn, sondern ›nur‹ auf der Hauptverkehrsachse in Richtung Innenstadt. Detlef ließ den KTW nach rechts ausrollen und schaltete den Warnblinker ein. Ich stellte mich an die Straße und versuchte ein Auto anzuhalten. In Situationen wie diesen, kann eine Rettungsdienst Uniform wirklich von Vorteil sein, denn schon wenige Augenblicke später hielt bereits ein Auto an. Die überaus attraktive Fahrerin des kleinen roten Renault fragte mich ernsthaft besorgt: »Was ist passiert? Kann ich helfen?«

»Und ob«, sagte ich und setzte dabei mein strahlendstes Lächeln auf. »Fährst du zufällig in Richtung Innenstadt?«

»Ja, warum?«, fragte die süße Renault Fahrerin leicht irritiert zurück.

»Könntest du mich vielleicht bis zur nächsten Tankstelle mitnehmen?«, hakte ich mit Unschuldsmiene nach.

Sie zog erstaunt die Augenbrauen hoch und meinte dann: »Klar, steig ein.«

Unterwegs erklärte ich ihr dann, wie es zu unserer Panne gekommen war und so kamen wir schließlich ins Gespräch. Dorothee entpuppte sich als ein vom Himmel geschickter Engel. Sie fuhr mich nicht nur bis zur nächsten Tankstelle, sondern legte mir auch noch das Geld für den Sprit und den geliehenen Reservekanister aus. Doch damit nicht genug, brachte sie mich anschließend sogar wieder zurück zu unserem liegen gebliebenen Krankenwagen. Zum Dank für ihre Hilfe lud ich sie zum Abendessen ein und wir tauschten unsere Telefonnummern aus.

Kaum waren Detlef und ich nach unserer Odyssee endlich wieder auf der Hauptwache angekommen, rief uns die Leitstelle über die Rufanlage aus.

»Was ist denn jetzt schon wieder los?!«, brummte ich völlig übermüdet und genervt vor mich hin.

»Hey Jungs, was habt ihr denn mit eurer Patientin angestellt?!«, wollte der Kollege von der Leitstelle wissen.

»Wieso?«, fragte ich zurück.

»Na, fünf Minuten nachdem ihr sie in der Klinik abgeliefert habt, hatte sie einen Herzstillstand. Sie ist tot!«

»Was?!«, riefen Detlef und ich wie aus einem Mund. »Woher weißt du das denn?«, wollte ich jetzt wissen.

»Das Herzzentrum hat hier angerufen und wollte wissen, ob unterwegs irgendetwas Besonderes vorgefallen ist«, klärte mich der Kollege von der Leitstelle auf.

»Abgesehen davon, dass ich jetzt wahrscheinlich Ohrenkrebs bekomme und einen dicken Bluterguss am Arsch habe, war soweit alles ganz okay«, antwortete ich ziemlich taktlos. Unseren leeren Tank ›vergaß‹ ich natürlich zu erwähnen.

»Die hat sich bestimmt zu Tode gelabert«, meinte Detlef.

»Hä? Wovon redet ihr da eigentlich?«, wollte der Kollege von der Leitstelle wissen.

»Ach nichts«, winkte ich müde ab. »Vergiss es einfach. Reden ist tödlich, Schweigen ist Gold. Wir machen jetzt erst einmal Feierabend. Tschüss, bis morgen!«

Aufgrund der Tatsache, dass ich auf der langen Fahrt so ziemlich die komplette Lebensgeschichte unserer Patientin kennengelernt hatte, beschlich mich auf einmal das Gefühl, als hätte ich gerade einen nahen Verwandten verloren. Obwohl ich völlig erschöpft und todmüde war, fand ich in dieser Nacht keinen Schlaf. Die Worte der alten Dame hallten mir noch in den Ohren nach, und wieder einmal wurde mir drastisch vor Augen geführt, wie schnell doch unser kleines bescheidenes Dasein ein jähes Ende finden konnte. Aus dem Date mit Dorothee entwickelte sich übrigens eine stürmische Affäre, aber das ist wieder eine andere Geschichte ...

23

Glücksnummern

2011

Kennen Sie die Notrufnummern ihres Heimatlandes? Nein? Dann wird es aber höchste Zeit, diese Wissenslücke schleunigst zu schließen. Europaweit gilt bereits seit einigen Jahren die 112 als allgemeingültige Notrufnummer, um schnellstmöglich und überall professionelle Hilfe in Anspruch zu nehmen. Doch jedes Land besitzt darüber hinaus auch noch zusätzlich seine eigenen Notrufnummern. Das sorgt bisweilen für Verwirrung. In der Schweiz zum Beispiel existieren neben der 112 noch die 117 für die Polizei, die 118 für die Feuerwehr und die Notrufnummer 144 für den Rettungsdienst. Sie glauben ja gar nicht, wie viele Hilfe suchende Menschen immer noch wertvolle Zeit mit der Suche nach irgendwelchen Telefonnummern vergeuden. Dabei wäre es doch so einfach: 112 ist die Nummer zum Glück, da werden Sie geholfen. Aber keine Regel ohne Ausnahme, wie das folgende Beispiel eindrucksvoll beweist.

Bislang war es ein Nachtdienst wie jeder andere. »Kollaps nach Cannabiskonsum, Polizei kommt auch«, lautete die Einsatzmeldung.

»Bestimmt mal wieder so ein Teenager, der zum ersten Mal gekifft hat«, bemerkte ich auf der Anfahrt zu meinem Kollegen.

»Schon möglich, und jetzt ist ihm davon schlecht geworden und alle schieben Panik«, entgegnete dieser und steuerte den RTW weiter in Richtung Einsatzstelle. Wenig später erreichten wir den Ort des Geschehens. Es handelte sich um einen ziemlich heruntergekommenen Wohnblock und selbstverständlich war die betreffende Wohnung mal wieder im obersten Stock. In neun von zehn Fällen befindet sich der Patient in der obersten Etage. Ein unerklärliches Mysterium des Rettungsdienstes. Natürlich gab es keinen Lift und so keuchten mein korpulenter Kollege und ich mit unserer schweren Notfallausrüstung, die zahllosen Treppenstufen nach oben. In solchen Momenten schwor ich mir dann immer, in Zukunft etwas mehr für meine Kondition zu tun. Vermutlich würde es aber auch diesmal wieder nur ein frommer Wunsch bleiben und der gute Vorsatz bald in Vergessenheit geraten. Immerhin war ich zahlendes Mitglied eines Fitness-Klubs, aber wohl mehr um mein schlechtes Gewissen zu beruhigen. So spontan konnte ich mich jedenfalls nicht daran erinnern, wann ich zum letzten Mal dort gewesen war.

Endlich oben angekommen empfing uns ein ziemlich aufgeregter und ebenfalls wohlbeleibter Mann mittleren Alters. »Gut, dass Sie kommen, es geht ihm zum Glück schon wieder besser«, schmetterte er uns entgegen.

»Was ist denn überhaupt passiert?«, wollte ich von ihm wissen.

»Also, ich habe Besuch von einem alten Freund bekommen, den ich schon viele Jahre nicht mehr gesehen hab«, erklärte uns der Anrufer. »Zur Feier des Tages haben wir uns ordentlich einen hinter die Binde gegossen und den ganzen Abend über wilde Räubergeschichten aus vergangenen Zeiten erzählt. Dann meinte mein Freund plötzlich zu mir: Menschenskind, jetzt bin schon 45 und hab‘ noch nie in meinem Leben einen Joint geraucht! Nun wär es doch langsam mal an der Zeit, das bei der nächsten sich bietenden Gelegenheit nachzuholen. Naja, zufällig hatte ich gerade einen auf Lager und den haben wir dann geraucht. Aber nach einigen tiefen Zügen verdrehte er plötzlich die Augen und kippte vom Stuhl. Das Gras ist auch schon über drei Jahre alt, vielleicht ist es auch einfach nicht mehr gut gewesen, was meinen Sie?«, wandte er sich fragend an mich.

Ich zuckte nur mit den Schultern.

»Jedenfalls wollte ich sofort den Rettungsdienst rufen, aber mir ist die verdammte Notrufnummer nicht mehr eingefallen«, fuhr der generöse Gastgeber sichtlich angeheitert fort. Offenbar hatte er Hilfe für seinen kollabierten Kollegen holen wollen, doch wie zum Teufel lautete jetzt die richtige Notrufnummer? 4711? Nein, das war das Duftwasser. War es vielleicht die143? Genau, das musste sie sein! Die ›dargebotene Hand für selbstmordgefährdete Jugendliche‹, die sich daraufhin am anderen Ende der Leitung meldete, konnte unseren Hilfe suchenden Anrufer immerhin an die 112 weiter verbinden. Doch wer meldet sich in der Regel unter der europaweit gültigen Notrufnummer 112? Richtig, die Polizei!

»Kommen sie schnell, mein Kollege und ich haben gerade einen Joint geraucht, und jetzt ist er bewusstlos zusammengebrochen!«, hatte unser Anrufer ganz aufgeregt am Telefon gemeldet.

»Selbstverständlich schicken wir ihnen sofort einen Rettungswagen«, meinte daraufhin der freundliche und hilfsbereite Polizist am anderen Ende der Leitung.

Dass so eine Meldung zwangsläufig auch die Polizei auf den Plan ruft, war unserem Hilfe suchenden Anrufer in diesem Moment nicht bewusst. Hätte dieser lediglich, die schweizweit gültige Notrufnummer 144 für den Rettungsdienst gewählt, wäre genauso ein Rettungswagen zu ihm ausgerückt. Allerdings wäre die Angelegenheit dann nicht zum Gegenstand einer öffentlichen Untersuchung geworden. Wir haben ja schließlich Schweigepflicht. Jetzt aber nahm das Schicksal unaufhaltsam seinen Lauf. Wir fanden einen zwar ziemlich blassen, aber wachen und ansprechbaren Patienten vor.

»Alles klar, Leute, es geht mir schon wieder viel besser! Mir ist nur kurz etwas flau geworden«, begrüßte uns der immer noch leicht bekiffte und angetrunkene Besucher.

Er lag inzwischen auf dem Sofa und die Überprüfung der sogenannten Vitalparameter wie Blutdruck, Puls und Sauerstoffsättigung ergab völlig normale Werte. Da er sich beim Sturz vom Stuhl nicht verletzt hatte und auch sonst keine Symptome zeigte, die der Behandlung bedurft hätten, bestand aus unserer Sicht keine Notwendigkeit, den Patienten mit ins Krankenhaus zu nehmen.

»Also fürs Krankenhaus sind Sie eigentlich nichts«, meinte ich zu ihm.

»Nein, nein, bloß nicht! Es ist wirklich alles in bester Ordnung. Ich tu das auch bestimmt nie wieder, glauben Sie mir!«, wehrte der experimentierfreudige Mittvierziger ab.

»Och, mir persönlich ist das völlig egal«, meinte ich zu ihm, »Das ist allein ihre Sache, aber die Kollegen hier von der Polizei haben sicher noch ein paar Fragen an Sie.«

Nun übernahm die zwischenzeitlich eingetroffene Polizei das Zepter: »Guten Abend. Kantonspolizei. Woher haben Sie den Joint? Wer hat Ihnen diesen verkauft? Haben Sie noch mehr Drogen im Haus?«

Auweia, jetzt wurde es ungemütlich. Mein Kollege und ich machten uns schleunigst vom Acker. Eine alte Kifferweisheit lautet: »Rauch einen Joint und der Tag ist dein Freund.« Ich bin mir allerdings nicht sicher, ob unser Cannabiserstkonsument das auch so sah. Mir persönlich ist ein schönes Glas Rotwein und eine gute Zigarre jedenfalls lieber, als dieses gedörrte Gras. Außerdem bin ich der totale Koffeinjunkie. Kaffee ist meine liebste Droge. Aber jeder so, wie er es braucht.

Als potenzieller Nutznießer der 112 müssen Sie sich einfach immer darüber im Klaren sein, dass Sie erstens bei der Polizei landen und zweitens diese von Natur aus sehr neugierig ist und nur zu gerne wissen möchte, warum Sie jetzt gerade einen Rettungswagen benötigen. Seien Sie sich dieser Tatsache stets bewusst, wenn Sie einen Notruf über die 112 absetzen. Insbesondere dann, wenn Sie vielleicht gerade mit einem Bein im Kronleuchter hängen oder irgendwelche anderen bizarren Spielchen aus dem Ruder gelaufen sind. Ich weiß ja nicht, was Sie in ihrer Freizeit so alles treiben.

Für unseren 45-jährigen Cannabiserstkonsumenten war das jedenfalls mit Sicherheit die teuerste und unangenehmste ›erste Erfahrung‹

seines Lebens. Mein Tipp: Merken sie sich die richtige Notrufnummer und Hände weg von den Drogen, da liegt kein Segen drauf!

24

Operation: Rettet die Wale!

Ein ungeschriebenes Gesetz im Rettungsdienst lautet: »Wer rettet, der fettet.« Das mag sicherlich an den ungesunden Essgewohnheiten so mancher Kollegen liegen, welche sich zum Beispiel mitten in der Nacht noch ein Kilo Spaghetti mit fetter Sauce einverleiben. Mit Sicherheit liegt es aber auch einfach an den ständig wechselnden Schichten, womit der menschliche Organismus und sein völlig aus dem Gleichgewicht geratener Stoffwechsel einfach nicht mehr klarkommt. Tag-, Nacht-, Früh und Spätdienst tragen sicher ihren Teil dazu bei, dass so mancher Rettungsdienstmitarbeiter einen ordentlichen Kotelett Friedhof vor sich her trägt. Auch ich lege, wie eine deutsche Eiche, Jahr für Jahr einen Ring zu. Am Anfang meiner Rettungsdienstkarriere wog ich bei einer Körpergröße von 1.83 Meter relativ durchtrainierte 78 kg. Mittlerweile sind 25 Jahre vergangen und mein aktuelles Kampfgewicht liegt bei rund 100 kg. Das macht pro Arbeitsjahr fast ein ganzes Kilo mehr. Wenn man davon ausgeht, dass ich zum gegenwärtigen Zeitpunkt noch mindestens 15 Jahre arbeiten muss, dann werde ich wohl irgendwann als Pottwal in Rente gehen. Diese durchaus bedenkliche Entwicklung trifft leider auch auf den Großteil unserer täglichen Klienten zu. Bei so manchen Einsätzen komme ich mir wirklich wie die Leute von Greenpeace vor, wenn diese mal wieder versuchen, einen gestrandeten Wal ins Meer zurückzuziehen. Die zunehmende Verfettung unserer Gesellschaft ist nicht mehr von der Hand zu weisen. Das hat inzwischen auch schon zu Konsequenzen in unserer täglichen Arbeit geführt. Bis vor Kurzem zum Beispiel verfügten die im Rettungsdienst gebräuchlichen Tragen über eine zulässige Höchstbelastungsgrenze von maximal 150-160 kg.

Dieses Gewichtslimit reicht jedoch schon lange nicht mehr aus. Mittlerweile haben wir aufgerüstet und verwenden Tragen mit einer maximalen Höchstbelastungsgrenze bis 250 kg. Trotzdem gibt es immer wieder mehrere Fälle pro Jahr, wo diese Gewichtsklasse bei Weitem überschritten wird. Nicht nur bei solchen Schwergewichten leuchtet es glaube ich jedem ein, dass man mit den vorhandenen Ressourcen an Mensch und Material schnell an seine Grenzen stößt. Hier ist dann entweder massive Manpower oder der Einsatz von schwerem technischem Gerät gefragt, um solch einen Koloss erfolgreich von A nach B zu verfrachten. Aber nicht nur die Rettungsdienste und Feuerwehren haben sich dieser gesellschaftlichen Veränderung angepasst. Auch die Krankenhäuser tragen dieser Entwicklung inzwischen Rechnung, indem sie verbreiterte Türen eingebaut, oder speziell verstärkte Betten angeschafft haben. Aber auch hier sind Grenzen gesetzt. Auch solch extrem übergewichtige Patienten müssen früher oder später einmal zur Untersuchung in die ›Röhre‹. Nur haben diese in einem herkömmlichen CT oder MRT keinen Platz und werden daher tatsächlich in der Tierklinik durchleuchtet.

Dort heißt es dann unter Umständen: »Einen Moment noch, Herr Meier, der Elefant ist gleich fertig, dann kommen Sie sofort als Nächstes dran.«

Ein guter Freund von mir ist inzwischen leider so dick, dass er nachts mit einem Beatmungsgerät schlafen muss, ansonsten würde ihn sein dicker Bauch im Schlaf ersticken. Sein ganzes Gesicht wird dabei hermetisch von einer sogenannten CPAP-Maske umschlossen und pustet permanent frische Luft in seine Lungen. Jedes Mal, wenn er dann einen seiner gefürchteten Fürze von sich gibt und ihn seine grün angelaufene Frau daraufhin zur Rede stellt, erwidert er nur: »Ich weiß nicht, was du hast? Ich rieche nichts!«

In solchen Fällen kann es durchaus von Vorteil sein, mit einer Atemmaske zu schlafen. Meistens ist es allerdings alles andere als lustig, sich mit solch extrem übergewichtigen Kunden herumzuschlagen. Ganz zu schweigen von der Peinlichkeit für die Betroffenen selbst, wenn diese zum Beispiel mit dem Skylift der Feuerwehr unter den gaffenden Augen der Öffentlichkeit, aus ihrer Wohnung herausgewuchtet werden müssen.

2002

Die Patientin in meiner nächsten Geschichte war erst 29 Jahre alt und Mutter von zwei kleinen Kindern. Die Kinder hatten ganz aufgeregt bei der Nachbarin geklingelt, »weil die Mami nichts mehr sagte«.

Als wir wenig später die kleine Wohnung betraten, bot sich uns ein bizarres Bild.

Wie ein großer Klumpen Teig saß eine extrem dicke Frau festgepinnt auf dem Fußboden im Wohnzimmer. Obwohl die junge Mutter tief bewusstlos war, konnte sie aufgrund ihrer extremen Leibesfülle weder nach vorn noch zur Seite oder gar nach hinten umfallen. Dick und rund wie ein großer Fußball saß sie auf der Erde fest. Ihr Kopf ruhte nach vorn geneigt auf ihrem gigantischen Vorbau und im Gesicht war sie bereits Dunkelblau angelaufen. Ein untrügliches Zeichen höchster Atemnot oder, wie in diesem Fall, eines kompletten Herz-Kreislaufstillstandes. Solche Patienten legt man normalerweise flach auf den Rücken und beginnt dann unverzüglich mit der Wiederbelebung.

Haben Sie schon einmal versucht, eine Kugel flach auf den Rücken zu legen? Das funktioniert nicht! Leider war das auch in diesem Fall ein völlig hoffnungsloses Unterfangen. Alle Versuche unsererseits, die monströs dicke Frau mit ihren circa 200 kg Körpergewicht flach auf den Boden zu legen, scheiterten kläglich. Deshalb drückte ich mehr oder weniger mit der Gewissheit auf dem Brustkorb der am Boden festsitzenden Frau herum, dass meine Bemühungen völlig sinnlos bleiben würden. In dieser aufrecht sitzenden Position war eine erfolgreiche Wiederbelebung einfach unmöglich.

Die Kinder weinten und schrien immer wieder: »Mami, Mami, wach auf!«

Wir baten die Nachbarin die beiden Kinder endlich zu sich nach nebenan zu bringen, während der zwischenzeitlich eingetroffene Notarzt die junge Mutter kurz darauf für tot erklärte:

»Exitus Letalis infolge Adipositas per Magna«, schrieb er auf den Totenschein. Was so viel heißt wie: Tod aufgrund extrem starken Übergewichts. Du bist, was du isst.

25

Dankdeckel

Hartmut war ein Kollege von der ganz speziellen Sorte. Er war klein gewachsen und hatte einen lustigen Sprachfehler. Das war allerdings nicht sein einziges Handicap. Leider war Hartmut auch sonst von Mutter Natur ziemlich benachteiligt worden. Hartmut hatte ein hitziges Gemüt und dank der Tatsache, dass er in jungen Jahren Autorennen gefahren war, verwechselte er die Straße regelmäßig mit der Rennpiste. So war er für seinen extrem rücksichtslosen und ruppigen Fahrstil berühmt und berüchtigt. Es kam durchaus öfter vor, dass Hartmut während einer Einsatzfahrt mit Blaulicht und Martinshorn eine Abkürzung über den voll besetzten Bürgersteig nahm. Die darauf befindlichen Fußgänger mussten sich dann gezwungenermaßen mit einem Sprung zur Seite in Sicherheit bringen.

Genauso gut konnte es aber auch passieren, dass Hartmut an einer roten Ampel plötzlich aus dem RTW stieg und dem vor ihm stehenden Auto mit beiden Fäusten wütend aufs Dach trommelte. Das war insbesondere dann der Fall, wenn dessen Fahrer, zumindest Hartmuts Ansicht nach, nicht schnell genug zur Seite fuhr, um ihm Platz zu machen. Diese Tobsuchtsanfälle wurden natürlich jedes Mal von wüsten Beschimpfungen und verbalen Entgleisungen begleitet.

Generell war Hartmut in 0,3 Sekunden auf 180, zumindest was seinen Blutdruck betraf. Als der geborene Choleriker, gebärdete er sich oft wie ein Blinddarm: ständig gereizt und eigentlich völlig überflüssig. Wenn Hartmut durchstartete, lief er knallrot im Gesicht an und seine dick gestauten Halsvenen traten imposant hervor. Auf ihn traf der in Rettungsdienstkreisen weitverbreitete Satz: »Blaulicht an, Hirn aus!« in vollem Umfang zu.

Sein völlig inakzeptables Verhalten brachte Hartmut natürlich zahllose Beschwerden und Verweise ein. So war er ein häufiger und regelmäßiger Dauergast im Büro der Geschäftsleitung. Zur Strafe bekam er dann mal wieder ein paar Wochen RTW-Verbot aufgebrummt. Hartmut gelobte daraufhin hoch und heilig, sich zu bessern. Doch auch beim Krankentransportdienst richtete er mehr Schaden als Nutzen an. Bei einer dieser eigentlich harmlosen Verlegungsfahrten las Hartmut in den beigefügten Patientenunterlagen die gerade eben gestellte Diagnose Lungenkrebs. Voller Mitgefühl wandte er sich an den noch völlig ahnungslosen Patienten und fragte diesen auf seine ganz spezielle Art: »Wisse Sie scho was sie henn?«

»Nein«, antwortete dieser.

»Ha, Lungekrebs! Do mache Sie's nimmi lang!«

Der Zivi am Steuer fuhr vor Schreck fast in den Straßengraben. Ein anderes Mal betrachtete Hartmut im Beisein des Patienten das gerade angefertigte Röntgenbild auf dem Schirm des Röntgeninstituts. Hartmuts Mundwerk war wieder einmal schneller als sein Hirn und so teilte er dem Patienten ungefragt und im Brustton der Überzeugung seine Diagnose mit: »Oha, des isch ä Dumor!«, was in diesem Fall erstens nicht den Tatsachen entsprach, und zweitens absolut nicht seine Aufgabe war.

Hartmut besaß das Taktgefühl einer Kettensäge und seine spontanen Blitzdiagnosen waren berüchtigt und gefürchtet. Sämtliche Sanktionen vonseiten der Geschäftsleitung blieben leider ohne längerfristigen Erfolg. Hartmut konnte oder wollte es einfach nicht kapieren. Ein häufig gehörter Satz von ihm lautete: »Daggament noch e mol, immer wenn i danke du, verdiss i de Dankdeckel widder druff zmache!« (Zu Deutsch: Sakrament noch mal, immer wenn ich tanke, vergesse ich den Tankdeckel wieder draufzumachen.)Dieses Malheur passierte ihm ständig und war inzwischen so etwas wie sein Markenzeichen geworden. Diesem Umstand verdankte Hartmut auch seinen

Spitznamen: »Dankdeckel«. Abgesehen davon konnte man mit Hartmut durchaus seinen Spaß haben, insbesondere dann, wenn er mal wieder mit seinen kruden Theorien aufwartete.

So war er zum Beispiel felsenfest davon überzeugt, dass männliches Sperma intravaginal zu Leichengift mutierte. Um sich und seine Gattin davor zu schützen, praktizierte er nur noch Safer Sex mit ihr. »Des musch au mache, des isch Läbenswichtig!«, war sein todernst gemeinter Rat an alle Kollegen. Safer Sex ist sicherlich eine sinnvolle Sache, aber ganz bestimmt nicht aus den von Hartmut angeführten Gründen.

Auch die folgende Episode ist legendär: Auf dem Weg zum Frühdienst machte Hartmut in einer Bäckerei halt, in der man sich bereits vor den offiziellen Ladenöffnungszeiten ofenfrische Brötchen direkt in der Backstube kaufen konnte. Dieser spezielle Service war nicht nur in Rettungsdienstkreisen bekannt und beliebt, sondern wurde auch von zahlreichen anderen Frühaufstehern und Nachtschwärmern rege in Anspruch genommen. Als Hartmut wenig später die Backstube wieder verlassen wollte, versperrte ihm ein anderer Wagen den Weg. Wieder einmal stauten sich Hartmuts Halsvenen und er rastete komplett aus. Fluchend und tobend trat er mit dem Fuß gegen die Tür des ihm den Weg versperrenden Wagens. Dummerweise handelte es sich dabei um den aufgemotzten Boliden einer stadtbekannten Rotlicht- und Unterweltgröße. Der Zuhälter öffnete die Tür, stieg ganz langsam aus und betrachtete die dicke Delle im Blech. Dann stürzte er sich auf Hartmut und vertrimmte diesen nach Strich und Faden. Der kleine Hartmut hatte gegen diesen durchtrainierten und zwei Köpfe größeren Kleiderschrank natürlich nicht den Hauch einer Chance. In seiner Not flüchtete er sich unter des Bäckermeisters Lieferwagen und rief von dort unten laut um Hilfe. Der Rotlichtbulle ließ schließlich von ihm ab und Hartmut kam buchstäblich mit einem blauen Auge davon. »Daggament noch e mol, was machsch für Sache?!«

26

Feuer unterm Hintern

1989

Zwei ›Zivis‹ auf dem KTW waren Ende der Achtziger Jahre durchaus nichts Ungewöhnliches. Schließlich transportierte man in der Regel stabile Patienten von A nach B und bei Bedarf ließ sich jederzeit ein Rettungswagen oder der Notarzt hinzuziehen.

Matze und ich standen mit unserem VW T3 Krankentransportwagen an einer der belebtesten Ampelkreuzungen der Stadt und warteten auf Grün. Wir hatten gerade unsere fünfte Fahrt an diesem grauen und nasskalten Wintermorgen erledigt, und wollten nun in Richtung Hauptwache, um dort unsere Mittagspause anzutreten. Während wir weiter auf Grün warteten, winkten uns die anderen Verkehrsteilnehmer zu oder hupten und gestikulierten wild in unsere Richtung. Matze und ich winkten freundlich zurück und freuten uns über so viel Zuspruch von unseren Mitbürgern.

»Was ist denn heute nur los?«, fragte mich Matze ungläubig. »Sonst interessiert sich doch auch keine Sau für uns.«

»Keine Ahnung«, antwortete ich. »Die Leute freuen sich halt, dass es uns gibt!«

»Meinst du wirklich?«, wollte Matze ernsthaft wissen.

»Och, Mensch, Matze, vergiss es einfach! Sag mir lieber mal, was hier so komisch riecht?«, entgegnete ich und drehte dabei gleichzeitig meinen Kopf nach hinten.

Durch die geschlossene Trennscheibe hindurch sah ich in die leere Patientenkabine. Dort herrschte gerade dichter Nebel, denn alles war voller Rauch.

»Scheiße, unsere Karre brennt!«, rief ich.

»Was?«, schrie Matze entsetzt und drehte nun ebenfalls seinen Kopf nach hinten.

Instinktiv griff ich zum Funkhörer und drückte die Sprechtaste: »Leitstelle für 1/85/13 kommen.« Eine gefühlte Ewigkeit tat sich nichts.

»1/85/13 für Leitstelle kommen« kam endlich die ersehnte Antwort.

»Unser Fahrzeug brennt, benötigen dringend die Feuerwehr.« Schweigen am anderen Ende.

»Leitstelle für 1/85/13 kommen«, wiederholte ich eindringlich.

»1/85/13 für Leitstelle, bitte wiederholen Sie«, meldete sich die Einsatzzentrale erneut.

»Menschenskind, unser Auto brennt, schick uns endlich die Feuerwehr!«, brüllte ich in den Funkhörer.

»Verstanden 1/85/13. Frage: Standort?« kam es von der Leitstelle zurück.

»Kreuzung Ecke Eschholz und Breisacher!«, schrie ich völlig entnervt in den Hörer. Dabei war diese Frage vollkommen berechtigt, denn anders als heute gab es natürlich noch keine Navigationsgeräte mit GPS-Ortung. Der Kollege von der Leitstelle konnte ja schließlich nicht riechen, wo wir uns gerade befanden.

»Los, raus hier!«, rief ich Matze zu und stieg aus unserem brennenden Krankenwagen.

Beim VW T3 befand sich der Motor noch hinten unter der Heckklappe. Aus diesem Bereich quoll jetzt dicker, schwarzer Rauch hervor. Zum Glück hatte sich zu diesem Zeitpunkt kein Patient mehr im Wagen befunden. Matze und ich standen jetzt völlig verdattert am Straßenrand und warteten auf die Ankunft der Feuerwehr. Der Rauch wurde immer dicker und schon schlugen die Flammen aus der Patientenkabine. Immer mehr Schaulustige versammelten sich um uns herum.

»Hey, euer Krankenwagen brennt!«, meinte ein besonders intelligent wirkender Passant zu uns.

»Ach wirklich? Haben wir noch gar nicht gemerkt!«, entgegnete ich ziemlich genervt.

»Ist da noch jemand drin?«, wollte jetzt ein anderer Schlaumeier wissen.

»Nein, natürlich nicht«, antwortete Matze.

»Wollen sie denn gar nichts unternehmen?«, fragte der Schlaumeier jetzt weiter.

»Wir warten auf die Feuerwehr, okay?!«

»Aha!«, staunte der Schlaumeier und hielt dann endlich seine Klappe.

Matze, ich, und eine immer größer werdende Schar Schaulustiger standen in sicherer Entfernung am Straßenrand und mussten nun hilflos mit ansehen, wie unser Krankenwagen ein Raub der Flammen wurde. Vermutlich hatte die als störanfällig bekannte Zusatzheizung den Brand an Bord ausgelöst.

Bis zum Eintreffen der Feuerwehr brannte unser Krankenwagen komplett aus. Da es zu dieser Zeit weder kamerabestückte Mobiltelefone noch das World Wide Web gab, existieren von diesem Vorfall keinerlei Fotos. Heutzutage könnte man das Ganze natürlich live und in Farbe auf YouTube besichtigen.

27

Feuer unterm Dach

2000

Es war ein strahlend schöner und sonniger Sonntagnachmittag. Draußen in den Parks und Grünanlagen waren unzählige Menschen unterwegs und genossen das herrliche Wetter und die angenehmen Temperaturen. Hier drinnen jedoch in unserer Rettungswache, versauerten mein Kollege Daniel und ich, während alle anderen, so schien es uns zumindest, das Leben im Kreise ihrer Lieben bei Kaffee und Kuchen genießen konnten. Aber am Anfang stand ja bekanntlich die Berufswahl und ich fand es trotzdem immer schon besser, mal unter der Woche freizuhaben, als immer nur am Wochenende, wenn es überall nur so von Menschen wimmelte und die Einkaufzentren und Freizeiteinrichtungen völlig überfüllt waren.

Die Einsatzmeldung lautete: »Kollabierte Person im Restaurant ›Rosengarten‹. Na Super, dachte ich, ausgerechnet mitten in einer der meistbesuchten Grünanlagen unserer Gegend. Dieser Park war ein ehemaliges Gartenschaugelände und wurde natürlich ganz besonders am Wochenende von zahllosen Menschen als Naherholungszone genutzt. Für ausreichenden und vor allem neugierigen Publikumsverkehr war also sicher gesorgt.

Nach wenigen Minuten erreichten wir den Einsatzort. Wir liefen mit unserer Notfallausrüstung in das bis auf den letzten Platz besetzte Ausflugsrestaurant und eine Servicekraft führte uns auf die völlig überfüllte Außenterrasse. Dort war eine gepflegte ältere Dame bei Kaffee und Kuchen zusammengebrochen. Mittlerweile war sie aber schon wieder bei Bewusstsein und nur noch etwas blass um das gepuderte Näschen. Während ich der Dame den Puls fühlte, legte ihr

Daniel die Blutdruckmanschette um den Oberarm und klebte die Elektroden für das EKG auf ihre Brust.

Plötzlich kam ein Passant auf uns zu gestürzt und rief ganz aufgeregt: »Hey, aus eurem Krankenwagen raucht's!«

Daniel und ich sahen uns mit großen Augen an. Als aktives Mitglied und Offizier der freiwilligen Feuerwehr war er natürlich sofort Feuer und Flamme. »Kommst du allein klar?«, sah er mich fragend an.

»Ich denke schon«, antwortete ich.

»Dann geh ich mal schauen, was los ist, okay?!«, schlug er vor.

»Alles klar«, sagte ich und blieb allein bei der Patientin zurück. Die Dame hatte lediglich einen Kreislaufkollaps erlitten, was vermutlich den sommerlichen Temperaturen, der anwesenden Menschenmasse und vor allem ihrem großzügigen Konsum von Schwarzwälder Kirschtorte geschuldet war. Dadurch zirkulierte jetzt der weitaus größere Anteil ihres Blutvolumens verdauungstechnisch durchs Gedärm. Das Gehirn der alten Dame kam dabei durchblutungstechnisch zu kurz und die Folge war ein Sturz.

Nachdem ich ihr die Beine auf einem Stuhl hoch gelagert hatte, um so den Blutfluss in Richtung Gehirn zu verbessern, legte ich ihr am Unterarm eine Infusion mit Kochsalzlösung. Jetzt ging es ihr schon zusehends besser. Beim Sturz vom Stuhl hatte sie sich allerdings eine Platzwunde am Kopf zugezogen, welche auf jeden Fall mit ein paar Stichen chirurgisch versorgt werden musste. Deshalb schlug ich der Dame vor, sie zur Behandlung ins nächstgelegene Krankenhaus zu bringen. Sie willigte zwar nur ungern ein, ließ sich dann aber doch noch davon überzeugen. Eigentlich stand jetzt einem zügigen Abtransport ins Krankenhaus nichts mehr im Wege. Aber wo war Daniel abgeblieben? Und was war mit unserem RTW geschehen? Ich hatte mal wieder keine Ahnung.

»Können Sie bitte mal nachschauen, wo mein Kollege geblieben ist?«, bat ich einen der zahlreichen Schaulustigen um uns herum.

Aus der Ferne erklang das durchdringende Tatütata mehrerer Pressluftfanfaren. Dummerweise trug ich mal wieder kein Funkgerät am Körper und war daher völlig von der Kommunikation mit der Leitstelle abgeschnitten. Das Tatütata wurde immer lauter und erstarb in unmittelbarer Nähe. Was war hier los, verdammt noch eins?

Endlich kam Daniel zu mir zurückgelaufen und war völlig verschwitzt und außer Puste. Bevor ich ihn fragen konnte, was denn eigentlich los sei, sprudelte es auch schon aus ihm heraus: »Unser RTW hat gebrannt«, keuchte er. »Aber ich habe das Feuer mit einer Flasche Mineralwasser gelöscht. Die Feuerwehr kümmert sich jetzt um den Rest! Brauchst du noch Hilfe?«, fragte er mich.

»Gebrannt? Wieso gebrannt? Was für Mineralwasser?« Ich verstand nur Bahnhof.

»Ja, die Flasche hab ich einem Mädchen aus der Hand gerissen und damit den Kabelbrand hinter der Wandverkleidung gelöscht!«, versuchte mir Daniel zu erklären.

»Okay«, begann ich jetzt allmählich zu begreifen. »Dann brauchen wir jetzt, glaube ich, ein zweites Fahrzeug für unsere Dame hier.«

»Ist schon unterwegs«, antwortete Daniel. Er hatte bereits alles organisiert. In diesem Moment ertönte aus der Ferne schon wieder ein schnell näherkommendes Tatütata.

Schließlich trafen unsere Kollegen mit einer weiteren Ambulanz am Ort des Geschehens ein. Unsere ›Sturzwälder Schwarte‹ wurde von den Kollegen übernommen und ins Krankenhaus gebracht. Daniel und ich blieben unterdessen bei unserem angekokelten Rettungswagen zurück und sahen zu, wie dieser mit einem Abschleppwagen abtransportiert wurde. Ich wage nicht mir vorzustellen, was wohl mit unserem RTW geschehen wäre, wenn die alte Dame ernsthaft verletzt und bei ihrer Versorgung auf die Mithilfe von Daniel angewiesen gewesen wäre. Unser Rettungswagen wäre mit ziemlicher Sicherheit ein Raub der Flammen geworden.

Auf diesen Schrecken hin genehmigten wir uns erst einmal eine Tasse Kaffee und ein ordentliches Stück Schwarzwälder Kirschtorte.

28

Evelyne

1996

Als Mitarbeiter im Rettungsdienst kommt man viel herum. Dabei lernt man neben den verschiedensten Krankenhäusern auch viele hübsche Krankenschwestern kennen. Meistens bekommt man zwar nur eine Tasse Kaffee oder ein Stück Kuchen spendiert, aber wenn man sich etwas Mühe gibt und es wirklich darauf anlegt, auch mal ein wenig mehr, wie zum Beispiel eine private Telefonnummer oder sogar ein richtiges Date.

Evelyne war in unseren Rettungsdienstkreisen eine von den begehrtesten Krankenschwestern. Dieser Status blieb ihr natürlich nicht verborgen und so genoss sie es sichtlich, die Männer reihenweise um den Finger zu wickeln. Leider war sie etwas launisch und spröde, was den Reiz, sie zu erobern, aber nur noch erhöhte. An manchen Tagen flirtete und alberte sie offen mit einem herum und war dann plötzlich wieder schroff und abweisend. Evelyne war eine rassige Schönheit mit schwarzer Lockenmähne, großen dunklen Kulleraugen und bronzefarbener Haut. Sie wäre glatt als Südländerin durchgegangen, war dabei aber so durch und durch deutsch wie Volkswagen, Bier und Sauerkraut. Mich erinnerte sie immer an Isabelle Adjani in dem Film: ›Ein mörderischer Sommer.‹

Jahrelang war Evelyne die heimliche Geliebte eines verheirateten Arbeitskollegen gewesen, doch insgeheim wusste jeder in unserem Rettungsdienst über die beiden und ihr Techtelmechtel Bescheid. Schließlich machte eines Tages das Gerücht die Runde, die Liaison der beiden sei beendet und in der Tat bemerkte man es sogar als Außenstehender, dass sich durch das veränderte Verhalten der beiden untereinander an ihrem Verhältnis miteinander etwas Grundlegendes geändert haben musste. Hier brannte ganz offensichtlich die Luft. Der betreffende Kollege wechselte bald darauf in einen anderen Rettungsdienst und nun war der Weg endlich frei, um die Festung Evelyne zu stürmen. Die Jagd war eröffnet und so mancher Kollege biss sich an ihr die Zähne aus.

Mitten in der Jagdsaison sprach mich Evelyne ganz unvermittelt in der Notaufnahme an und bat mich um eine Unterredung. Was konnte sie nur von mir wollen?! Ich hatte mal wieder keine Ahnung. Wir verabredeten uns beim Italiener um die Ecke und verbrachten einen gemütlichen Abend bei Pizza, Pasta und Chianti. Dabei stellte sich dann heraus, dass mir Evelyne lediglich einmal ihr Herz ausschütten wollte und einfach jemanden zum Reden brauchte. Zu meiner großen Überraschung bemerkte ich an diesem Abend zum ersten Mal, dass unter ihrer oft rauen und ruppigen Schale ein ziemlich weicher und sensibler Kern steckte. Nach unserer Verabredung sah ich sie plötzlich mit ganz anderen Augen.

Die mehr oder weniger heimliche Beziehung zu meinem verheirateten Arbeitskollegen hatte über viele Jahre hinweg gedauert. Jetzt hatte er Knall auf Fall mit ihr Schluss gemacht, um zu seiner Frau und den beiden Kindern zurückzukehren. Nun, da alles aus war, fühlte sich Evelyne benutzt und ausgemustert wie ein altes Möbelstück. Offenbar kam sie mit dieser veränderten Situation überhaupt nicht zurecht. Kurz darauf hatten wir beide zufällig mal wieder Nachtdienst und ich besuchte Evelyne auf einen Kaffee in der Notaufnahme. In dieser Nacht war es extrem ruhig und daher gab es für uns beide nicht viel zu tun. So unterhielten wir uns angeregt und ungestört bis zum Morgengrauen über Gott und die Welt.

Evelyne lud mich für den folgenden Abend zu sich nach Hause ein, um mir ihre Kochkünste zu demonstrieren. Natürlich kam ich auch dieser Einladung sehr gerne nach. Wieder verbrachten wir einen romantischen Abend bei Kerzenlicht, selbst gemachten Rindsrouladen und einem exzellenten Rotwein. Beim Abschied fiel der Kuss an ihrer Wohnungstür schon etwas intensiver aus und es kribbelte bereits ganz gewaltig zwischen uns. Schließlich kam es, wie es kommen musste. Evelyne schlug vor, sie in der nächsten Nacht wieder im Krankenhaus zu besuchen, was ich selbstverständlich gerne tat.

In dieser Nacht hatte sie Bereitschaftsdienst und ich meinen freien Abend. So schlich ich mich zu später Stunde unbemerkt mit zwei Fläschchen Piccolo Sekt unterm Arm zu ihr ins Krankenhaus. Evelyne freute sich offensichtlich sehr, mich zu sehen, denn wenige Augenblicke später küssten wir uns wild und leidenschaftlich im Aufenthaltsraum der Notaufnahme. An der Wand neben der Eingangstür befand sich ein Waschbecken. Als uns beide die Leidenschaft nun völlig überkam, hob ich Evelyne an den Hüften hoch und setzte sie kurzerhand auf den Rand des Beckens, umso besser in das Ihre eindringen zu können. Obwohl wir jederzeit und in flagranti hätten erwischt werden können, war der Koitus in vollem Gange. Plötzlich wurden wir jedoch von einem lauten Knall unterbrochen. Die Keramikschüssel des Waschbeckens hatte unter der ungewöhnlichen Belastung nachgegeben und einen dicken Sprung erlitten. Egal, wo gehobelt wird, fallen ja bekanntlich Späne.

Wir machten unbeirrt weiter, bis Evelyne plötzlich meinte: »Mir wird auf einmal so heiß.« Prima, dachte ich und ging bis zu diesem Zeitpunkt noch davon aus, meinen Job richtig gut zu machen. Auf einmal begann es hinter Evelynes Rücken laut zu brodeln und zu blubbern. Durch unsere rhythmischen Stoßbewegungen hatten wir den Warmwasserboiler an der Wand in Gang gesetzt. Das Wasser darin hatte zu kochen angefangen und Evelyne nun hinter ihrem Rücken ordentlich eingeheizt. Au Backe, hier bekam der Begriff ›heiße Liebe‹ eine völlig neue Bedeutung!

Aufgrund der erneuten Unterbrechung unserer Liebesbemühungen verlagerten wir jetzt unsere zwischenmenschlichen Aktivitäten in

Evelynes Bereitschaftsdienstzimmer. Dort drin befand sich wenigstens ein richtiges Bett. Leider stellte sich jedoch heraus, dass diese ausgelutschte Kiste ganz fürchterlich quietschte und knarrte. Also liebten wir uns jetzt aus Angst vor Entdeckung auf dem brettharten Fußboden weiter. Was für eine Nacht!!! Aber es sollte danach noch besser kommen! Ziemlich abgekämpft aber glücklich verabschiedete ich mich beim ersten Hahnenschrei von Evelyne, um nach Hause zu fahren.

Mein Auto hatte ich zuvor auf dem nur spärlich beleuchteten Krankenhausparkplatz abgestellt. Als ich nun mit einem breiten Grinsen im Gesicht dort ankam, musste ich leider feststellen, dass irgendein freundlicher Zeitgenosse das Faltschiebedach von meinem Opel Corsa Sport aufgeschlitzt, und das Auto komplett ausgeräumt hatte. Radio, Brieftasche und Ray Ban Sonnenbrille waren verschwunden. Verdammter Mist, ausgerechnet die Brieftasche! Normalerweise ließ ich nämlich niemals meine Wertsachen im Auto zurück und ausgerechnet dieses eine Mal wurde ich prompt dafür bestraft. Besonders ärgerlich war natürlich der Verlust sämtlicher Kreditkarten und Ausweispapiere, die sich in der Brieftasche befunden hatten. Was für eine Pleite!!! So fand ich mich also am Ende dieser ereignisreichen Nacht auf dem örtlichen Polizeirevier wieder, um Anzeige gegen unbekannt zu erstatten. Jeder, dem auch schon einmal die Papiere und Kreditkarten abhandengekommen sind, kennt den Aufwand, den man betreiben muss, um diese sperren zu lassen, neu zu beantragen und wiederzuerlangen. Ich hatte jedenfalls einen riesen Hals auf den mir unbekannten Täter, aber auch auf mich selbst. Testosterontrunken und rollig wie ein Kater, hatte ich meine sonst übliche Vorsicht vermissen lassen. Der entstandene Sachschaden an meinem Auto war beträchtlich und erforderte eine länger andauernde und aufwendige Reparatur. Das hatte wiederum zur Folge, dass ich tagelang mit einer völlig aufgebrezelten goldmetallic-türkisfarbenen Proletenschleuder als Leihwagen durch die Gegend fahren musste. Ich schämte mich darin fast zu Tode und betete zum lieben Gott, es möge mich bloß kein Mensch damit herumfahren sehen.

Unabhängig davon verbrachte ich nun jede freie Minute mit Evelyne und genoss ihre lebenslustige und temperamentvolle Art in vollen Zügen. Doch die fast schon unheimliche Serie an Pleiten, Pech und Pannen riss nicht ab. Bei einer unserer jetzt häufiger stattfindenden Exkursionen in Wald und Flur stiegen wir eines Tages spontan auf einen Jagdhochsitz, um uns dort zu lieben.

Während des Liebesaktes begann sich plötzlich der Boden unter unseren Füßen zu bewegen. Zunächst schrieb ich das unseren leidenschaftlichen Aktivitäten zu, bis ich bemerkte, dass der ganze Hochsitz gefährlich hin und her schwankte und umzustürzen drohte. Ein neuerlicher Koitus interruptus war die Folge. Es war zum Mäusemelken.

Evelyne war der totale Wellnessfreak und so verbrachten wir unzählige Stunden in irgendwelchen Sprudelwannen und Saunakabinen. Mir wuchsen schon langsam Schwimmhäute an meinen Händen und Füßen. Während wir uns gerade wieder einmal in einem der zahlreichen Wellnesstempel unserer Gegend gemeinsam in einer der Umkleidekabinen umzogen, überkam uns erneut die Lust und wir liebten uns wild und leidenschaftlich. Evelyne stützte sich dabei mit beiden Händen auf der hölzernen Sitzbank ab und streckte mir wollüstig ihre knackige Kehrseite entgegen. Als ich es ihr gerade stehend von hinten besorgte, erschienen plötzlich unter dem circa 20 Zentimeter hohen Spalt zur Nachbarkabine eine Hand und kurz darauf eine zweite. Schließlich kam zwischen den beiden Händen das Gesicht eines Mannes zum Vorschein, der offensichtlich neugierig geworden war, was die kaum unterdrückten und lustvollen Geräusche in der Kabine nebenan zu bedeuten hatten. Unbeirrt weiter kopulierend trat ich nun mit meinem nackten Fuß in Richtung des Spanners und spürte plötzlich dessen Zähne an meinem großen Zeh. Mein Fußtritt zeigte offenbar Wirkung, denn das fremde Gesicht verschwand augenblicklich von der Bildfläche. Allerdings hatte auch mein großer Zeh etwas abbekommen. Obwohl ich anschließend jeden männlichen Badegast ins Visier nahm, konnte ich leider keinen mit einer defekten Frontkauleiste ausfindig machen. Schade eigentlich.

Natürlich gingen wir auch gemeinsam ins Kino. Kennen Sie den Film ›Stadtgespräch‹? Nein? Ich auch nicht! Wir sind zwar damals ins Kino gegangen, um uns eigentlich diesen Film anzuschauen, aber ›leider‹ wurde ich vom Geschehen auf der Leinwand dahin gehend abgelenkt, dass mich Evelyne fast während des gesamten Films oral befriedigte. Somit verknüpfe ich zwar durchaus sehr angenehme Erinnerungen mit diesem Streifen, ohne Ihnen jedoch den Inhalt desselbigen exakt wiedergeben zu können. Das trifft sicher auch auf jene anderen Besucher zu, die in dem voll besetzten Kinosaal mehr oder weniger unfreiwillig Zeuge dieser sehr privaten Vorstellung wurden. Wahrscheinlich mutierten Evelyne und ich danach ebenfalls zum Stadtgespräch?!

Was sich jetzt auf den ersten Blick nach einem fleischgewordenen Männertraum anhört, hatte natürlich auch seine Schattenseiten. Evelynes impulsive und chaotische Art war auf Dauer ziemlich anstrengend. Zudem war sie völlig hypochondrisch veranlagt und verbrachte einen Großteil ihrer Zeit damit, ihren Körper auf irgendwelche potenziell lebensbedrohlichen Krankheiten hin zu untersuchen. Ständig war sie beim Arzt und witterte bei jedem Anflug von Kopfschmerzen gleich einen tödlichen Hirntumor. Jedes noch so kleine Zwicken im Bauch war ein garantiertes Todesurteil. Widmete ich ihr und ihrem ›Leiden‹ dann nicht die gebührende Aufmerksamkeit, gab es den größten Stress. Ihre krankhafte Angst vor einer Krankheit war wirklich zermürbend.

Ungeachtet dessen war Ihre Anziehungskraft auf die übrige Männerwelt natürlich ungebrochen. So flirtete sie schamlos und in aller

Öffentlichkeit mit jedem Kerl, der ihr gefiel, ganz egal, ob ich nun gerade anwesend war oder nicht. Ständig war sie knapp bei Kasse, frönte aber ungeniert ihrer zügellosen Konsumwut, was auch immer wieder Anlass zu heftigen Streitereien bot.

Ihre leicht nymphomanische und exhibitionistische Art sorgte für so manchen peinlichen Moment in der Öffentlichkeit. Wie zum Beispiel im Reisebüro, als sie während des gesamten Beratungsgesprächs ihre Hand nicht mehr aus meinem Schritt nehmen wollte. Wir verließen das Ferienanbahnungsinstitut und hatten eine Pauschalreise an die türkische Ägäis zum Schnäppchenpreis von 399,- DM (199,- Euro) pro Person, inklusive Flug, Hotel und Ausflugspaket gebucht!

Die haarsträubenden Ereignisse auf dieser abenteuerlichen Urlaubsreise möchte ich ihnen hier selbstverständlich nicht vorenthalten. Wir sollten von Stuttgart aus mit der mir bis dahin völlig unbekannten Fluggesellschaft ›Holiday Airlines‹ in die Türkei fliegen. Schon beim Betreten, des von außen mit einer lustig lachenden Sonne bemalten Fliegers, fiel mir der abstoßende Geruch in der Kabine auf. Es handelte sich um eine extrem unangenehme Mixtur aus menschlichem Schweiß, Scheiße und Schmieröl, welche da penetrant in meine Nase stieg. Als ich wenig später die obligatorischen Sicherheitsgurte anlegen wollte, musste ich zu meiner großen Verwunderung feststellen, dass die Gurtschnallen fehlten. Flexibel, wie ich nun einmal bin, machte ich einfach einen Knoten hinein und dachte mir nichts weiter dabei. Zuvor war mir bereits das mürrische und unfreundliche Verhalten des Kabinenpersonals negativ aufgefallen. Leider verbesserte sich der Service an Bord während des rund viereinhalbstündigen Nachtfluges nicht wesentlich, denn kaum hatten wir die erforderliche Reiseflughöhe erreicht, bekamen wir völlig wort- und lieblos ein belegtes Gummisandwich hingeworfen. Zu diesem Zeitpunkt wusste ich allerdings noch nicht, dass die Stewardessen schon seit drei Monaten keinen Lohn mehr gesehen hatten. Frei nach dem Motto friss oder stirb, war der Bordservice damit für den Rest des Fluges definitiv beendet, denn kurz darauf drang bereits das laute und unüberhörbare Schnarchen der Flugbegleiterinnen durch die nächtlich abgedunkelte Kabine. Nur zu gerne hätte ich auch noch etwas geschlafen, wurde aber von dieser Geräuschkulisse erfolgreich davon abgehalten, ebenfalls ein Auge zuzutun. Schließlich landeten wir ohne weitere Zwischenfälle und ohne die Stewardessen noch einmal zu Gesicht zu bekommen, an unserem Zielflughafen in der Türkei. Der Transfer vom Flughafen in unser gebuchtes 4 Sterne Hotel, dauerte nochmals volle vier Stunden.

Das gebuchte Hotel hingegen war tadellos und für den Preis absolut in Ordnung. Im Gesamtreisepreis war ein Ausflugspaket mit eingeschlossen, welches sich jedoch schnell als straff durchorganisierte Werbe- und Verkaufstour mit dem obligatorischen Besuch je einer Schmuck-, Teppich- und Lederwarenmanufaktur entpuppte.

Schließlich durfte auch die landestypische Folkloreveranstaltung mit Musik, Bauchtanz und integriertem Abendessen nicht fehlen. Evelyne und ich hatten uns zuvor mal wieder gestritten und jetzt schüttete sie aus Frust den Raki, einen einheimischen Anisschnaps, aus großen Gläsern zügig in sich hinein. Zu vorgerückter Stunde verschwand sie schwankend in Richtung der Toiletten und kam einfach nicht mehr wieder. Die anderen Mitglieder unserer Reisegruppe wollten sich allmählich auf den Heimweg ins Hotel machen und drängten zum Aufbruch. Von Evelyne war noch immer nichts zu sehen. Langsam begann ich mir Sorgen zu machen und machte mich nun ebenfalls auf in Richtung der Damentoiletten, um nach ihr zu suchen. Da stand ich nun also im türkischen Damen Klo und rief durch die geschlossenen Türen hindurch nach ihrem Namen: »Hallo Evelyne? Bist du da drin?« Aber ich bekam keine Antwort. Als westlicher Mann in einem islamischen Land auf einer Damentoilette erwischt zu werden, stellte ich mir nicht besonders lustig vor. Im Geiste sah ich mich schon als potenziellen Lustmolch in einem türkischen Gefängnis schmoren.

Plötzlich öffnete sich eine der WC-Türen und gab den Blick auf eine völlig vollgekotzte Evelyne frei. Sie saß zusammengekauert wie ein Häuflein Elend auf der Toilettenschüssel und hatte offenbar von innen gegen die Tür der WC-Kabine gereihert. Das Erbrochene war daraufhin von der Tür zurückgeprallt und hatte sich im Schwall über sie und den Rest der Toilette ergossen. Es stank erbärmlich.

Gemeinsam mit einer anderen Dame aus unserer Reisegruppe, die nun ebenfalls besorgt zu Hilfe geeilt war, hob ich sie hoch und wusch ihr am Waschbecken erst einmal das Gesicht ab. Rechts und links untergehakt schleppten wir sie nun gemeinsam zu unserem Bus, wo die anderen Reisemitglieder bereits ungeduldig auf uns warteten. Evelyne bot ein Bild des Jammers. Ihr hübsches Abendkleid war total verdreckt und ihre wunderschöne Lockenmähne war mit diversen Hinterlassenschaften verziert. Auf der Fahrt zurück ins Hotel musste sie sich ständig weiter übergeben. Zum Glück tat sie es diesmal in eine der im Bus herumliegenden Plastiktüten. Leider bemerkten wir erst hinterher, dass sich darin der Schnäppcheneinkauf einer Mitreisenden befand. Wie gewonnen, so zerronnen.

Am nächsten Morgen war mit Evelyne nicht besonders viel anzufangen. Völlig verkatert und aufs Übelste gelaunt, gab sie mir die Schuld an ihrem Absturz. Soll ein Mann je die Frauen verstehen?!

Es nahte die Heimreise und wir traten wieder den langen Rückweg zum Flughafen an. Endlich dort angekommen checkten wir wie gewöhnlich ein und warteten auf unseren Heimflug. Wir warteten und warteten und warteten, aber an unserem Gate rührte sich nichts. Eine Maschine nach der anderen landete und startete wieder, nur von unserem ›Holiday Airlines Flug‹ war nichts zu sehen. So verging Stunde um Stunde.

Schließlich formierte sich allmählich eine Gruppe von rund 150 Menschen, die man ganz offensichtlich einfach vergessen und sich selbst überlassen hatte. Das Flughafenpersonal fühlte sich nicht für uns zuständig und verwies auf den Reiseveranstalter. Die Stunden vergingen und langsam wurde es unheimlich. Gerüchte machten die Runde, dass unsere Maschine abgestürzt sei, andere wiederum wollten gehört haben, das Flugzeug habe ein defektes Triebwerk und werde gerade repariert. Allmählich wurde es dunkel und wir gestrandeten Urlauber bekamen immer noch keine Informationen, ob und wie es nun mit uns weitergehen sollte. Den Müttern gingen allmählich die Windeln für ihre Babys aus und wir alle hatten Hunger und Durst. Schließlich skandierten wir in lauten Sprechchören den Namen unseres Reiseveranstalters, um so auf uns und unsere Situation aufmerksam zu machen und irgendeine Reaktion vonseiten der Verantwortlichen zu provozieren.

Endlich ließ sich ein Vertreter unseres Reiseveranstalters am Flughafen blicken und erklärte uns, dass man der Fluggesellschaft ›Holiday Airlines‹ die Landeerlaubnis für Deutschland entzogen habe. Die Maschinen entsprachen offensichtlich nicht den international gültigen Sicherheitsstandards. Komisch, irgendwie überraschte mich diese Information nicht wirklich.

Wir wurden daraufhin alle wieder in Busse verfrachtet und auf die umliegenden Hotels verteilt. Morgen früh, so inschallah, würde man dann weitersehen, teilte man uns mit.

Evelyne war mit ihren Nerven total am Ende und schon völlig hysterisch. Sie war felsenfest davon überzeugt, nie wieder hier wegzukommen. Ich versuchte sie zu beruhigen, aber stattdessen bekamen wir den größten Krach. Wieder einmal gab sie mir die Schuld an dieser Situation.

Nach einer kurzen und schlaflosen Nacht fanden wir uns alle am nächsten Morgen wieder auf dem Flughafen ein. Der Reiseveranstalter hatte zwischenzeitlich eine Maschine der ›Turkish Airlines‹ gechartert, die schon startklar und mit laufenden Turbinen bereitstand, um uns alle endlich nach Hause zu fliegen. Die anderen Passagiere saßen bereits festgeschnallt und startbereit auf ihren Sitzplätzen. Nur Evelyne weigerte sich vehement, in das Flugzeug einzusteigen. Ich stand allein mit ihr und einer sehr verständnisvollen Stewardess am Fuß der Treppe, die zum Flugzeug hinauf führte, und redete mit Engelszungen auf sie ein: »Evelyne, bitte, Steig endlich in das Flugzeug, sonst fliegen die wirklich noch ohne uns ab.«

»Nein, wir werden alle sterben«, schluchzte sie.

»Evelyne, bitte, ich flehe dich an. Wir wollen doch beide hier weg, oder?!«

Es half alles nichts. Evelyne weigerte sich weiterhin hartnäckig, einzusteigen. Mithilfe der Stewardess schleifte ich sie schließlich rechts und links untergehakt die Treppe nach oben in das Flugzeug hinein. Endlich in der Maschine angekommen, ernteten wir nur böse und verständnislose Blicke von den anderen Passagieren. Diese wollten logischerweise nach den vorausgegangenen Strapazen endlich die Heimreise antreten. Evelyne hatte zu diesem Zeitpunkt wohl mit ihrem Leben abgeschlossen. Sie war nach wie vor fest davon überzeugt, diesen Flug nicht zu überleben. Es brauchte all meine Energie und Überredungskunst, um sie während des Fluges zu beruhigen. Endlich landeten wir ohne Probleme auf dem Stuttgarter Flughafen und machten uns nun von dort aus auf den restlichen Heimweg.

Die anstrengende Beziehung mit Evelyne schlug mir buchstäblich auf den Magen. Ich litt inzwischen unter Sodbrennen und permanenten Bauchschmerzen und dachte schon, ich hätte ein Magengeschwür von den vielen Streitereien und endlosen Diskussionen mit ihr bekommen. Der Anfang vom Ende unserer Beziehung war dann allerdings die Tatsache, dass jener Kollege, dessen heimliche Geliebte sie jahrelang gewesen war, Selbstmord beging. Er hatte sich, mittlerweile von Ehefrau und Kindern verlassen, mit einer Drahtschlinge um den Hals an einem Heizkörper in seiner Kellerwohnung zu Tode gedrosselt. Bei dieser Variante des Strangulierens nimmt einem die

Schwerkraft nicht, wie sonst üblich, die ganze Arbeit ab, sondern der Suizident muss sich aktiv und mit dem Mut der Verzweiflung bis zum Verlust des Bewusstseins nach vorn gebeugt in die Schlinge hineinlegen.

Die Nachricht von seinem tragischen Tod ließ natürlich auch mich nicht unberührt, schließlich waren wir Jahre lang Arbeitskollegen gewesen.

Evelyne jedoch verlor völlig den Halt und gab sich die Schuld an seinem Tod. Sie vergrub sich in einem Loch aus Selbstvorwürfen und Schuldgefühlen und alle Versuche meinerseits, sie dort wieder herauszuholen, endeten in einem absoluten Fiasko. Wir beide stritten uns nur noch bis aufs Blut und Evelyne entwickelte dabei ein unglaubliches Talent, meine dunkelsten Seiten hervorzubringen. Sie schaffte es immer wieder, mich derartig zu provozieren, dass ich mich völlig vergaß und jedes Mal total aus der Haut fuhr. Einmal ertappte ich mich sogar dabei, wie ich plötzlich mit geballter und drohend erhobener Faust vor ihr stand. Ich erschrak vor mir selbst und erkannte mich in diesem tobenden Wahnsinnigen nicht wieder. Eine Frau zu schlagen war für mich so ziemlich das absolut Letzte und Verabscheuungswürdigste, was ich mir vorstellen konnte. Diese Frau jedoch machte mich langsam aber sicher zu einem rasenden Irren! Um der drohenden Katastrophe vorzubeugen, sah ich keinen anderen Ausweg mehr, als die Beziehung zu beenden. Lieber ein Ende mit Schrecken, als ein Schrecken ohne Ende.

An diesem Abend sass ich traurig und allein mit einer Flasche Rotwein in meinem Wohnzimmer. Ich war hin und her gerissen zwischen meinen Gefühlen. Auf der einen Seite war ich traurig und enttäuscht, andererseits aber fühlte ich mich regelrecht befreit und erlöst. Irgendetwas war anders als sonst, aber im Moment kam ich einfach nicht darauf, was es sein könnte.

Plötzlich bemerkte ich, dass meine permanenten Magenschmerzen einfach so mit Evelyne aus meinem Leben verschwunden waren. Für mich war das ein untrügliches Zeichen, die richtige Entscheidung getroffen zu haben. Bald darauf wechselten Evelyne und ich unsere Arbeitsstellen und so verloren wir uns aus den Augen. Mach s gut, Evelyne.

29

Der Ernst des Lebens

1992

Jeder von uns kennt doch bestimmt den einen oder anderen Menschen, der auf den ersten Blick zwar total intelligent erscheint, aber in Wirklichkeit nichts so richtig gebacken bekommt. Was immer diese vermeintlichen Intelligenzbestien auch anpacken, geht irgendwie schief oder endet in einem völligen Fiasko.

Auch Ernst war so ein Mensch dieses Schlages. Ernst hatte zwar gefühlte 50 Semester lang quer durch den Gemüsegarten hindurch herumstudiert, aber nichts davon zu Ende gebracht. Weil aber auch solche Genies irgendwann einmal von irgendetwas leben müssen, blieb er schließlich im Rettungsdienst hängen. Ernst machte seinen Job nun schon viele Jahre hindurch, nur schafften es seine gedachten Handlungen selten oder gar nie, bis in seine Hände vorzudringen. Seine Intelligenz stand im krassen Gegensatz zu seiner manuellen Geschicklichkeit. Ernst war der sprichwörtliche Elefant im Porzellanladen. Immerhin wurde ihm die Ehre zuteil, als einziger der bei den Dreharbeiten zur Schwarzwaldklinik eingesetzten Komparsen, eine Sprechrolle zu ergattern. Das lag vermutlich einzig und allein daran, dass Ernst an diesem Tag zufällig Dienst hatte und als waschechtes Nordlicht ein absolut akzentfreies Hochdeutsch sprach.

In der allerersten Pilotfolge der legendären Krankenhausserie parkt Professor Brinkmann gleich zu Beginn seinen Wagen direkt vor der Notaufnahme der ›Schwarzwaldklinik‹. Ernst kommt in diesem Moment, mit dem RTW angefahren und ermahnt den Professor aus dem Seitenfenster heraus: »Hey Sie, die Notfallzufahrt muss frei bleiben!« Ein legendärer Satz, den er nun fortan und wahrscheinlich für den

Rest seines Lebens, bei jeder sich bietenden Gelegenheit zum Besten geben musste.

Auch mir wurde die Ehre zuteil, einige Male mit Ernst zu arbeiten. Meistens kam er schon völlig gestresst und total aus dem Häuschen zum Dienst und immer, wirklich immer, hatte er irgendetwas zu Hause vergessen.

Einmal war es die Brille, dann wieder seine Thermoskanne mit Kräutertee, dann wieder ein Schlüssel oder sonst irgendetwas überlebensnotwendig Wichtiges. Zum Glück saß sein Kopf fest auf seinem Hals, sonst hätte er diesen höchst wahrscheinlich auch noch zu Hause vergessen.

Ernst war für seinen halsbrecherischen und chaotischen Fahrstil bekannt und gefürchtet. Im Gegensatz zu so manch anderem Kamikazekollegen war Ernst aber kein hirnloser Rettungsdienst Rambo, sondern fuhr aus voller Überzeugung mit Vollgas über rote Ampeln und Stoppschilder hinweg. Sein Motto lautete: Augen zu und durch, denn schließlich ging es ja um Leben und Tod. Seine Crashbilanz sah dementsprechend beeindruckend aus.

Obwohl er schon viele Jahre in unserer Stadt lebte und arbeitete, war sein Orientierungssinn katastrophal. Genau genommen wusste Ernst eigentlich nie so richtig, wo er sich gerade befand. Er fuhr deshalb buchstäblich drei Mal mit der Kirche ums Dorf herum, bis er endlich am Zielort angelangt war. Captain Chaos in Reinkultur. Dabei war sein theoretisches Fachwissen wirklich herausragend. Ernst verstand es nur nicht, einen einfachen Sachverhalt plausibel zu erklären. Er kam vom hundertsten in Tausendste und verstieg sich an winzigen Kleinigkeiten und Details, bis seine Zuhörer längst abgeschaltet und sich ins mentale Exil verabschiedet hatten. Mit seiner intellektuellen und distinguierten Art wirkte er wie ein Fremdkörper und passte eigentlich nicht so recht in dieses raue aber herzliche Rettungsdienstproletariat.

Ernst war ein weit gereister Mann und hatte es auf einer seiner zahlreichen Trekkingtouren ans andere Ende der Welt, tatsächlich bis zum Ehrenhäuptling eines nepalesischen Bergvolkes gebracht.

Nun waren wir beide zusammen für den Nachtdienst eingeteilt und Ernst kam wie üblich ziemlich knapp und völlig derangiert zum Dienst. Das Hemd hing ihm aus der Hose und seine wenigen Haare standen wirr in alle Richtungen ab.

»Wo ist meine Brille? Hat irgendjemand meine Brille gesehen?«, fragte er völlig aufgelöst in die Runde.

Alle im Aufenthaltsraum anwesenden Kollegen kannten dieses, sich beinahe täglich wiederholende Ritual schon und schenkten seiner Frage daher keinerlei Aufmerksamkeit. Unterdessen checkte ich unseren RTW allein, während Ernst weiterhin fieberhaft nach seiner Brille suchte. Schließlich beschloss er, wir müssten jetzt sofort zu ihm nach Hause fahren, um dort seine Brille zu holen. Er meldete uns telefonisch bei der Leitstelle ab und wir machten uns mit unserem RTW auf den Weg durch den abendlichen Berufsverkehr bis ans andere Ende der Stadt. Nach einer gefühlten Ewigkeit kamen wir endlich bei seiner Junggesellenbude an. Ernst verschwand im Inneren des Gebäudes, um nach seiner sehnlichst vermissten Brille zu suchen, während ich draußen im RTW wartete. Nach einer Weile kam er verzweifelt und immer noch ohne seine Brille wieder zurück. Jetzt durchsuchte er die Taschen seiner Einsatzjacke, welche er nebenbei bemerkt schon die ganze Zeit über bei sich trug, und fand endlich, oh Wunder, in einer der Innentaschen seine vermisste Brille. Was für ein unglaublicher Akt, und ob Sie es glauben oder nicht, am darauffolgenden Abend wiederholte sich das Spektakel von Neuem. Das ging jetzt übrigens die ganze Woche so weiter. Ich fühlte mich wie im Film: ›Und täglich grüßt das Murmeltier‹, in dem der Protagonist den gleichen Tag immer wieder aufs Neue erlebt. Aber man gewöhnt sich ja bekanntlich an alles und so ertrug ich klaglos mein mir auferlegtes Schicksal.

Ich war vielmehr damit beschäftigt, Ernst vom Steuern des RTWs abzuhalten, weil ich wirklich bei jeder Einsatzfahrt um mein damals noch junges Leben fürchtete. Von einem älteren und erfahreneren Kollegen erwartet man eigentlich eine gewisse Ruhe und Souveränität im Einsatz. Bei Ernst war jedoch das genaue Gegenteil der Fall. Seine hektische und absolut chaotische Arbeitsweise brachte mich fast an den Rand des Wahnsinns. Ständig musste man ihm auf die Finger schauen und darauf achten, dass der Großteil unserer Ausrüstung nicht am Einsatzort zurückblieb. Zu allem Überfluss war natürlich die Hölle los und wir fuhren einen Einsatz nach dem anderen. Reanimation, Asthmaanfall, Herzinfarkt, etc. Das volle Programm.

Morgens war ich fix und fertig und wollte nur noch nach Hause in mein Bett. Doch Ernst machte mir auch diesmal wieder einen Strich durch die Rechnung. Nach dem Schichtwechsel stellte er nämlich fest, dass er den Schlüssel für seine alte Rostlaube irgendwo verlegt oder verloren hatte. Ernst bat mich, ihn schnell nach Hause zu fahren, um dort den Ersatzschlüssel für sein Auto zu holen. Natürlich konnte ich als Kollege schlecht ablehnen. Das bedeutete aber nun für mich, dass ich jetzt nicht nach Hause ins Bett, sondern durch den morgendlichen Berufsverkehr hindurch einmal quer durch die ganze Stadt und anschließend wieder zurück zur Rettungswache fahren musste. Kurz bevor wir seine Wohnung erreichten, fand Ernst den vermissten Autoschlüssel dann doch noch in einer seiner Taschen. Herzlichen Dank!

Nach einer Nachtschicht hatte man in der Regel den ganzen Tag frei und kam dann erst am Abend des darauffolgenden Tages wieder zum Dienst.

Ernst verließ frühmorgens die Rettungswache und fuhr zu sich nach Hause. Es war bereits tiefster Winter und draußen um diese Zeit natürlich noch stockfinster. Kurz vor 19.00 Uhr desselben Tages stand er plötzlich völlig aufgelöst im Aufenthaltsraum der Rettungswache und rief: »Entschuldigung, Entschuldigung ich hab verschlafen! Tut mir leid, ich zieh mich sofort um!«

Die anderen Kollegen schauten ihn nur verdutzt an und meinten daraufhin: »Äh, Ernst, was willst du denn hier? Du bist doch erst morgen Abend wieder dran.«

Ernst war morgens nach dem Nachtdienst zu Hause auf dem Sofa eingeschlafen. Gegen 18.00 Uhr wachte er auf, sah auf die Uhr und erschrak. In der Annahme es wäre bereits der nächste Abend und er müsse nun wieder zum Nachtdienst, raste er stehenden Fußes in Richtung Rettungswache. Solche Aktionen waren durchaus typisch für ihn und erstaunten eigentlich niemanden mehr.

Der Ernst des Lebens ist nicht jedermanns Sache. Inzwischen genießt er hoffentlich seinen Unruhestand.

30

Schönheit ist vergänglich

1993

Die Universitätsklinik war eine eigene kleine Stadt für sich und bestand aus vielen verschiedenen Gebäuden, welche zumeist direkt nebeneinander lagen aber auch vereinzelt über das ganze Stadtgebiet verteilt waren. Unser Rettungsdienst stellte damals den Patiententransport innerhalb der Uniklinik sicher. Das hatte wiederum zur Folge, dass man häufig die ganze Tagschicht über nicht mehr aus dem Klinikareal herauskam. Meistens bekamen wir von der Leitstelle eine klinikinterne Fahrt nach der anderen aufgebrummt. Viele dieser Krankentransporte gingen nur wenige Meter von Haus zu Haus und oftmals waren die Wege so kurz, dass wir deshalb sogar unsere Fahrzeuge stehen ließen und die Patienten einfach in ihren eigenen Betten liegend durch die unterirdischen Gänge hin und her schoben. Um sich in diesem Labyrinth von endlosen Gängen und Fluren nicht zu verirren, bedurfte es jahrelanger Erfahrung. Im Rettungsdienst Jargon wurden diese Krankentransporte innerhalb der Uniklinik nur als Galeerendienst oder auch ›Wixfahrten‹ bezeichnet. Hierfür musste man nämlich auf dem EDV-Fahrtbericht, der für jeden transportierten Patienten ausgefüllt wurde, im Feld 27 bei ›Kostenträger‹ statt einer Zahl nur ein großes ›X‹ einsetzen. Diese klinikinternen Patiententransporte wurden alle pauschal abgerechnet und waren eine der Haupteinnahmequellen unseres Rettungsdienstes. Allerdings war dieser Schiebedienst innerhalb der Klinik nicht sonderlich beliebt und jeder von uns hoffte insgeheim durch einen plötzlichen Notruf, einem sogenannten Selektiv, von dieser langweiligen und stupiden Arbeit erlöst zu werden.

Jonas war ein neuer Zivi und erst seit wenigen Tagen im Dienst. Wir hatten heute zum ersten Mal gemeinsam Frühschicht auf dem KTW und fuhren schon den ganzen Morgen einen Wixtransport nach dem anderen. Endlich ertönte das lange ersehnte laute und schrille »Didelditt, Didelditt« aus dem Sprechfunkgerät. Ein Selektivrundruf der Rettungsleitstelle an alle verfügbaren Einsatzfahrzeuge. Das war unsere einzige Chance, vielleicht endlich aus der Klinik herauszukommen.

»Nächstes freies Einsatzfahrzeug L117«, näselte die Stimme des Leitstellendisponenten aus dem Funklautsprecher. Im Zuständigkeitsbereich unseres Rettungsdienstes gab es eine berühmt berüchtigte Landstraße, die zwischen zwei Ortschaften lag und durch ein dichtes Waldgebiet führte. Auf dieser L117 kam es immer wieder zu schlimmen Verkehrsunfällen mit Verletzten und Toten. Über Funk meldeten wir der Leitstelle unseren aktuellen Standort und bekamen tatsächlich den Zuschlag: »1/85/12 fahren Sie an. L117, dort schwerer VU.« Dank der damals noch üblichen Strategie, das nächste freie Fahrzeug zum Einsatzort zu schicken, kam man so auch während der KTW-Schichten zu seinen Notfällen.

Diesem glücklichen Umstand verdankte Jonas nun seine allererste Blaulichtfahrt. Jonas zog den Knopf für die Signalanlage und sofort ertönte ein heiseres ›Tatütata‹ aus den beiden Wechselklanghörnern, die sich vorn auf der Stoßstange unseres VW Bully befanden. Wir rasten, was die Karre hergab, in Richtung Einsatzstelle. Unterwegs erfuhren wir über Funk, dass wir als zusätzliches Fahrzeug zu einem schweren Verkehrsunfall mit mehreren Verletzten unterwegs waren.

Aus dem voll aufgedrehten Radio lief gerade ›Eyes without a Face‹ von Billy Idol, als wir wenige Minuten später den Unfallort erreichten. Mehrere Einsatzfahrzeuge waren bereits vor Ort und wir sollten praktisch den Rest vom Schützenfest einsammeln. Die L117 war inzwischen komplett gesperrt und ein Mitglied der freiwilligen Feuerwehr, der zum Regeln des Verkehrs abkommandiert worden war, gab uns den Weg frei. Während Jonas noch unseren VW-T3 Krankentransportwagen am Straßenrand parkte, lief ich mit dem Notfallkoffer in der Hand auf die Unfallstelle zu. Auf der kurvenreichen und unübersichtlichen Landstraße waren zwei Pkw frontal zusammengestoßen. Die bereits vor Ort befindlichen Kollegen waren gemeinsam mit der Feuerwehr gerade dabei, eine junge Frau aus den Trümmern ihres völlig zerstörten französischen Kleinwagens zu bergen. Ein Kollege hielt den Kopf der jungen Frau mit beiden Händen fest fixiert, während die Feuerwehr mit der Rettungsschere das Dach abtrennte. Beim näheren Hinschauen erschrak ich zutiefst über den Anblick, der sich mir bot. Das Gesicht der jungen Frau war nur noch eine undefinierbare, breiige Masse aus rohem blutigem Fleisch. Diese rohe Masse wurde zusätzlich noch von einem Augapfel garniert, der nur noch am Sehnerv hängend hin und her baumelte. Die junge Frau war offenbar nicht angeschnallt gewesen und war daher beim Aufprall mit dem Gesicht gegen die Windschutzscheibe ihres Renault Twingo geklatscht. Das kam also dabei heraus, wenn man es nicht für nötig hielt, die Sicherheitsgurte anzulegen.

Jonas und ich meldeten uns beim Einsatzleiter und bekamen den Auftrag, uns um die Insassen des anderen Fahrzeugs zu kümmern. Darin hatte sich offenbar eine Frau mit ihrer kleinen Tochter befunden. Die Mutter des Kindes war ebenfalls schwer verletzt und wurde bereits von den Kollegen im RTW versorgt. Jonas und ich kümmerten uns nun um das kleine Mädchen. Das Kind war zwar äußerlich unverletzt, saß aber völlig apathisch und immer noch festgeschnallt in seinem Kindersitz. Offensichtlich hatte es einen Schock erlitten. Wir trugen das kleine Mädchen an Bord unseres KTW und brachten es zur weiteren Abklärung in die Notaufnahme der Kinderklinik.

Die Fahrt ins Krankenhaus verlief ohne Probleme. Merkwürdig war nur, dass die Kleine weder weinte noch schrie, wie das Kinder sonst in der Regel tun, wenn sie von Mutter oder Vater getrennt werden. Später erfuhren wir, dass die Kleine außer einer Gehirnerschütterung keine weiteren Verletzungen davongetragen hatte. Ebenso erfuhren wir, dass es sich bei der jungen Frau ohne Gesicht um die bildhübsche Kassiererin jener Tankstelle handelte, bei der wir immer unsere Einsatzfahrzeuge betankten. In diesem grauenerregenden Zustand hatte ich sie natürlich nicht mehr wiedererkannt. Umso heftiger erschütterte mich nun im Nachhinein diese Nachricht, denn sie war immer freundlich und zu einem lustigen Spruch aufgelegt gewesen, wenn wir bei ihr an der Tankstelle erschienen. Das würde jetzt vermutlich für eine lange Zeit nicht mehr der Fall sein. Wieso hatte sie sich auch nicht angeschnallt, Herrgott noch eins?! Natürlich waren die Autos damals noch lange nicht so sicher, wie dass heutzutage selbstverständlich der Fall ist. Airbags, Gurtstraffer und dergleichen mehr waren gerade erst im Kommen und nur in der Oberklasse serienmäßig vorhanden. Trotzdem galt auch damals schon ein korrekt angelegter Sicherheitsgurt als Lebensretter Nummer eins.

Einige Monate nach diesem schrecklichen Unfall verlegte ich eine junge Frau in ein Reha Zentrum vor den Toren der Stadt. Anhand ihres Namens konnte ich sie als die Kassiererin von der Tankstelle identifizieren. Ihr einstmals bildhübsches Gesicht war von großen Narben entstellt. Auf dem einen ihr noch verbliebenen Auge war sie blind und das verlorene war durch ein gläsernes Exemplar ersetzt worden. Sie konnte nur mühsam sprechen und sich an die Zeit vor dem Unfall überhaupt nicht mehr erinnern. Im Grunde genommen fing sie noch einmal ganz von vorn an.

Jonas blieb letzten Endes auch im Rettungsdienst hängen und schaffte es sogar bis zum Rettungswachenleiter aufzusteigen. Schließlich fand er sich aber nach 20 Jahren auch zu alt für diese Scheiße und fährt inzwischen Straßenbahn in einer süddeutschen Großstadt. Wir sind bis heute gute Freunde.

31

Nackte Tatsachen

1992

Mittlerweile hatte ich meine Ausbildung zum Rettungssanitäter abgeschlossen und arbeitete hauptberuflich im Rettungsdienst und Krankentransport einer süddeutschen Großstadt. Irgendwie war das ja schon ein merkwürdiger Job. Da saß man gemeinsam mit den anderen Kollegen im Aufenthaltsraum der Rettungswache und wartete im Prinzip eigentlich nur darauf, dass irgendjemandem irgendetwas zustößt. Uns ging es sozusagen schlecht, wenn es niemandem schlecht ging, denn dann hatten wir nichts zu tun und langweilten uns zu Tode.

Eine alte Rettungsdienstweisheit lautet: »Die Hälfte seines Lebens, wartet der Sani vergebens.«

Endlich ertönte der Notfallgong. Dessen Tonfolge erinnerte mich immer an die Pausenglocke in meiner alten Schule. Kurz darauf näselte auch schon die Stimme des Leitstellenmitarbeiters aus dem Lautsprecher der Hausrufanlage: »Besatzung 1/83 /2 Notfalleinsatz Wald-Oase.«

Das galt mir. Endlich Action, endlich Gas geben, endlich etwas Sinnvolles tun. Die Wald-Oase war ein stadtbekanntes Wellness Resort und immer gut besucht. Die Leitstelle meldete uns über Funk eine bewusstlose Person und schickte den Notarzt parallel mit uns zum Einsatzort. Kurz darauf trafen wir, wie so oft, mal wieder vor dem Doktor am Zielort ein und betraten mit Notfallkoffer, EKG und Absaugpumpe bewaffnet, das idyllisch am Waldrand gelegene Wellnessbad. Der diensthabende Bademeister erwartete uns bereits und führte uns in die Saunalandschaft. Dort lag vor einer der zahlreichen Saunakabinen ein monströs dicker Mann nackt auf dem Fußboden. Sein Gesicht war dunkelblau verfärbt und ein anderer Bademeister drückte bereits im Schweiße seines Angesichts auf dem Brustkorb des dicken Mannes herum. Der nur etwa halb so schwere Bademeister bemühte sich redlich, den massigen Fleischberg wiederzubeleben. Bei jeder Kompression des Brustkorbes schwabbelten die Fettmassen des nass verschwitzten und ölig glänzenden Leibes wie ein Berg Wackelpudding vor sich hin.

Während wir nun den völlig erschöpften Bademeister ablösten und die Wiederbelebungsversuche weiterführten, erklärte uns dieser, dass der dicke Mann in der Sauna plötzlich zusammengebrochen war und daraufhin von den anderen Saunabesuchern mit vereinten Kräften aus der Kabine vor die Tür gezerrt wurde. Bis zu unserem Eintreffen vor Ort, also circa 8 Minuten lang, war der Bademeister bereits am Reanimieren. Bislang hatte er jedoch noch keine Rückkehr der Lebensfunktionen feststellen können. So weit, so gut.

Nun übernahm ich die Herzdruckmassage, während mein Kollege die Beatmung managte. Ich kniete mich hin und drückte nun ebenfalls den Brustkorb des dicken Mannes 4-5 Zentimeter tief nach unten, was angesichts der zu bearbeitenden Masse und der tropischen Wohlfühltemperaturen ein extrem anstrengendes und ziemlich schweißtreibendes Unterfangen darstellte. Mein Kollege versuchte unterdessen mithilfe des Beatmungsbeutels, Luft in die Lungen des Patienten zu blasen. Wir waren ein eingespieltes Team und arbeiteten buchstäblich Hand in Hand. Als ich mitten in den Wiederbelebungsversuchen meinen Kopf hob, erblickte ich plötzlich einen riesigen Penis, welcher quasi direkt vor meiner Nase baumelte. Erschrocken blickte ich mich um und sah, dass wir von zahlreichen Zuschauern umgeben waren. Natürlich gab es auch hier, wie überall, neugierige Schaulustige, nur diese hier waren ausnahmslos splitterfasernackt! Diese nackten Tatsachen sorgten bei mir kurzzeitig für Verwirrung und ich kam aus dem Takt.

»Hey, was ist denn los?!«, fragte mich mein Kollege plötzlich. »Warum drückst du nicht weiter?«

»Was? Äh ja, sorry, tut mir leid!«, stammelte ich und betrachtete gerade gedankenverloren die makellose Figur einer bildschönen Frau, welche praktisch zum Greifen nah vor mir stand. Wir waren von lauter nackten Gaffern umzingelt, die im wahrsten Sinne des Wortes in Reih und Glied um uns herum standen.

Endlich traf auch der Notarzt ein und wir führten die Reanimation mit Medikamenten und Intubation fort. Nach einer guten halben Stunde ergebnisloser Wiederbelebungsversuche brach der Notarzt die Reanimation schließlich ab und erklärte den Fleischklops für tot.

Die Temperaturen und die hohe Luftfeuchtigkeit in diesem Sauna- und Wellnessbereich waren nahezu unerträglich. Alle beteiligten schwitzten wie nach einem Marathonlauf. Wir bedeckten den XXL Toten mit einem der herumliegenden Saunatücher und packten unsere Ausrüstung zusammen. Eine nackte Schöne brach in Anbetracht der tragischen Umstände in Tränen aus. Nur allzu gerne hätte ich meine Hände schützend vor sie gehalten oder sie tröstend in die Arme genommen, aber man war ja Profi und durfte sich von solchen Nebensächlichkeiten nicht ablenken lassen.

Der Notarzt stellte den Totenschein aus und lud meinen Kollegen und mich im Anschluss zu einer ›Einsatznachbesprechung‹ in die Saft Bar des Wellnesstempels ein.

Dort saßen wir nun alle gemütlich beisammen, um uns nach diesem anstrengenden Einsatz mit einem Tomatensaft zu stärken und von den nackten Tatsachen zu erholen …

32

Schlagende Argumente

2008

Klaudia war eine neue Kollegin und arbeitete erst seit Kurzem in unserem Rettungsdienst. Wir hatten heute zum ersten Mal Spätdienst und der Tag war bislang eher ruhig verlaufen. Wie so oft bekamen wir natürlich kurz vor Feierabend doch noch einen Einsatz aufgebrummt. Der Kollege von der Leitstelle meldete sich am Telefon und meinte: »Fahrt mal ohne Blaulicht ins Altersheim ›Abendrot‹. Dort gibt es eine 75-jährige, halbseitig gelähmte Bewohnerin im Rollstuhl und die sollt ihr per Zwangseinweisung in die Psychiatrie bringen. Muss ich euch noch die Polizei schicken, oder schafft ihr das auch allein?«, fügte er mit einem leicht amüsierten Unterton hinzu.

Zuerst glaubte ich, mich verhört zu haben, aber der Kollege meinte es tatsächlich ernst.

»Nö du, lass mal gut sein«, antwortete ich. »Ich glaube, das schaffen wir gerade noch allein«, und legte auf. »Du meine Güte«, sagte ich zu Klaudia. »Jetzt wollen die doch wirklich allen Ernstes die arme Omi auf ihre alten Tage noch in die Klapsmühle stecken?!« Ich schüttelte ungläubig den Kopf.

Einsätze dieser Art waren mir eigentlich zuwider, aber man konnte es sich in diesem Gewerbe leider nicht aussuchen und so machten wir uns langsam auf den Weg in Richtung Altersheim. Dort angekommen wurden wir bereits von mehreren Pflegekräften erwartet, die uns sichtlich aufgeregt schilderten, was inzwischen vorgefallen war. Die alte Dame verhielt sich wohl schon längere Zeit ziemlich aggressiv und ausfallend gegenüber dem Pflegepersonal. Nun war es immer schlimmer geworden und man kam mit ihr einfach nicht mehr klar.

Der Notfallpsychiater hatte daraufhin die Unterbringung in einer psychiatrischen Klinik verfügt.

»Jetzt schauen wir uns die gute Frau erst mal in Ruhe an, okay?!«, schlug ich vor.

»Ja, aber seid bloß vorsichtig! Sie spuckt und wirft mit Gegenständen um sich«, warnte uns eine der Altenpflegerinnen.

»Und hauen tut sie auch!«, meinte eine andere.

»Keine Bange, Mädels, mit einer 75-jährigen und halbseitig gelähmten Frau im Rollstuhl werde ich schon noch fertig«, sagte ich großspurig und dachte dabei ich hätte leichtes Spiel.

Doch ich sollte mich mal wieder gewaltig irren, denn kaum hatte ich die Tür zu ihrem Zimmer geöffnet, kam mir auch schon die erste Blumenvase entgegen geflogen und verfehlte nur knapp meinen Kopf.

»Hey, hey, hey, was ist denn los? Ganz ruhig! Können wir uns mal in Ruhe unterhalten?!«, sprach ich die alte Dame an.

Diese saß tatsächlich in einem Rollstuhl und war auf der linken Seite offensichtlich komplett gelähmt. Das hinderte sie allerdings nicht im Geringsten daran, sich mit dem gesunden rechten Fuß vom Boden abzustoßen, und so mit ihrem Rollstuhl ziemlich flott in ihrem Zimmer hin und her zu düsen.

»Hau bloß ab, du Hurensohn. Scher dich zum Teufel!«, keifte sie mich laut kreischend an und schleuderte mir dabei eine Handvoll Kugelschreiber um die Ohren. Mit so viel Gegenwehr hatte ich nicht gerechnet und trat erst einmal frustriert den Rückzug an. Jetzt versuchte Klaudia ihr Glück. Vielleicht würde die alte Dame ja eher auf eine weibliche Kollegin hören?!

»Du dumme Sau, fahr bloß ab!«, bekam sie zur Antwort. Alle weiteren Versuche unsererseits eine vernünftige Kommunikation zustande zu bringen blieben leider erfolglos.

»So kommen wir nicht weiter!«, sagte ich resigniert. »Wir brauchen wohl doch die Polizei.«

»Ich hab's euch ja gleich gesagt«, meinte eine der Altenpflegerinnen triumphierend.

Wir konnten, wollten und durften die alte Dame nicht einfach packen und gegen ihren Willen in unsere Ambulanz verfrachten. Das wäre Freiheitsberaubung gewesen und die war verboten. Abgesehen davon wäre das bei dieser resoluten alten Dame auch gar nicht möglich gewesen, da sie weiterhin in ihrem Rollstuhl hin und her sauste und keine Sekunde stehen blieb. Ich telefonierte mit unserer Leitstelle und forderte die Polizei nach.

Nun war es der Kollege von der Leitstelle, der seinen Ohren nicht traute. »Wieso brauchst du für so eine alte Oma denn die Polizei?!«, wollte er von mir wissen. Ich erklärte ihm die Situation und erntete nur schallendes Gelächter. »Okay, okay, ich schick' sie dir«, meinte der Kollege lachend und legte auf.

Wir hatten inzwischen das Zimmer der alten Dame wieder verlassen und warteten gemeinsam auf die Ankunft der Polizei. Kurz darauf trat diese zu dritt auf den Plan und ich erzählte den Polizisten, was inzwischen vorgefallen war. Der älteste der drei Beamten wollte ebenfalls noch einen letzten Versuch wagen, die alte Dame eventuell zur Vernunft zu bringen. Doch auch er wurde unter heftigsten Flüchen, Schlägen und Verwünschungen des Zimmers verwiesen. Es nützte alles nichts. Schließlich sah sich die Polizei gezwungen, die rechte Schlag- und Wurf Hand der alten Dame mit Handschellen am Rollstuhl festzumachen, um sie so außer Gefecht zu setzen. Das rechte Bein, mit dem sie sich die ganze Zeit über abgestoßen hatte und auch gelegentlich um sich trat, wurde mit einem Kabelbinder ebenfalls am Rollstuhl fixiert. Jetzt konnten wir sie endlich ohne körperliche Gegenwehr und in Polizeibegleitung mitsamt ihrem Rollstuhl in unseren RTW verfrachten. Die wüsten Beschimpfungen der verwirrten alten

Dame hielten jedoch unvermindert an und waren wirklich von der allergröbsten Sorte. Irgendwie tat sie mir trotzdem leid. Man sagt ja, im Alter würden die wahren Charaktereigenschaften eines Menschen hervortreten. Ich fand es trotzdem mehr als tragisch, dass man sich so derart verändern und zu einem völlig anderen Menschen mutieren konnte. Wer von uns weiß schon, wie es ihm selbst einmal ergeht?

In 25 Berufsjahren habe ich schon unzählige Alters- und Pflegeheime von innen gesehen und hege wirklich allergrößten Respekt für die Pflegekräfte, die dort oft Übermenschliches leisten und dafür miserabel bezahlt werden.

Dennoch steht für mich außer Frage, dass ich auf gar keinen Fall in so einem Heim enden möchte. Der Tag, an dem mir ein anderer Mensch zum ersten Mal den Hintern abwischen muss, ist der Tag, an welchem es definitiv an der Zeit ist, diesen Planeten zu verlassen. Mein Traum von einem würdigen Leben im Alter ist es, irgendwo im sonnigen Süden die letzte Phase meines Daseins selbstbestimmt zu genießen.

Hoffentlich ist mir dieses Glück vergönnt.

33

Das Glück dieser Erde

1994

Den ganzen Tag über regnete es schon wie aus Eimern. Es schien, als wolle der Himmel seine weit geöffneten Pforten überhaupt nicht mehr schließen. Bei diesem Mistwetter würde man wirklich keinen Hund vor die Türe jagen. Wir allerdings hatten Nachtdienst auf der Außenwache und wurden gegen 22.30 Uhr zu einem Verkehrsunfall gerufen. Nähere Einzelheiten waren nicht bekannt, außer dass es wohl irgendetwas mit einem Tier zu tun haben musste. Der Unfall hatte sich auf einer unübersichtlichen und kurvenreichen Landstraße ereignet, die sich durch ein dichtes Waldstück schlängelte. Hier war es in der Vergangenheit immer wieder zu schlimmen Wildunfällen gekommen und deshalb vermutete ich auch diesmal, ein totes Reh oder eine halb tote Wildsau anzutreffen. Die Scheibenwischer unseres Rettungswagens liefen auf der höchsten Stufe. Trotzdem wurden sie der wegzuschaffenden Wassermassen kaum Herr.

Die Sicht war mehr als schlecht, als wir uns der Unfallstelle näherten. Durch die dichte Dunkelheit und die Regenwand hindurch konnte man mehrere Fahrzeuge erkennen, die mit eingeschalteten Warnblinklichtern rechts und links am Straßenrand standen. Ich stieg aus und lief durch den strömenden Regen auf die blinkenden Lichter zu. Was mir dabei als Erstes auffiel, war das unheimliche und ohrenbetäubende Schreien einer gequälten Kreatur. Das Schreien schien nicht von dieser Welt zu sein. Im Moment konnte ich es zwar noch nicht so wirklich zuordnen, aber es ging mir jedenfalls durch Mark und Bein. Innerhalb weniger Sekunden war ich durchnässt bis auf die Unterhosen. Der Regen, so schien es mir zumindest, hatte sogar noch an Stärke zugenommen. Jetzt erst fiel mir eine Gruppe von Leuten auf, welche alle am Straßenrand standen und gemeinsam in ein und dieselbe Richtung starrten. Als ich mich langsam der Gruppe näherte, nahm das unheimliche Geräusch noch an Intensität zu und endlich konnte auch ich erkennen, was die Leute in ihren Bann zog. Im Schein mehrerer Taschenlampen sah ich im Straßengraben ein ausgewachsenes Pferd auf der Seite liegen. Das Tier versuchte in völliger Panik immer wieder aufzustehen. Das gelang ihm aber nicht, weil seine beiden Vorderläufe bizarr verformt und offensichtlich gebrochen waren. Bei jedem Versuch des Pferdes aufzutreten, knickten diese immer wieder wie Streichhölzer zur Seite weg. Noch gravierender war aber die Tatsache, dass der Gaul an seiner linken Flanke komplett aufgerissen war und sich seine ganzen Eingeweide von innen nach außen wölbten.

Bei seinen verzweifelten Bemühungen, wieder auf die Hufe zu kommen, stieß das Pferd Laute aus, wie ich sie noch nie zuvor in meinem ganzen Leben gehört hatte. Während all der Jahre im Rettungsdienst habe ich weder davor noch danach jemals wieder eine lebende Kreatur solche Geräusche verursachen hören. Es klang wie das heisere Schreien eines Kindes, und gleichzeitig wiederum glaubte man, das dunkle Grollen einer wilden und gefährlichen Bestie zu hören. Mir lief es eiskalt den Rücken hinunter, was sicherlich auch am weiterhin strömenden Regen lag.

»Ist sonst noch jemand verletzt?«, fragte ich in die Runde.

»Ja, die Frau da in dem VW-Golf hat was abbekommen, ist aber, glaub ich, nicht so schlimm«, meinte einer aus der Gruppe und zeigte mit seinem Kinn in Richtung des Volkswagens.

Ich ging durch den unaufhörlich prasselnden Regen auf den genannten VW-Golf zu und sah hinein. Auf dem Fahrersitz saß eine völlig durchnässte und aufgelöste junge Frau, die offensichtlich mit dem Himmel um die Wette weinte. Die Frontscheibe ihres Wagens war in tausend kleine Scherben zerborsten und das Dach sowie die Motorhaube waren vorn eingedrückt.

»Hallo, ich bin vom Rettungsdienst«, stellte ich mich vor. »Geht es ihnen gut? Sind sie verletzt?«, fragte ich die Rotz und Wasser heulende Frau.

»Ich kann nichts dafür«, bekam ich zur Antwort.

»Das Pferd tauchte plötzlich vor mir auf und dann hat es nur noch ganz fürchterlich gekracht«, schluchzte sie weiter. Sie hatte lediglich eine kleine Beule an der Stirn und schien ansonsten völlig unverletzt zu sein. Allerdings war sie durch den in das Fahrzeuginnere eindringenden Regen völlig durchnässt und unterkühlt. Zudem war sie mit ihren Nerven komplett am Ende und zitterte am ganzen Leib. Ich untersuchte die junge Frau von Kopf bis Fuß, konnte aber keine weiteren Verletzungen oder Blessuren feststellen. Deshalb schlug ich ihr vor, sich in unserem RTW aufzuwärmen und sie dort noch einmal eingehender zu untersuchen. Ich half ihr beim Aussteigen und begleitete sie zu unserem Rettungswagen. Dort drin war es warm, trocken und sicher.

»Wie geht es dem Pferd?«, wollte sie auf dem Weg dorthin mit tränenerstickter Stimme von mir wissen. Ein schmerzerfülltes und gequältes Wiehern aus dem Straßengraben war die Antwort. Jetzt erschien auch endlich die Polizei am Unfallort und führte die üblichen Befragungen der am Unfall beteiligten Personen durch. Die junge Frau hatte sich inzwischen wieder etwas beruhigt und stand den Beamten Rede und Antwort. So bekam ich mit, dass wohl urplötzlich wie aus dem Nichts das Pferd vor ihrem Auto aufgetaucht war. Obwohl sie sofort voll auf die Bremsen trat, wurde das Tier von ihr frontal erfasst und über das Auto hinweg in den Straßengraben geschleudert. Das fürchterliche und gequälte Schreien des schwer verletzten Pferdes bildete eine permanente und beinahe unerträgliche Geräuschkulisse am Ort des Geschehens.

»Menschenskind«, wandte ich mich genervt an einen der Polizisten. »Könnt ihr das arme Vieh denn nicht endlich erschießen? Der Gaul quält sich doch nur noch!«

»Wir haben den zuständigen Jagdpächter bereits verständigt, der müsste eigentlich jeden Moment hier eintreffen«, bekam ich zur Antwort.

»Und wieso erlöst ihr das Tier nicht einfach?«, wollte ich weiter wissen.

Der Polizist verdrehte die Augen und sagte leicht gereizt: »Wenn ich jetzt hier einen Schuss abgebe, dann schreibe ich die nächsten drei Tage lang nur noch Berichte.«

Jetzt erschien auch endlich der Jägersmann auf der Bildfläche und wollte von der Polizei zunächst einmal ganz genau wissen, ob die Besitzverhältnisse des Pferdes schon geklärt seien. Offenbar hatte er gewaltige Angst vor eventuellen Scherereien mit dem Halter des Tieres. Unterdessen wurde das gequälte Wiehern des Pferdes immer unerträglicher.

Plötzlich stand auch noch die Besitzerin des Pferdes in der Tür unseres RTW und wollte völlig aufgelöst wissen, was passiert war. Sie erkundigte sich danach, wie es der jungen Frau ginge, was ich angesichts der Umstände noch eine ziemlich nette Geste fand. Offenbar war das Pferd aus seiner Koppel ausgebüxt und dann voller Panik im strömenden Regen auf die Straße und direkt vor den Golf der jungen Frau gelaufen. Der Jäger und die Pferdehalterin unterhielten sich kurz und machten sich dann endlich auf den Weg, um das zu tun, was getan werden musste. Kurz darauf peitschte ein Schuss durch die Nacht und das ohrenbetäubende und markerschütternde Wiehern des Pferdes hörte endlich auf.

Wie durch ein Wunder erstarb in diesem Moment auch plötzlich der Regen. Angesichts der nunmehr herrschenden Stille brach die junge Golffahrerin erneut in Tränen aus und schluchzte immer wieder: »Das hab ich nicht gewollt, ich kann doch nichts dafür.«

Wir brachten sie zur weiteren Abklärung ins nächstgelegene Krankenhaus, wo aber außer einer Prellung an der Stirn und einer leichten Gehirnerschütterung, nichts weiter festgestellt wurde. Das fürchterliche Schreien des schwer verletzten Pferdes begleitete mich jedoch noch tagelang und allein der Gedanke daran, sorgt bei mir auch heute noch für eine Gänsehaut.

34

Lebenswert

2010

Die wenigsten Menschen machen sich ernsthafte Gedanken darüber, dass ihnen auch in den Ferien etwas zustoßen könnte. Schließlich will man sich im wohlverdienten Urlaub vom Alltagsstress erholen und nicht mit solch negativen Dingen herumschlagen. Doch auch am Strand von Mallorca kann man plötzlich einen Herzinfarkt erleiden. Genauso gut kann man sich bei einer Trekkingtour durch Nepal beide Beine brechen. Glauben Sie mir, solche Dinge passieren ständig. Mögen die Ferien im exotischen Ausland bis dahin auch noch so schön gewesen sein, so ist der Spaß spätestens beim Aufenthalt in einem ausländischen Krankenhaus vorbei. Diese Krankenhäuser sind selten amüsant und meistens Lichtjahre vom gewohnten Standard entfernt. In der Regel sehnt sich dann der beitragszahlende Kassenpatient ziemlich bald nach den Annehmlichkeiten und dem hohen Niveau des heimischen Gesundheitssystems zurück. Doch ohne ausreichenden Versicherungsschutz wird so eine Rückverlegung mit dem Ambulanzjet eine ziemlich teure Angelegenheit. Wir sprechen hier von Summen, die durchaus dem Kaufpreis eines vollausgestatteten Mittelklassewagens entsprechen. Hier gab es schon für so manchen akut erkrankten oder verletzten Urlauber ein böses Erwachen, denn ohne eine entsprechende Zusatzversicherung bleibt man ganz allein auf diesen exorbitant hohen Kosten sitzen. Ich rate Ihnen daher dringend, noch vor Antritt ihrer nächsten Urlaubsreise, eine Reisekrankenversicherung abzuschließen, die explizit die Kosten für einen Rücktransport bei Krankheit, Unfall oder Tod abdeckt.

Die Rettungsdienste und diverse Krankentransportfirmen haben das ganze Jahr über gut mit solchen Patienten zu tun. Einige von ihnen haben sich sogar ausschließlich auf die Rückholung von verletzten oder akut erkrankten Touristen spezialisiert. Im Laufe der letzten Jahre hat sich eine regelrechte Reiserückholindustrie entwickelt. Diesen perfekt durchorganisierten und exklusiven Service lassen sich die daran beteiligten Unternehmen natürlich fürstlich bezahlen.

Kein Wunder, stellen sie sich doch einmal vor, sie würden mit einem extra für sie gecharterten Privatjet um den halben Erdball fliegen. Schon unter normalen Umständen nahezu unbezahlbar, oder?! Bei einem solchen Ambulanzjet handelt es sich hingegen um eine fliegende Intensivstation mit Arzt, Pflegepersonal und allen notwendigen medizinischen Gerätschaften inklusive kompletter Flugzeugbesatzung. Das verteuert die Angelegenheit natürlich noch einmal erheblich. Eigentlich sollte man den Wert eines Menschenlebens ja nicht in Geld bemessen, aber manchmal frage ich mich schon, ob der enorme Aufwand, der hier für ein einziges kleines Menschlein betrieben wird, tatsächlich gerechtfertigt ist.

Ein Beispiel: Unser Rettungsdienst verlegt im Auftrag diverser Versicherungsgesellschaften all jene Urlauber, welche durch eine akute Erkrankung oder verletzungsbedingt gezwungen sind, ihre Ferien vorzeitig abzubrechen, in ein Krankenhaus ihrer Wahl. In der Regel landen diese mit dem Ambulanzjet eines Automobilclubs oder einer anderen Hilfsorganisation auf einem Flughafen in der Nähe ihres Wohnortes. Dort werden sie dann vom bodengebundenen Rettungsdienst übernommen und in das nächstgelegene und für die weitere Behandlung am besten geeignete Krankenhaus transportiert.

Heute zum Beispiel kam der Ambulanzflieger direkt aus Thailand und hatte einen lebensbedrohlich erkrankten Heimkehrer an Bord. Dieser Mensch litt bis vor Kurzem noch unter einer chronischen Niereninsuffizienz und war daher drei Mal wöchentlich auf die Dialyse angewiesen. Im Klartext bedeutete das, dass seine Nieren nicht mehr richtig funktionierten und er deshalb drei Mal pro Woche für einen halben Tag zur Blutwäsche musste. So wie dieser arme Tropf, warten Zigtausende andere Patienten auch, überall auf der ganzen Welt, oft viele Jahre lang darauf, durch eine Nierentransplantation von ihrem Leiden erlöst zu werden.

Eine passende Spenderniere zu finden gleicht jedoch den berühmten Sechs Richtigen im Lotto. Erschwerend kommt noch hinzu, dass die ohnehin schon geringe Spendenbereitschaft durch einige schwarze Schafe in dieser Branche und den damit verbundenen negativen Medienberichten sogar noch gesunken ist. Unserem Thailandurlauber widerfuhr jedoch dieses unglaubliche Glück und er erhielt eines Tages tatsächlich die Niere eines tödlich verunglückten Motorradfahrers transplantiert. Eine Spezies übrigens, welche sich über die Jahre hinweg als ideale und am häufigsten verfügbare Zielgruppe für das Spenden menschlicher Organe herauskristallisiert hat. Meistens sind diese noch relativ jung und in der Regel gesund und risikofreudig. Lebern, Nieren, Herzen und Lungen sind weltweit heiß begehrte Objekte, und immer wenn ich irgendwo eine Gruppe von Motorradfahrern sehe, rufe ich entzückt: »Ah, guck an, die Organspender sind wieder unterwegs!«

Meistens ernte ich für diesen Spruch allerdings nur böse Blicke. So eine Organtransplantation ist kein Zuckerschlecken. Im Gegenteil, es handelt sich um eine ziemlich aufwendige Angelegenheit, die oft eine langwierige und natürlich auch extrem kostspielige Nachbehandlung erfordert.

Kaum war unser Patient nach der Nierentransplantation wieder halbwegs auf den Beinen, flog er entgegen den Anordnungen seines Arztes mit seiner ›neuen‹ Niere nach Thailand. Dort ließ er es jetzt erst einmal so richtig krachen. Angesichts der jahrelang erlittenen Entbehrungen ein durchaus verständliches und nachvollziehbares Verhalten. Da frisch Organtransplantierte in ihrer Immunabwehr jedoch ziemlich geschwächt sind, fing sich unser Freund in Thailand natürlich prompt einen besonders exotischen ›Käfer‹ ein. Er landete daraufhin mit einer dicken Sepsis im Krankenhaus und fiel dort schließlich ins Koma. Viele Wochen lang lag er mehr Tod als lebendig auf der Intensivstation. Als er dann endlich transportfähig war, entschlossen sich seine Angehörigen, ihn nach Hause zu holen. Seine gerade erst eingepflanzte neue Niere hatte sich inzwischen wieder verabschiedet und war ihrem Erstbesitzer in den Biker Himmel nachgefolgt. Insgesamt betrachtet und nüchtern gesehen standen die Chancen unserer ›Wanderniere‹ mehr schlecht als recht, diese ganze Sache lebend zu überstehen.

In diesem äußerst kritischen und bedauernswerten Zustand übernahmen wir den Patienten vom Team des Ambulanzfliegers. Wir verlegten ihn in Begleitung eines Arztes weiterhin intubiert, beatmet und im Koma liegend, mehr oder weniger zum Sterben in sein Heimatkrankenhaus. Die Kosten, welche allein dieser Patient dem Gesundheitswesen, und damit der Allgemeinheit aufgebürdet hat, würden wohl locker reichen, um mein Haus auf einen Schlag abzubezahlen. Verstehen sie mich bitte nicht falsch. Ich finde es durchaus legitim, alles Erforderliche und Menschenmögliche zu tun, um notfalls ein Leben zu retten, koste es auch, was es wolle. Aber angesichts der Tatsache, dass jeden Tag Tausende von Menschen auf dieser Kugel sterben müssen, nur weil die einfachsten medizinischen Ressourcen fehlen, frage ich mich eben schon, ob der ganze logistische und finanzielle Aufwand, der hier für eine einzige Person betrieben wird, nicht den Rahmen des gesunden Menschenverstandes sprengt?!

Übrigens: Haben Sie sich schon einmal Gedanken über einen Organspenderausweis gemacht? Es kostet sie nichts (außer ihrem Leben) und würde vielen schwer kranken Menschen helfen. Vielleicht auch irgendwann einmal ihnen?!!!

35

Geschüttelt, nicht gerührt

1989

Einmal ein Feuerwehrmann, immer ein Feuerwehrmann. Das erklärte auch, warum der schwer herzkranke und längst für dienstunfähig erklärte Karl-Heinz B. trotzdem zum Brandort geeilt war, obwohl es ihn eigentlich gar nichts mehr anging. Er wollte seine ehemaligen Kameraden von der freiwilligen Feuerwehr zumindest seelisch und moralisch unterstützen, wenn er schon nicht mehr selbst aktiv bei der Brandbekämpfung mitwirken konnte. Die Scheune des alten Bauernhofs brannte bereits lichterloh und war schon fast bis auf die Grundmauern niedergebrannt. Zahlreiche Schaulustige waren versammelt und ließen sich dieses aufsehenerregende Spektakel natürlich nicht entgehen.

Mein Kollege Klaus und ich wurden von unserer Leitstelle ebenfalls zum Brandort beordert. Schließlich konnte man nie ausschließen, dass es bei den Löscharbeiten nicht plötzlich doch zu Rauchvergiftungen oder anderen Verletzungen kommen würde. Da konnte es nicht schaden, wenn vorsorglich schon mal ein Rettungswagen vor Ort war.

Als wir wenige Minuten später und nichts Böses ahnend am Einsatzort ankamen, wurden wir plötzlich von mehreren aufgeregten Feuerwehrleuten bestürmt: »Schnell, schnell, er atmet nicht mehr!«

Karl-Heinz B. lag auf der Erde, während zwei seiner ehemaligen Feuerwehrkameraden versuchten, ihn wiederzubeleben.

»Er ist plötzlich umgefallen und blau angelaufen«, klärte man uns auf.

»Kennt ihn jemand genauer?«, fragte Klaus die Umstehenden.

»Ja, das ist Karl-Heinz B., ein ehemaliger Kamerad und Feuerwehrmann mit Leib und Seele. Er hat seit Längerem ein krankes Herz und ist deshalb nicht mehr aktiv bei uns«, erfuhren wir nun von den immer noch weiter reanimierenden Feuerwehrleuten.

»Ok, dann lösen wir euch mal ab«, meinte Klaus und sagte dann zu mir gewandt: »Mach du die Herzdruckmassage.«

»Alles klar«, antwortete ich und übernahm die Kompression des Brustkorbes von Karl-Heinz B. Die völlig erschöpften und klatschnass geschwitzten Ersthelfer räumten das Feld. So eine Reanimation ist eine anstrengende Sache. Ganz zu schweigen von der psychischen Belastung, insbesondere dann, wenn man das betreffende Opfer auch noch persönlich kennt.

Während die Löscharbeiten um uns herum weiterhin in vollem Gang waren, forderte Klaus über Funk den Notarzt nach und machte sich anschließend daran, den Patienten mit dem Beatmungsbeutel zu beatmen. Karl-Heinz B. hatte eine dicke Operationsnarbe auf seiner Brust, was auf einen größeren Eingriff am Herzen schließen ließ. Während ich nun rhythmisch auf seinem nackten Brustkorb vor mich hin drückte, schoss mir plötzlich ein stechender Schmerz in beide Unterarme.

»Aua«, schrie ich erschrocken auf und brach die Herzdruckmassage ab.

»Was ist denn los?«, wollte Klaus von mir wissen.

»Ich weiß auch nicht«, antwortete ich und rieb mir meine schmerzenden Ellenbogen. »Irgendwie hab ich gerade einen Stromschlag oder so was Ähnliches abbekommen.«

»Was?«, rief Klaus ungläubig.

»Ach ja, er hat glaube ich so einen eingebauten Herzschrittmacher mit Elektroschockfunktion«, klärte uns nun einer der umstehenden Gaffer auf.

»Na toll«, brummte ich vor mich hin. »Da drückt man nichts ahnend auf einem fremden Brustkorb herum und bekommt erst mal eine geschüttelt!« Durch die Reanimationsbemühungen hatte das Herz von Karl-Heinz B. offenbar zu flimmern begonnen und der eingebaute Defibrillator hatte daraufhin dem Herzmuskel von Karl-Heinz B., sowie meinen Unterarmen, einen Elektroschock verpasst. Das nahe dem Herzen eingepflanzte Gerät hätte eigentlich schon viel früher einsetzen müssen, dann wäre es vermutlich gar nicht erst zu dem Herzstillstand gekommen. Warum auch immer das Gerät zuerst versagt hatte, jetzt schien es jedenfalls zu funktionieren, denn meine Hände und Unterarme kribbelten immer noch wie verrückt.

Das Gefühl rief alte Kindheitserinnerungen in mir wach. Als kleiner Knirps hatte ich nämlich einmal unwissentlich gegen einen elektrisch geladenen Weidezaun gepinkelt. Das jetzige Kribbeln in den Unterarmen war jedoch nichts im Vergleich zu jenen Schmerzen, die ich damals an meiner empfindlichsten Stelle verspürte. Glauben Sie mir, es ist ein tolles Gefühl, wenn der Schmerz wieder nachlässt.

Nach dieser eher unfreiwilligen erektilen Stimulation war ich bis zum heutigen Tage von weiteren unangenehmen Erfahrungen mit elektrischem Strom verschont geblieben.

Im EKG von Karl-Heinz B. zeigte sich jetzt wieder eine normale Herzaktion und auch die Atmung setzte wieder ein. Als wenig später der Notarzt eintraf, fand dieser einen spontan atmenden Patienten mit einer stabilen Herzfrequenz vor. Knapp 30 Minuten später übergaben wir Karl-Heinz B., inzwischen wieder wach und ansprechbar, auf der Intensivstation in der nahe gelegenen Universitätsklinik. Er konnte das Krankenhaus schon bald darauf wieder verlassen und hatte außer ein paar gebrochenen Rippen keine bleibenden Schäden davongetragen.

Das Gefühl, bei der Rettung eines Menschenlebens mitgewirkt zu haben, lässt sich nicht so leicht in Worte fassen. Im Rettungsdienst kommt das leider viel zu selten vor. Karl-Heinz B. hatte einfach Glück, dass er von seinen Kameraden unmittelbar nach seinem Kollaps reanimiert wurde. Wäre er, wie so oft, bis zu unserem Eintreffen am Notfallort unversorgt geblieben, hätte auch er dieses Ereignis, wie die meisten anderen Patienten, mit einem Herz Kreislaufstillstand, mit an Sicherheit grenzender Wahrscheinlichkeit nicht überlebt. In den allermeisten Fällen stehen nämlich zahlreiche Gaffer nur tatenlos herum und rühren aus Angst davor etwas falsch zu machen, keinen Finger. Das menschliche Gehirn toleriert aber höchstens 3-5 Minuten ohne Sauerstoff. Danach kommt es bereits zu irreparablen Schäden.

Wenn dann der Rettungsdienst nach durchschnittlich 8 Minuten beim Patienten eintrifft, ist es meistens schon zu spät. Selbst wenn wir das Herz wieder zum Schlagen bringen sollten, haben wir doch bestenfalls nur einen neuen hirntoten Patienten im Wachkoma produziert. Deswegen kommt der frühestmöglichen Reanimation durch Laien wie SIE, eine entscheidende Bedeutung zu. Sie als Ersthelfer entscheiden über Leben und Tod, nicht wir vom Rettungsdienst. Wüssten Sie, was im Ernstfall zu tun ist? Wann haben sie zuletzt einen CPR- oder Erste Hilfe Kurs besucht? Denken sie einmal darüber nach …

36

Homo Beschwerdiensis

Wenn Sie, lieber Leser, beim Bäcker ihres Vertrauens ihre Brötchen kaufen, schreiben sie ihm dann auch vor, wie er diese zu backen hat? Vermutlich nicht, oder?! Mit unserer Arbeit im Rettungsdienst sieht das leider etwas anders aus. Wir sind von einer Vielzahl wahrer Experten in präklinischer Notfallmedizin geradezu umzingelt. Jeder kennt sich aus, jeder weiß Bescheid, jeder redet mit. In der Regel werden wir von wildfremden Menschen zu Hilfe gerufen, welche uns dann, kaum haben wir einen Fuß über die Schwelle ihrer Wohnungstür gesetzt, vorschreiben wollen, wie wir unsere Arbeit zu machen haben.

»Bringen sie eine Trage mit« oder »er braucht unbedingt Sauerstoff« sind dabei noch die harmlosesten Befehle der Hilfe suchenden Kundschaft. Wie sicherlich die meisten meiner Rettungsdienstkollegen auch, mache ich mir aber gerne selbst ein Bild von der Situation vor Ort und entscheide dann anhand dessen über die erforderlichen Maßnahmen und den richtigen und zweckmäßigen Einsatz des dafür benötigten Materials. Leider wird diese Vorgehensweise nicht von allen Patienten oder deren Angehörigen goutiert. Das führt dann mitunter zu bösen Missverständnissen und teilweise wirklich haarsträubenden Beschwerden.

Ständig beklagt man sich zum Beispiel über die angeblich falsch gewählte Route ins Krankenhaus, die ruppige Fahrweise oder das Schaukeln des Rettungswagens während der Fahrt, als ob wir vom Rettungsdienst für den Zustand der Straßen oder gar die Bauweise der eingesetzten Fahrzeuge verantwortlich wären.

Ein anderes Mal hat man sich dann angeblich im Ton vergriffen, obwohl man selbst die ganze Zeit über nur unfreundlich behandelt oder sogar aufs Übelste beschimpft wurde. Es gibt sogar Menschen, die sich allen Ernstes darüber beschweren, weil »die zwei Sanitäter im Rettungswagen gelacht haben. Schließlich sei das doch eine ernste Sache und man könne sich beim besten Willen nicht vorstellen, was es denn da zu lachen gäbe«.

Das Lachen, glauben Sie mir, kann einem wirklich schon mal vergehen. Manchmal frage ich mich, warum diese Leute überhaupt den Rettungsdienst rufen, wenn sie doch sowieso von vorneherein alles besser wissen und vor allem alles besser können. Zum Glück handelt es sich dabei nur um einige wenige Ausnahmen und der überwiegende Teil unserer Kundschaft ist froh und dankbar für die geleistete Arbeit.

Dennoch sind diese chronische Klugscheißeritis und der Morbus Besserwissus leider ein ziemlich weit verbreitetes Übel. Ein durch den regelmäßigen Konsum zahlloser Arzt- und Krankenhausserien geschultes Auge macht inzwischen fast jeden Anrufer zu einem echten ›Experten‹ in Notfallmedizin. Manch einer von ihnen hält die Mitarbeiter des Rettungsdienstes ohnehin nur für beschränkte und blaulichtgeile Rettungsrambos, die von Tuten und Blasen keine Ahnung haben.

Vielleicht übertreibe ich gerade ein wenig, aber insgesamt lässt sich wohl festhalten, dass der normale Durchschnittsbürger von der tatsächlichen Arbeit und der beruflichen Qualifikation der im Einsatz befindlichen Rettungskräfte nicht die leiseste Ahnung besitzt. Das stelle ich selbst immer wieder und auch heute noch, nach immerhin 25 Jahren in diesem Business fest: »Darfst du denn auch mit Blaulicht fahren?« oder »Braucht man dafür eigentlich eine Ausbildung?« sind noch die drolligsten Kommentare, denen ich begegne, wenn ich mich als Rettungssanitäter oute. Die Leute haben schlichtweg keine Ahnung!

Trotz oder gerade wegen dieser Ahnungslosigkeit erdreisten sich dennoch viele uns vorschreiben zu wollen, wie wir unseren Job zu erledigen haben. Mich nervt das gewaltig.

Ein Beispiel: Die Nachbarin von Frau Müller beschwerte sich in einem drei Seiten langen Brief. ›Wir hätten die arme Frau wie einen nassen Sack aus ihrer Wohnung ›geschleift‹ und dann wie ein Stück Vieh auf unsere Trage geworfen.‹ Was der besorgten Nachbarin offenbar entgangen war, ist die Tatsache, dass Frau Müller erstens 100 kg wog und zweitens seit mindestens drei Tagen in ihrer kleinen und völlig verwahrlosten Wohnung am Boden gelegen hatte. Jetzt frage ich Sie: Wenn man doch angeblich so sehr um das Wohl seiner Nachbarin besorgt ist, wie kommt es dann, dass diese unbemerkt drei volle Tage lang in ihren eigenen Exkrementen am Boden liegen konnte?

Ein anderes Beispiel: Herr Schmidt verklagte uns auf Schadensersatz und Schmerzensgeld. Seiner Meinung nach hatten wir ihn nicht fachgerecht versorgt, sondern seien ›grob fahrlässig und rücksichtslos‹ mit ihm umgegangen. Zum besseren Verständnis: Herr Schmidt lag buchstäblich sturzbetrunken vor seiner Haustür und beschimpfte uns während des gesamten Einsatzes als »Blöde Vollidioten und dumme Arschlöcher.« Er war aber nicht nur aggressiv, sondern verweigerte auch noch sämtliche Maßnahmen unsererseits. Zu allem Überfluss hatte er sich auch noch in die Hosen gemacht und stank wie die Pest. Aufgrund seines enormen Alkoholpegels war er überhaupt nicht mehr in der Lage, die Situation objektiv wahrzunehmen oder diese gar rational zu beurteilen.

Besonders prickelnd finde ich aber jene Beschwerden Dritter, die selbst zwar keinen Finger am Notfallort rühren, um zu helfen, aber dann im Nachhinein die vom Rettungsdienst getroffenen Maßnahmen als völlig falsch und unangemessen kritisieren. Da schwillt mir die Drüse.

Als Mitarbeiter des Rettungsdienstes steht man immer im Fokus der Öffentlichkeit. Unsere Arbeit soll auch kritisch hinterfragt und reflektiert werden. Ich stelle mich gerne jeder Kritik, sofern sie berechtigt ist. Doch woher bitte, nehmen sich diese Leute das Recht heraus, unsere Arbeit und unsere Vorgehensweise objektiv und korrekt beurteilen zu können?! Aus dem Fernsehen? Von Dr. Google? Glauben sie mir, wir geben alle täglich unser Bestes, um in Not geratenen Menschen zu helfen, aber natürlich werden überall da, wo Menschen arbeiten, auch Fehler gemacht. Lassen sie uns doch bitte einfach unseren Job erledigen. In der Regel wissen wir nämlich sehr genau, was wir tun! So, das musste einfach mal gesagt werden. Vielen Dank!

37

»Heil dir, Helvetia«

1. August 1997

Ausgerechnet am Nationalfeiertag der Schweizerischen Eidgenossenschaft trat ich meine neue Stelle bei einem Rettungsdienst in der Alpenrepublik an. Nach acht Jahren haupt- und nebenamtlicher Tätigkeit in einem deutschen Rettungsdienst war die Zeit endlich reif für einen Tapetenwechsel. Die Arbeitsbedingungen standen mittlerweile im krassen Gegensatz zu den Verdienstmöglichkeiten, die sich einem im sogenannten Land der Dichter und Denker boten. Es war auf Dauer einfach zu frustrierend, dass am Ende des Geldes immer noch so viel Monat übrig war. Wie die meisten anderen Kollegen auch musste ich bereits zwei Nebenjobs nachgehen, um einigermaßen über die Runden zu kommen. Daher beschloss ich aus der Not eine Tugend zu machen und bewarb mich um eine neue Stelle in der Schweiz.

Ohne Probleme bekam ich sofort eine unbefristete Festanstellung beim größten privaten Rettungsdienst des Landes. Der deutsche Herrenmensch ist ja gemeinhin der Ansicht, dass die Unterschiede zwischen der Schweiz und Deutschland nicht allzu groß seien. Diesem Irrglauben sind schon viele meiner eingewanderten deutschen Landsleute aufgesessen und letzten Endes auch daran gescheitert. Glauben sie mir, die Unterschiede in Kultur, Sprache und Mentalität sind sogar ganz gewaltig, wie ich schon gleich an meinem ersten Arbeitstag feststellen musste.

Zuallererst einmal sind die meisten Schweizerinnen und Schweizer extrem freundliche Zeitgenossen. Das macht den Umgang untereinander sehr angenehm, sorgt aber bei einem deutschen Bürger bisweilen für Verwirrung, weil dieser ein solches Verhalten aus der alten Heimat nicht zwangsläufig gewohnt ist.

Das ständige »Grüezi«, welches einem wildfremde Menschen auf der Straße entgegenschmettern, sowie das permanente »Bitte«, »Merci« und »einen schönen Tag noch« können anfangs ziemlich verwirrend sein. Selbst wenn dann doch einmal ein böses Wort fällt, klingt das bei Weitem nicht so hart wie auf Hochdeutsch, oder würden sie sich ernsthaft beleidigt fühlen, wenn sie zum Beispiel jemand als »Fudigsicht« oder »Füdeligiege« tituliert?! Wahrscheinlich nicht. Beim hochdeutschen Pendant hingegen, dem »Arschgesicht« bzw. der »Arschgeige« sähe das vermutlich schon wieder anders aus, oder?!

Merkwürdig fand ich persönlich auch die Tatsache, dass man mir zur Begrüßung die Hand mit den Worten: »Tschüss Horst«, entgegenstreckte. Zuerst dachte ich: »Okay, dann geh ich halt wieder«, merkte dann aber doch recht schnell, dass es in der Schweiz wohl so üblich ist, sich mit »Tschüss« zu begrüßen.

Selbstverständlich ist aber auch diese Gepflogenheit, wie so ziemlich alles andere auch, von Kanton zu Kanton verschieden. Im Gegensatz zu so manch anderem eingewanderten deutschen Nordlicht, hatte ich als grenznah aufgewachsener Südbadener und deshalb ebenfalls Dialekt sprechender Mensch, keine allzu großen Verständigungsprobleme, sondern hörte mich relativ rasch in das hier gesprochene »Schwyzerdütsch« hinein.

Umgekehrt sah das allerdings wieder etwas anders aus. Die von mir gewohnte und seit Jahren praktizierte Sprechgeschwindigkeit war für die allermeisten Eidgenossen schlichtweg zu schnell. So kam es immer wieder zu Missverständnissen und ich musste leider feststellen, dass man sich im Grunde genommen zwar die gleiche Sprache teilt, sich deshalb aber noch lange nicht auf Anhieb richtig verstand. Das einzige wirklich ausschlaggebende Element, um in der Schweiz dazuzugehören und gesellschaftlich voll akzeptiert zu werden, war und ist die Beherrschung von mindestens einem der zahlreichen verschiedenen Idiome. Ist das der Fall, macht es dann auch überhaupt keinen Unterschied mehr, ob man gelb, schwarz, rot oder grün aussieht.

Auch die Tätigkeit als Torschütze in einem Schweizer Bundesligaverein, hier kurioserweise »Nazi« genannt, beschleunigt die Akzeptanz vonseiten der einheimischen Bevölkerung und die Einbürgerung als solches erheblich. Schweizer Bürgerinnen und Bürgern gelegentlich das Leben zu retten, hat hingegen keinen wesentlichen oder gar beschleunigenden Einfluss auf diesen Prozess. Auch aus rettungsdienstlicher Sicht gab und gibt es hier große Unterschiede.

So fuhr ich zum Beispiel mit amerikanischen Rettungswagen der Marke Chevrolet zum Einsatz. Angesichts der Tatsache, dass es sich bei Louis Chevrolet um einen in die USA emigrierten Schweizer Ingenieur handelte, ergab dies hingegen schon wieder einen Sinn. V8 Motor und endlos viel PS unter der Haube war man aus deutschen Rettungsdienstlanden natürlich nicht gewohnt, wo man doch in der Regel eher auf völlig untermotorisierten Fahrzeugen heimischer Produktion unterwegs war.

Auch in puncto Dienstkleidung entsprach man eher dem amerikanischen Vorbild. Mit grauer Hose, hellblauem Pilotenhemd und mitternachtsblauer Krawatte, sowie Schulterklappen und Namensschild sah man einem US-Paramedic jedenfalls wesentlich ähnlicher, als in den schmutzanfälligen und schlecht sitzenden schneeweißen deutschen Einsatzklamotten.

Ganz zu schweigen von den weitreichenden Befugnissen, einen Notfallpatienten in Eigenregie zu versorgen. Während man in Deutschland beinahe immer einen Notarzt hinzuziehen musste, so war es einem Rettungssanitäter in der Schweiz durchaus gestattet, im Rahmen eines festgeschriebenen Maßnahmenkatalogs eigenverantwortlich Medikamente zu verabreichen und invasive Notfalltechniken anzuwenden. Allerdings musste man dafür auch einmal jährlich eine sogenannte Kompetenzprüfung ablegen, um weiterhin auf die Menschheit losgelassen zu werden.

Erschreckend fand ich hingegen die extrem hohe Rate an Selbstmordkandidaten. Das hatte ich in dieser Häufigkeit so noch nicht erlebt. Weltweit betrachtet und prozentual zur Anzahl der Bevölkerung gesehen, steht die kleine Schweiz nämlich an dritter Stelle, was die Suizidrate betrifft. Ständig versucht sich hier jemand das Licht auszuknipsen. Die große Dichte an Schusswaffen fördert diesen Umstand natürlich noch und kann es locker mit den Vereinigten Staaten aufnehmen. Nahezu jeder Eidgenosse, der etwas auf sich hält, bewahrt ein oder gar mehrere Schießeisen bei sich zu Hause auf. Rücksichtsvoll und bescheiden, wie die Schweizerinnen und Schweizer nun einmal sind, werden diese Waffen jedoch fast ausnahmslos für den eigenen Suizid und selten bis gar nicht gegen Dritte eingesetzt.

Der krasseste Unterschied zu meinem alten Job in Deutschland war jedoch die Tatsache, dass man hier als Rettungssanitäter auch für den Abtransport von Leichen zuständig war. Während man im deutschen Rettungsdienst nach einem Todesfall den Einsatzort mit gesenktem Haupt verließ und schleunigst das Weite suchte, wechselte man hier lediglich das Fahrzeug und die Dienstkleidung. Wenig später erschien man dann mit dem Leichenwagen erneut am Ort des Geschehens, um den soeben Verblichenen in Anzug und Krawatte einzutüten. Man pendelte also quasi ständig zwischen Leben und Tod hin und her. Anfangs kam mir das noch ziemlich befremdlich vor, aber mit der Zeit gewöhnte ich mich daran und fand sogar richtig Gefallen an meiner neuen Tätigkeit als ›Rettungsbestatter‹.

Besonders angenehm war natürlich auch die wesentlich bessere Bezahlung für die im Grunde genommen gleiche Tätigkeit. Endlich war ich nicht mehr auf irgendwelche Nebenjobs angewiesen, um meinen Lebensunterhalt bestreiten zu können.

Auch die Akzeptanz vonseiten der Bevölkerung, sowie der Respekt, der den Mitarbeitern des Rettungsdienstes generell entgegengebracht wurde, waren weit besser ausgeprägt, als ich das von Deutschland her gewohnt war.

Der einzige Wermutstropfen war lediglich die relativ offene Ablehnung, die einem als ›Schwob‹ bisweilen entgegenschlug. So werden in der Schweiz nämlich alle Deutschen tituliert, ganz egal ob sie nun aus Flensburg oder Oberammergau stammen. Je nach Alkoholpegel oder politischem Standpunkt wird diesem ›Schwob‹ dann noch gelegentlich das Attribut ›Scheiß‹ oder »Drecks‹ davorgesetzt.

Als ich vor 18 Jahren als einer der ersten Deutschen in der Schweiz anfing, genoss ich noch einen gewissen Exotenbonus. Mittlerweile aber wird die kleine Schweiz von deutschen Einwanderern geradezu überflutet. Speziell das Schweizer Gesundheitswesen ist praktisch fest in deutscher Hand. Allerdings sind an diesem allgemein vorherrschenden ›Schwobebashing‹ einige meiner Landsleute nicht ganz unschuldig. Wer einfach nicht bereit ist, sich den hiesigen Sitten und Gepflogenheiten anzupassen und sich dann auch noch nach Gutsherrenart aufführt wie die berühmte Axt im Wald, muss sich nicht wundern, wenn er auf breite Ablehnung stößt.

Die Schweiz ist eben nicht der kleine drollige Bruder von Deutschland, wie viele Teutonen nicht müde werden zu behaupten, sondern ein eigenständiges und souveränes Land. Wir Deutschen sind hier die Ausländer. So einfach ist das. Hat man das erst einmal begriffen und verhält sich dementsprechend, lernt man ein sehr weltoffenes, herzliches und tolerantes Völkchen kennen, das einen geradezu mustergültigen und bestens funktionierenden Staat unterhält. Meines Erachtens ist die Schweiz auch das einzige Land, welches den Namen Demokratie tatsächlich verdient. Wer hat`s erfunden? Genau, die Schweizer! Hier bestimmt nämlich wirklich das Volk die Geschicke des Landes und ist nicht nur Stimmvieh für die etablierten Parteien, das alle 4 oder 5 Jahre ein Kreuzchen machen darf und ansonsten bitte möglichst die Klappe zu halten hat. Ich fühle mich hier jedenfalls sauwohl und träume inzwischen sogar schon in Schwyzerdütsch.

Eine Rückkehr nach Deutschland kann ich mir beim besten Willen nicht mehr vorstellen. Hier habe ich meinen Freundeskreis, einen anständig bezahlten Job und vor allem endlich die Liebe meines Lebens gefunden. Nach diversen Dramen mit diversen Damen bin ich seit einigen Jahren glücklich mit einer Schweizerin verheiratet. Seit Kurzem bin ich Schweizer Staatsbürger und finde es ›hurelässig‹. Heil dir, Helvetia.

38

»Nimmt der Opi Opium, haut Opium den Opi um«

2001

Es war früher Sonntagabend und der Tag bislang eher ruhig verlaufen.

»Verdacht auf Lebensmittelvergiftung«, lautete die Einsatzmeldung. Als wir kurz darauf an der besagten Adresse eintrafen, fanden wir ein älteres Ehepaar vor, das sich ziemlich merkwürdig benahm. Die alte Dame kicherte die ganze Zeit vor sich hin, während der deutlich ältere Großvater am Küchentisch sass und stoisch vor sich hin grinste.

»Was ist denn passiert?«, wollte ich von der alten Dame wissen.

»Ich weiß auch nicht«, kicherte diese und hielt sich dabei die Hand vor den Mund. »Mir ist irgendwie so komisch.«

»Und was ist mit Ihnen?«, wandte ich mich an den betagten Großvater.

»Mir geht's prima«, lallte dieser mit schwerer Zunge und starrte dabei stoisch geradeaus.

»Haben Sie was getrunken?«, fragte ich weiter.

»Nein«, lautete die einhellige Antwort. »Wissen Sie, junger Mann, wir waren übers Wochenende verreist, und als wir heute gegen Abend zurückkamen, haben wir von den Keksen hier gegessen, die uns unser Enkelsohn gebacken hat. Er ist ja so ein Schatz!«

»Was für Kekse?«, wollte ich von der alten Dame wissen.

»Na hier, von diesen Schokoladekeksen haben wir gegessen. Eigentlich hatte ich ja gar keinen Hunger mehr, aber ich dachte mir, wo er sich doch schon solche Mühe gegeben hat, nicht wahr, Siegfried?«

Opa Siegfried saß mit glasigen Augen am Küchentisch und war offensichtlich völlig stoned.

»Und weshalb genau haben Sie jetzt den Rettungsdienst gerufen?«, bohrte ich weiter.

»Stellen sie sich vor, mein Mann wäre vorhin beinahe umgefallen«, lachte die alte Dame schallend. »Mir ist auch irgendwie so blümerant zumute. Ich glaube, wir haben beide etwas Schlechtes gegessen. Dabei hat es doch heute in dem Restaurant, wo wir zu Mittag gegessen haben, so gut geschmeckt, nicht wahr, Siegfried?«

Siegfried nickte stumm und sagte nun gar nichts mehr. Er starrte nur noch mit entrücktem Blick ins Leere und schwebte offenbar gerade in anderen Sphären des Bewusstseins.

»Haben Sie denn beide das Gleiche gegessen?«, fragte ich weiter.

»Nein, ich hatte Hühnchen mit Gemüse und Siegfried ein Jägerschnitzel mit Pilzen. Vielleicht waren die ja giftig?!«, meinte die alte Dame mit verschwörerischer Miene.

Die Überprüfung der Vitalparameter wie Puls, Blutdruck und Sauerstoffsättigung lieferte leider auch keine neuen Erkenntnisse. Merkwürdige Sache, dachte ich mir und schlug daher vor, die beiden alten Herrschaften sicherheitshalber zur weiteren Abklärung mit ins Krankenhaus zu nehmen.

Just in diesem Moment öffnete sich die Wohnungstür und ein junger Mann betrat die Wohnung. »Hallo«, grüßte er überrascht. »Was ist denn hier los? Krankenwagen? Ist was mit Opa?«, fragte er besorgt.

»Das wissen wir noch nicht so genau«, antwortete ich.

»Stell dir vor, Christian«, wandte sich die alte Dame nun an ihren Enkel. »Wahrscheinlich haben wir eine Lebensmittelvergiftung. Aber ich finde es unheimlich lieb von dir, dass du extra für uns Kekse gebacken hast«, kicherte die Großmutter.

»Kekse? Was für Kekse?«, fragte der Enkel ungläubig. »Scheiße, habt ihr etwa von den Keksen hier gegessen?«, rief er erschrocken und zeigte auf die Schüssel, in der sich nur noch einige wenige der vermeintlichen Schokotaler befanden.

»Ja, wieso?«, meinte die Omi zu ihrem Enkel. »Waren die denn nicht für uns bestimmt?«

»Das waren keine normalen Kekse, Oma«, meinte der Enkel sichtlich verlegen, sondern Space Cakes.«

»Space was?«, wollte die Omi wissen.

»So wie es aussieht, haben sie beide Cannabiskekse gegessen«, klärte ich die Großmutter auf. »Das erklärt natürlich alles«, fügte ich belustigt hinzu.

»Um Gottes willen, Christian, warum das denn?!«, kicherte die Großmutter.

»Naja, ihr wart ja beide übers Wochenende weg und da dachte ich, ich schmeiß hier ´ne kleine Party für meine Kumpels und mich. Dafür hab ich uns ein paar Space Cakes gebacken, um gut draufzukommen. Ich konnte ja nicht ahnen, dass ihr in eurem Alter auch noch davon esst«, versuchte sich der ertappte Enkelsohn nun zu rechtfertigen.

»Dann waren die Kekse gar nicht für uns?«, fragte die Oma traurig.

»Nein«, antwortete Christian kleinlaut.

Die Enttäuschung hierüber schien schwerer zu wiegen als die Tatsache, dass ihr geliebter Enkelsohn offenbar Marihuana konsumierte.

»Wie viel von dem Zeug hast du denn da reingerührt?«, wollte ich nun von Christian wissen.

»Keine Ahnung, vielleicht ne Handvoll?!«, meinte dieser.

»Okay, ich schlage trotzdem vor, sie beide mal zur Beobachtung mit ins Krankenhaus zu nehmen.«

»Meinetwegen«, sagte die Großmutter. »Oder was meinst du, Siegfried?!«

»Ich hab Hunger«, kam die Antwort vom Küchentisch.

Wir brachten die beiden alten Leute zur Beobachtung ins Krankenhaus, wo die Geschichte vom Trip der Greise ziemliche Heiterkeit auslöste.

39

Knock out

1999

Frauen im Rettungsdienst waren eine ziemlich neue Erfahrung für mich. In Deutschland war die Rettungsszene immer noch eine reine Männerdomäne und Frauen traten höchstens als gelegentliche Praktikantinnen in Erscheinung. In der Schweiz war man diesbezüglich schon wesentlich weiter. Der Schweizer Rettungsdienst, in welchem ich seit knapp zwei Jahren arbeitete, hatte gleich drei Frauen im aktiven Fahrdienst.

Karin stieß als vierte Frau hinzu und kam eigentlich so wie ich aus der Krankenpflege. Als diplomierte Krankenschwester verfügte sie zwar über das notwendige theoretische Rüstzeug, hatte aber so gut wie keine Rettungsdiensterfahrung. Da ich mittlerweile zum Ausbildungsverantwortlichen ernannt worden war, sollte ich mich nun um ihre Einarbeitung kümmern. Böse Zungen behaupteten damals, dass Karins Erscheinen schon in der Bibel angekündigt worden sei, denn dort stünde geschrieben: ›Eine große Dürre wird kommen.‹ Diese Prophezeiung traf allerdings auch voll und ganz auf sie zu: Mit einer Körpergröße von 1.80 Meter und einem Gewicht von knapp 56 Kilo fragte ich mich allen Ernstes, ob sie den körperlichen Anforderungen des Rettungsdienstes überhaupt gewachsen war. Schließlich stellte einen der Job auch in dieser Hinsicht jeden Tag erneut auf die Probe. Zugegebenermaßen fand ich sie gerade deshalb sehr attraktiv und nach einigen anfänglichen Startschwierigkeiten merkte ich recht bald, dass sie höchst motiviert an die Sache heranging und uns Männern in puncto Kraft, Stärke und Ausdauer in nichts nachstand.

Dabei kamen wir uns auch zwischenmenschlich näher und wurden schließlich ein Paar. Obwohl ich mir eigentlich geschworen hatte:

»Never fuck in Factory«, hatte so eine Liebesbeziehung am Arbeitsplatz auch seine Vorteile. So konnte man sich zum Beispiel während der gemeinsamen Nachtdienste auf sehr angenehme Art und Weise die Zeit vertreiben und wurde sogar noch bezahlt dafür. Herz, was willst du mehr?!

Bald darauf bezog Karin eine Dienstwohnung, welche in unmittelbarer Nähe der Rettungswache lag. Da ich jetzt sowieso die meiste Zeit bei ihr verbrachte, ersparte ich mir dadurch das tägliche hin und her Pendeln. Der einzige Nachteil an dieser extrem günstigen Dienstwohnung war, dass wir nun verpflichtet waren bei Engpässen, als zusätzliches Team auszurücken. Das kam aber nur gelegentlich vor und war daher nicht weiter schlimm.

Eines Nachts wurden Karin und ich zu einem Verkehrsunfall gerufen. Ein strammer und extrem kräftig gebauter Bauernbursche hatte seinen Subaru Impreza volltrunken gegen eine Hauswand gesetzt. Er blutete stark aus einer klaffenden Wunde am Kopf und stand schwankend auf der Straße, als wir an der Unfallstelle ankamen. Die Polizei war bereits vor Ort und hatte den Rettungsdienst angefordert. Der offensichtlich stark alkoholisierte Unfallfahrer weigerte sich jedoch vehement, sich von uns behandeln zu lassen. Alles gute Zureden half nichts. Als ihn einer der beiden Polizisten schließlich ultimativ aufforderte, sich endlich in den Rettungswagen zu begeben, rastete der Bauernbursche völlig aus. Blitzartig und aus heiterem Himmel, trat er einen der beiden Polizisten wie ein Kickboxer mit dem Fuß gegen die Schläfe. Dieser sank daraufhin wie in Zeitlupe langsam auf die Knie und kippte vornüber. Der schon etwas ältere Polizist blieb regungslos auf der Straße liegen.

Für einen kurzen Moment schien es mir, als sei gerade die Zeit stehen geblieben. Die ganze Szenerie wirkte irgendwie total surreal und mein Verstand brauchte eine Weile, um zu begreifen, was hier gerade vor sich ging. Im selben Augenblick attackierte er auch schon den zweiten, ebenfalls schon etwas älteren Polizeibeamten. Jetzt wurde mir schlagartig klar, dass ich sofort eingreifen musste, um noch Schlimmeres zu verhindern. Ich packte den rabiaten Rüpel von hinten an der Schulter und riss ihn zu Boden. Von den beiden zwischenzeitlich ausgeknockten Polizisten konnte ich im Moment keine Unterstützung mehr erwarten. Doch der stramme Bauernbursche verfügte über unglaubliche Kraft und stand ruckzuck wieder auf den Beinen. Jetzt richtete sich all seine Wut gegen Karin. Er schlug und trat nach ihr und beschimpfte sie aufs Übelste als »dumme Fotze« und »blöde Sau.«

Obwohl sich Karin tapfer zur Wehr setzte, hatte sie gegen diesen Kleiderschrank natürlich nicht den Hauch einer Chance. Zart und zerbrechlich, wie sie trotz ihrer Körpergröße nun einmal war, erwachte in mir augenblicklich der Beschützerinstinkt. Meine innere Ampel schaltete auf Rot und bei mir gingen sämtliche Lampen an. Niemand, wirklich niemand, durfte meinem Mädchen etwas zuleide tun. Rasend und in blinder Wut packte ich den brutalen Bauernburschen mit einer Hand an der Gurgel, während ich mit der anderen sein Gemächt fest umklammerte. Dann drückte ich mit beiden Händen herzhaft zu. Der ›Horst Heckendorn Hals- und Hodengriff‹ verfehlte seine Wirkung nicht.

Vor Schmerzen und heftig nach Atem ringend ging der kräftig gebaute Bauernbursche schließlich in die Knie. Ich presste ihn mit all meiner Kraft auf den Boden nieder und schrie ihn an, er solle endlich Ruhe geben.

Karin hatte sich inzwischen von dem Angriff wieder erholt und kümmerte sich nun um den am Boden liegenden Polizisten. Auch der zweite Beamte hatte sich zwischenzeitlich wieder aufgerappelt und kam mir jetzt endlich zu Hilfe. Gemeinsam schafften wir es, den kräftigen Bauernburschen zu bändigen. Mit Handschellen auf dem Rücken gefesselt fixierten wir ihn noch zusätzlich mit extra verstärkten

Haltegurten auf der Trage. Verschnürt wie ein versandfertiges Paket, ging von ihm nun fürs Erste keine Gefahr mehr aus.

Der am Boden liegende Polizist erwachte nun ebenfalls aus seiner Bewusstlosigkeit und kam langsam wieder zu sich. Eine blutige Schramme unter dem linken Auge zeugte von der brutalen Attacke des rüden Rüpels.

Auf der Fahrt ins Krankenhaus gingen die Attacken des aggressiven Bauernburschen jetzt verbal weiter. Wir wurden von ihm als »Wichser«, »Arschlöcher« und »dumme Drecksäcke« betitelt. Ich bekam zur Abwechslung mal wieder den »Huresauschwob« an den Kopf geworfen. Davon ließ ich mich jedoch nicht weiter provozieren und stellte meine Ohren auf Durchzug. Mich interessierte eigentlich viel mehr, warum er überhaupt so ausgerastet war. Lag es nur am Alkohol allein oder gab es noch andere Gründe für diesen Tobsuchtsanfall?

»Was ist denn überhaupt los?!«, wollte ich von ihm wissen. »Warum tickst du denn so aus?«

»Halts Maul, du blödes Arschloch«, bekam ich zur Antwort.

Später erfuhr ich dann, dass er an diesem Tag seinen Hund einschläfern lassen musste und deshalb wohl einen über den Durst getrunken hatte. Das war durchaus ein Grund, aber keine Entschuldigung für sein aggressives Verhalten.

Er wurde wegen Trunkenheit am Steuer, Widerstand gegen die Staatsgewalt, Körperverletzung und Sachbeschädigung zu einer größeren Geldstrafe verdonnert. Seine Drohung vor Gericht, Karin und mich einmal zu Hause zu besuchen, nahm ich, im Gegensatz zu ihr, nicht sonderlich ernst. Hunde, die bellen, beißen nicht.

Das Leben und die Arbeit gingen wie gewohnt weiter und einige Zeit später sollten Karin und ich einen Patienten vom Flughafen abholen und in sein Heimatkrankenhaus verlegen. Der Ambulanzjet hatte jedoch eine halbe Stunde Verspätung und so warteten Karin und ich ganz allein in dem menschenleeren und vom restlichen Flughafen abgetrennten Terminal. Wir waren immer noch frisch verliebt und konnten einfach nicht die Finger voneinander lassen. So vertrieben wir uns die Wartezeit, indem wir es miteinander trieben. Leider bemerkten wir erst hinterher, dass dieser ganze Bereich des Flughafens mit Videokameras überwacht wurde. Seither bekomme ich einfach die Vorstellung nicht mehr aus meinem Kopf, wie die Mitarbeiter der Überwachungszentrale an einem ruhigen Arbeitstag gelangweilt in ihren Sesseln sitzen und der eine dann zum anderen sagt: »Komm, schmeiß doch mal das Video rein!« Shit Happens.

Die Tatsache, dass Karin und ich quasi Tag und Nacht aufeinander hockten, war unserer Liebesbeziehung auf Dauer sicher nicht zuträglich. Obwohl sie ganze zehn Jahre jünger war als ich, wurde sie immer träger und phlegmatischer. Manchmal schlief sie fast den ganzen Tag hindurch und war dann immer noch müde und lustlos.

Mir ist in meinem ganzen bisherigen Leben noch kein Mensch begegnet, der so viel und so lange schlafen konnte wie sie. Grob über den Daumen gepeilt hat sie von den vier Jahren unserer Beziehung garantiert zwei volle Jahre verschlafen.

Ein Sprichwort sagt: »Wer schläft, sündigt nicht!« Ich bin ja eher der Ansicht: »Wer vorher sündigt, schläft besser!«

Leider sündigten wir nun gar nicht mehr, sondern lebten wie Bruder und Schwester im Zölibat zusammen. Wenn sie dann zur Abwechslung doch mal wach war, stritten wir uns jetzt immer häufiger und manchmal flogen sogar richtig die Fetzen. So war es nur eine Frage der Zeit, bis ich meine Antennen wieder auf Empfang stellte und mir das, was ich zu Hause vermisste, an anderer Stelle holte.

Zwischenzeitlich war mein Vater unheilbar an Speiseröhrenkrebs erkrankt. Er war bereits voller Metastasen und man konnte praktisch zusehen, wie dieser stattliche Mann innerhalb eines Jahres zu einem Gespenst aus Haut und Knochen mutierte. Da von den behandelnden Ärzten keiner den Mut aufbrachte, meinem alten Herrn endlich einmal die Wahrheit zu sagen, klärte ich ihn auf, wie es wirklich um ihn stand. Unser Verhältnis war in der Vergangenheit nicht immer ungetrübt gewesen, aber nun nutzten wir beide die noch verbliebene Zeit, um unseren Frieden zu schließen und uns langsam voneinander zu verabschieden. Meine Mutter kümmerte sich in dieser Zeit aufopfernd um ihn und leistete wirklich Übermenschliches. Obwohl sie selbst gesundheitlich ziemlich angeschlagen war, wuchs diese kleine, nur 1.56 Meter große Frau über sich hinaus. Nur manchmal, wenn ihr alles über den Kopf zu wachsen schien, weinte sie sich an meiner Schulter aus. Sie so hilflos und verzweifelt zu sehen, zerriss mir fast das Herz.

An einem strahlend schönen Sonntagnachmittag versammelte sich die ganze Familie noch einmal, um Abschied von unserem Vater zu nehmen. Es war sein ausdrücklicher Wunsch gewesen, uns alle noch ein letztes Mal zu sehen. Mittlerweile war er jedoch ins Koma gefallen und es war offensichtlich, dass sein Tod unmittelbar bevorstand. Er wog vielleicht noch 40 Kilogramm und war nur noch ein Schatten seiner selbst. Trotz allem war die Stimmung recht gelöst, und als sich am Abend meine beiden Schwestern mit Kind und Kegel verabschiedeten, blieben nur noch mein älterer Bruder und ich bei unserer Mutter zurück.

Zu vorgerückter Stunde wollten wir nun gemeinsam unseren Vater für die Nacht zurechtmachen. Als wir ihn gerade wuschen und ihm seine Medikamente einflößen wollten, öffnete er plötzlich die Augen. Doch sein Blick ging ins Leere. Auf einmal begann er leise zu röcheln und windete sich in einem kurzen Todeskampf. Schließlich blies er meinem Bruder und mir seinen letzten Atemzug buchstäblich ins Gesicht. Wie er es sich immer gewünscht hatte, konnte er zu Hause in Frieden sterben.

Nach Vaters Tod galt jetzt die ganze Sorge unserer Mutter. Nach der aufopferungsvollen Pflege unseres Vaters schickten wir sie nach dessen Beerdigung zur Kur in den Schwarzwald. Doch was als Hilfe und Wohltat für ihre angeschlagene Gesundheit gedacht war, endete im totalen Desaster. Nur sechs Wochen nach Vaters Beerdigung, erlitt meine Mutter einen Herz- Kreislaufstillstand und musste reanimiert werden. Jetzt lag sie intubiert und beatmet auf der Intensivstation und wir alle gingen davon aus, nun auch noch sie zu verlieren. In dieser schweren Zeit zwischen Hoffen und Bangen hätte ich Karins Nähe mehr denn je gebraucht. Doch stattdessen entfernten wir uns immer weiter voneinander. Letzten Endes fühlte ich mich von ihr ziemlich alleine und im Stich gelassen. Nach drei Wochen erwachte meine Mutter tatsächlich aus dem Koma und hatte zum Glück keine bleibenden Schäden davongetragen. Allerdings erholte sie sich nie wieder so richtig von ihrer schweren Erkrankung und verstarb schließlich zwei Jahre nach Vaters Tod an den Folgen einer inneren Blutung. Zwischen Karin und mir war jedoch nach vier turbulenten Jahren endgültig der Ofen aus. Wieder einmal stand ich vor den Scherben einer Beziehung. Sollte das denn niemals enden?! Was folgte, war eine neue Liebe und ein neues Drama nahm seinen Lauf.

40

»Darauf einen Cognac. Prost!«

2013

»Kommen Sie schnell, er ist unten im Keller«, wurden wir von einem aufgeregten Mann empfangen, welcher sich als Nachbar von nebenan vorstellte. Er hatte einen lauten Knall gehört und wollte daraufhin mal nach dem Rechten sehen. Dabei fand er seinen alten und allein lebenden Nachbarn im Keller seines Einfamilienhauses und verständigte umgehend den Rettungsdienst. Dieser hatte sich offenbar kurz zuvor mit einer kleinkalibrigen Waffe in den Kopf geschossen. Er saß blutüberströmt in einem Stuhl und aus einem kleinen Loch an seiner linken Schläfe sickerte ein nicht enden wollendes Rinnsal seines roten Lebenssaftes nach unten auf den Fußboden. Dort bildete sich bereits eine beeindruckende Pfütze. Mit dem roten Lebenssaft rann auch das Leben selbst aus dem alten und ausgemergelten Körper. Der Kopf des alten Mannes war grotesk angeschwollen und seine Augäpfel traten imposant hervor. Die Pupillen waren weit aufgerissen und lichtstarr. Wir beschlossen aufgrund der gravierenden Kopfverletzungen, auf jegliche Reanimationsversuche zu verzichten. Jetzt traf auch der Notarzt am Ort des Geschehens ein und erklärte den lebensmüden Rentner für tot. In der Zwischenzeit sahen wir uns im Haus um, ob wir irgendeinen Hinweis für seinen Selbstmord finden konnten. Auf einem alten Schreibtisch wurden wir schließlich fündig. Dort lag ein Abschiedsbrief und ich las folgende Zeilen: »Wenn das Altersheim die einzige Alternative bleibt, dann wird es Zeit, diesen Planeten für immer zu verlassen. Darauf einen Cognac … Prost!‹, stand da in krakeliger Handschrift geschrieben. Daneben lag aufgeschlagen eine Art Anleitung zum Selbstmord, in dem mehrere verschiedene Methoden im Detail aufgeführt wurden, um stilvoll und effektiv von dieser Erde abzutreten. Allerdings waren diese Vorschläge wohl nicht ganz auf ihre Praxistauglichkeit hin überprüft worden, denn unser Suizident hatte handschriftlich hinzugefügt: ›Plastiktüte über den Kopf funktioniert nicht!‹ Tatsächlich lag neben dem abgewetzten Sofa im Wohnzimmer ein kleiner Berg benutzter Plastiktüten auf dem Fußboden. Offenbar hatte er sich diese mehrfach aber ohne den gewünschten Erfolg über den Kopf gestülpt.

Das frei stehende Einfamilienhaus mit seinem einzigen Bewohner darin hatte schon einmal bessere Zeiten gesehen. Alles war alt, abgenutzt und verwittert. Hier hatte bestimmt schon längere Zeit niemand mehr etwas instand gesetzt oder gar erneuert. Der Garten ringsum war völlig verwildert und im Inneren des Hauses roch es muffig und abgestanden. Bis zuletzt hatte der einsame und hochbetagte Bewohner dieses Haus wohl versucht, ein selbstbestimmtes und eigenverantwortliches Leben zu führen. Als das jetzt offensichtlich nicht mehr möglich war und die Unterbringung in einem Altersheim drohte, zog er es vor, seinem Dasein lieber ein Ende zu setzen, als in einem Seniorenheim vor sich hinzuvegetieren und auf den Tod zu warten.

Insgeheim hegte ich großen Respekt vor dieser Entscheidung und bewunderte seine Konsequenz. Auch ich kann und will es mir nicht vorstellen, den sogenannten Lebensabend in einem Altersheim zu verbringen. Nur allzu oft konnte ich mir schon ein Bild davon machen, wie das Leben dort gemeinhin aussieht. Bei vielen meiner Einsätze in den verschiedensten Alters- und Pflegeheimen sah ich, wie die Bewohner apathisch vor sich hin starrten und wie eine brennende Kerze von ihren langsam erlöschenden Erinnerungen zehrten. Mir erschien es trostlos und öde, wie das Dasein am Ende der Fahnenstange verlief. Deshalb steht es für mich außer Frage, notfalls meinem Leben ein Ende zu setzten, sollte ich dieses nicht mehr frei und selbstbestimmt gestalten können.

In der Schweiz ist man auch diesbezüglich wesentlich weiter als der überwiegende Rest der Welt. Hier existieren sogar zwei sogenannte Sterbehilfeorganisationen: Dignitas und EXIT. Mit deren Hilfe kann man sich dank eines Giftcocktails sanft ins ewige Nirwana begeben. Aufgrund dieser Tatsache hat sich in den letzten Jahren sogar ein regelrechter Sterbetourismus in die Alpenrepublik entwickelt. Wenn das Alters- oder Pflegeheim irgendwann einmal die einzige Zukunftsperspektive sein sollte, dann heißt es auch für mich: Vielen Dank für Obst- und Südfrüchte. Ende und Aus!

41

»Licht aus!«

2003

Es war der heißeste Sommer seit ewigen Zeiten. Die Sonne brannte schon seit Tagen vom blauen Firmament und die Temperaturen stiegen bereits am frühen Nachmittag auf 38° im Schatten. Die Menschen fielen reihenweise um wie die Fliegen und besonders ältere Mitbürger und Kinder hatten unter den hohen Temperaturen zu leiden. Wir fuhren einen Kreislaufkollaps nach dem anderen und schwitzten uns dabei in unseren Synthetik Uniformen zu Tode. Auch der Sensenmann machte bei diesen hohen Temperaturen fette Beute. Die Hitzewelle hatte schon mehrere Todesopfer gefordert und so war es nicht weiter verwunderlich, als mein Kollege und ich zu einem sogenannten außergewöhnlichen Todesfall (AGT) gerufen wurden. Ein solcher AGT bedeutete meistens nichts Gutes. In der Regel handelte es sich dabei nämlich um eine Leiche, welche bereits stark verwest, zerfetzt, verbrannt oder auf sonst irgendeine grausame Art und Weise zugerichtet oder entstellt war. Immerhin gab es für diesen Job eine Art Schmutzzulage in Form einer kleinen Sondervergütung. Diese war je nach Zustand der betreffenden Leiche in drei Kategorien gestaffelt:

Kategorie I. Normaler Todesfall, saubere Leiche = 5,- CHF.

Kategorie II. Stark blutige oder zerfetzte Leiche (z. B. Kopfschuss oder Zugleiche) = 40,- CHF.

Kategorie III. Extremer Einsatz mit Gasmaske, stark verweste Leiche mit Madenbefall, etc. = 100,- CHF.

Die Nachbarn hatten sich bei der Hausverwaltung über den bestialischen Gestank beschwert, der schon seit mehreren Tagen durch den ganzen Wohnblock zog. Als der Hausmeister zusammen mit der

Polizei die betreffende Wohnung öffnete, um nachzusehen, woher der üble Geruch rührte, fand man deren Bewohner tot auf dem Fußboden liegend vor. Die Kollegen, welche bereits mit dem Rettungswagen vor Ort gewesen waren, hatten uns schon vorgewarnt und ein vielsagendes »Viel Spaß« mit auf den Weg gegeben. Mein Kollege und ich hatten nun die wenig ruhmreiche Aufgabe die sterblichen Überreste des verstorbenen Mieters in die Gerichtsmedizin zu überführen.

Als wir einige Zeit später mit dem Leichenwagen vorfuhren, glaubte ich zunächst der Tote würde im Innenhof des Wohnblocks liegen, denn der Verwesungsgestank war selbst hier draußen im Freien unerträglich. Die anderen Hausbewohner hatten das Gebäude inzwischen fluchtartig verlassen, um dem bestialischen Gestank zu entfliehen. Nach der Wohnungsöffnung hatte sich der Verwesungsgestank natürlich erst recht so richtig schön im ganzen Block ausgebreitet.

»Puh, sagt mal Leute, habt ihr das denn nicht früher gemerkt? Das stinkt ja wie die Pest!«, sprach ich einen der umstehenden Hausbewohner an.

»Ich dachte, das wäre der Müll auf dem Balkon«, versuchte sich dieser zu rechtfertigen.

Zwei Polizisten waren noch vor Ort und rauchten um die Wette. »Viel Vergnügen«, meinte einer von ihnen.

»Danke, das werden wir haben«, sagte ich ironisch.

Mein Kollege und ich gingen ins Haus, um uns die Sache erst mal genauer anzusehen. Wir mussten buchstäblich nur der Nase nach, um die richtige Wohnung zu finden. Natürlich war es mal wieder die oberste Wohnung im Dachgeschoss und selbstverständlich gab es auch hier keinen Lift. Endlich oben angekommen sahen wir dann die Bescherung. Im engen Flur einer kleinen Dachgeschosswohnung lag eine Leiche auf dem Bauch. Man konnte nicht mehr erkennen, ob es sich um eine Frau oder einen Mann handelte. Die Fäulnis der Leiche war bereits extrem fortgeschritten und diese deshalb olivgrünschwarz verfärbt und völlig aufgedunsen. Es war bei Weitem nicht das erste Mal, dass ich so etwas zu Gesicht bekam, aber diesmal war es besonders heftig.

Die Leiche sah aus, als hätte jemand einen großen Sack Reiskörner über ihr ausgekippt. Beim näheren Hinsehen bemerkte ich jedoch, dass sich die Reiskörner offensichtlich bewegten. Tatsächlich handelte es sich dabei um unzählige wuselnde und wimmelnde Maden in allen Größen und Formen. Diese hatten sich offenbar schon eine ganze Weile an der Leiche verköstigt und fühlten sich durch den plötzlichen Lichteinfall in ihrer Ruhe gestört. Die kleinen flinken Gesellen hätten vermutlich am liebsten »Licht aus!« gerufen. Der ganze Flur war übersät mit den Kokons sich verpuppender oder bereits geschlüpfter Fliegen und rings um die Leiche war alles glitschig und rutschig wie auf einer Eisbahn. Wir mussten höllisch aufpassen, um nicht hinzufallen. Jetzt bloß nicht ausrutschen und in die matschige Leiche stürzen, schoss es mir durch den Kopf. Das wäre wirklich der absolute worst case gewesen.

Die Hitze in der kleinen stickigen Dachwohnung war wirklich unerträglich und hatte bei der Leiche ganze Arbeit geleistet. Wie in einem Brutschrank waren die biochemischen Verwesungsprozesse bereits in vollem Gang und der Gestank spottete jeder Beschreibung. Für uns stand fest, dass wir hier nur mit kompletter Schutzausrüstung ans Werk gehen würden. Das bedeutete: Overall, Überschuhe, Schutzmaske und mindestens drei Paar Handschuhe übereinander. Wir stiegen das Treppenhaus wieder nach unten zu unserem silbergrauen Leichenwagen und rüsteten uns dementsprechend aus. Unglücklicherweise verfügten wir damals nur über ABC Schutzmasken, die für unsere Zwecke eigentlich völlig ungeeignet waren. Eine einfache Maske mit Geruchsfilter hätte völlig ausgereicht. Zudem waren diese ABC Schutzmasken schon etwas älter und die beiden runden Sichtfenster fast blind. Die ohnehin schon eingeschränkte Sicht wurde dadurch natürlich noch schlechter und durch die dicken Aktivkohlefilter bekam man nur schwer Luft.

Ausgestattet wie die Marsmenschen stapften wir nun wieder nach oben. Ich sah fast nichts und bekam kaum Luft. Unsere Strategie sah nun Folgendes vor: Wir wollten einen sogenannten Einwegleichensack von oben über den Leichnam stülpen, diesen danach umdrehen, den Sack verschließen und dann für den Abtransport durchs Treppenhaus in einen zweiten, wesentlich stabileren Schleifsack stecken. Soweit die Theorie. Wir stülpten den weißen Einwegleichensack wie vorgesehen von oben über den madigen Mieter. Dann fassten wir den matschigen Leichnam an Hüfte und Schulter und drehten ihn auf Kommando gleichzeitig um. Dabei platzte jedoch die aufgedunsene Leiche an der linken Flanke auf und ein Schwall fetter Maden ergoss sich aus dem faulig stinkenden Körper. Angewidert und voller Ekel ließen wir die Leiche los und würgten erst einmal in unsere Gasmasken. Wir rissen uns die Dinger vom Gesicht, stürzten ans offene Fenster und hechelten nach frischer Luft. Alter Schwede. Das war wirklich Hardcore.

Nachdem wir uns wieder etwas gefangen hatten, versuchten wir es erneut. Beim zweiten Anlauf klappte es dann zumindest teilweise, und zwar im wahrsten Sinne des Wortes. Ein gutes Drittel der Leiche blieb nämlich buchstäblich auf dem Fußboden kleben. Doch dieses Drittel musste natürlich auch noch mit. Also machte ich mich in der kleinen verwahrlosten Wohnung auf die Suche nach einem geeigneten Werkzeug. In der Küche unter dem Spülbecken wurde ich fündig. Mit einer haushaltsüblichen Kehrrichtschaufel kratzte ich den noch verbliebenen und festsitzenden Rest der Leiche vom Fußboden ab und tat ihn ebenfalls in den Leichensack. Anschließend schleppten wir die sterblichen Überreste im grauen Schleifsack nach unten und legten sie in den dafür im Eingangsbereich des Hauses bereitgestellten Transportsarg. Auf dem Weg in die Gerichtsmedizin fuhren wir mit komplett heruntergelassenen Autofenstern und schnappten unterwegs immer wieder nach Luft. Selbst durch die Trennwand des Leichenwagens hindurch drang der penetrante Verwesungsgeruch in unsere Nasen. Nicht einmal der Fahrtwind schaffte es, den Gestank zu vertreiben. Das waren wirklich sauer verdiente 100,- CHF.

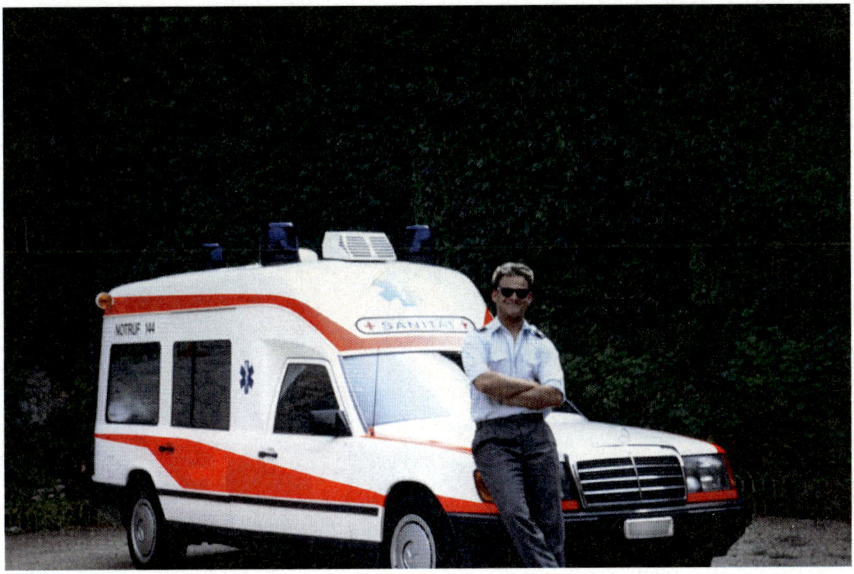

Mitte der Neunzigerjahre irgendwo in Frankreich

42

Alle Jahre wieder oder Happy New Year?

2012/13

Jedes Jahr steht man als Mitarbeiter im Rettungsdienst erneut vor der Frage, ob man lieber an Weihnachten oder zu Silvester arbeiten möchte? Was bleibt einem denn auch schon anders übrig? Man hat eh nur die Wahl zwischen Pest oder Cholera. Obwohl ich persönlich mit diesem ganzen Weihnachtsrummel noch nie besonders viel anfangen konnte, fand ich den Nachtdienst an Weihnachten bislang immer etwas ganz Besonderes. Während man jedoch an Heiligabend bisher überwiegend mit brennenden Christbäumen, überfressenen Bäuchen und den üblichen Familienstreitigkeiten beschäftigt gewesen ist, so habe ich in den letzten Jahren doch zunehmend den Eindruck gewonnen, dass immer mehr Menschen besinnlich mit besinnungslos verwechseln. Frei nach dem Motto: »Oh stille mich, du Fröhliche!«, wird inzwischen auch zu Weihnachten bis zum Verlust der Muttersprache Alkohol konsumiert und Party gefeiert, bis buchstäblich der Arzt kommt.

Nachdem ich nun bereits sieben Jahre hintereinander immer an Weihnachten Nachtdienst geschoben hatte, schrieb ich mich diesmal für Silvester ein. Außerdem wollte ich endlich auch mal wieder das Weihnachtsfest ganz traditionell mit meiner Frau und der Familie verbringen. In dieser letzten Nacht des Jahres machten Verbrennungen durch unsachgemäß benutzte Feuerwerkskörper, brutale Schlägereien und natürlich erst recht der maßlose Konsum von Alkohol und Drogen den Rettungsdiensten überall das Leben schwer.

So wie jedes Jahr, gab es auch diesmal wieder eine riesige Silvesterfeier. Diese sogenannte ›Big Bang‹ Party fand in einer großen Festhalle statt und zog wie ein Magnet zig Tausende von feierwilligen Besuchern aus nah und fern an. Für viele von ihnen war es fast schon normal und selbstverständlich, sich an Silvester ins Koma zu saufen.

Unsere erste »Kundin« an diesem Abend ließ daher auch nicht lange auf sich warten. Es handelte sich um ein bildhübsches junges Mädchen, das bei eisigen Temperaturen und nur spärlich bekleidet tief bewusstlos auf dem Vorplatz jener Halle lag, in der gerade die besagte ›Big Bang‹ Party stattfand. Es war zwar erst 21.30 Uhr, aber das Mädchen hatte sich bereits mit Unmengen von Wodka Red Bull und Prosecco ins Nirwana gebeamt. Bei unserer Ankunft wurde das Mädchen von zahlreichen Jugendlichen umringt, die ebenfalls schon ordentlich getankt hatten.

»Ey Mann, das ist meine allerbeste Kollegin«, empfing uns einer der Jugendlichen lallend.

»Schön für dich, wie heißt die Gute denn?«, wollte ich von ihm wissen.

»Ey Mann, keine Ahnung, Mann, aber ey Mann, das ist meine allerbeste Freundin«, lallte er immer wieder und rückte mir dabei ziemlich nahe auf den Pelz.

Ich hatte seinen stinkenden Atem im Gesicht und spürte ein leichtes würgen im Hals. Ich hasste das wie die Pest. Vielleicht wurde ich aber auch mit zunehmendem Alter einfach nur dünnhäutiger?! Keine Ahnung! Jedenfalls schob ich ihn erst einmal von mir weg und hielt ihn auf Distanz.

»Alles klar, wir kümmern uns jetzt um sie, okay?!«, versuchte ich den aufgebrachten und offenbar sehr um das Mädchen besorgten Teenager zu beruhigen. »Wir nehmen eure Freundin jetzt erst einmal zu uns in Auto und checken sie gründlich durch. Wartet bitte alle hier draußen, bis wir so weit sind, okay?!«, bat ich den Tross aus alkoholisierten Jugendlichen, die allesamt nicht müde wurden zu betonen, wie sehr sie doch mit unserer Patientin befreundet seien. Nachdem wir das sturzbetrunkene Mädchen unter lautem Gegröle der anderen Partygäste in unseren RTW verbracht hatten, legten wir ihr zunächst eine warme Infusion mit Kochsalzlösung. Danach wollte ich von den draußen wartenden Freunden des Mädchens noch einige Informationen über sie einholen. Als ich jedoch nur wenige Minuten später die Seitentür des Rettungswagens öffnete, war die ganze Entourage im Festgetümmel verschwunden. So viel also zum Thema allerbeste Freundin. Das Mädchen beging, wie noch so viele andere in dieser Nacht, den Jahreswechsel im Krankenhaus auf der Intensivstation.

Je später der Abend, desto voller die Gäste. Es folgte Einsatz auf Einsatz und in den allermeisten Fällen war Alkohol das Hauptproblem.

Bald darauf wurden wir erneut zur ›Big Bang‹ Party beordert. Der vor Ort befindliche Sanitätsdienst hatte einen Patienten mit Krampfanfall gemeldet. Mit eingeschaltetem Blaulicht fuhren wir im Schritttempo durch einen Pulk schwankender Gestalten. Hier war größte Vorsicht geboten, weil man nie wissen konnte, wie diese völlig zugedröhnten Kreaturen reagieren würden. Man zeigte uns den Stinkefinger und bepöbelte uns als Armleuchter und Wichtigtuer. Wir näherten uns nun von hinten der Halle, um den bereits mit einer Infusion versorgten aber offenbar immer noch tief bewusstlosen Patienten zu übernehmen. Mithilfe von einigen besonders kräftig gebauten Security-Leuten, trugen wir den jungen Mann auf einer Bahre liegend vom Sanitätszimmer aus einmal quer durch die ganze Halle. Die höhnischen und überaus geistreichen Kommentare der anderen, ausnahmslos betrunkenen, Festbesucher möchte ich hier an dieser Stelle besser nicht wiedergeben. Plötzlich erwachte unser vermeintlich bewusstloser Patient und wollte von der Trage springen. Nur mit Mühe konnten wir ihn davon abhalten.

»Ey, easy, Mann! Wassen los?«, lallte er.

Ich versuchte ihm zu erklären, dass er vermutlich einen Krampfanfall erlitten habe und wir ihn deshalb jetzt ins Krankenhaus bringen würden.

»Spinnt ihr eigentlich?«, bekamen wir völlig entrüstet zur Antwort. »Ich geh nirgendwo hin. Ich hab 65 Steine für das Ticket bezahlt. Ich will Party machen!« Dann sprang er auf, zog sich seinen venösen Zugang mitsamt der Infusion aus dem Arm und verschwand in der Menge. Die umstehende Meute aus besoffenen Gaffern johlte und applaudierte. Da wir niemanden gegen seinen Willen festhalten oder ins Krankenhaus bringen durften, ließen wir ihn einfach ziehen. Es wäre auch ziemlich aussichtslos gewesen, ihn in dieser Menschenmenge wiederzufinden.

Währenddessen hatte unser RTW die ganze Zeit über hinter der Halle unter einer großen Galerie gestanden. Auf dieser Galerie waren zahlreiche Menschen versammelt, um zu rauchen oder frische Luft zu schnappen. Mein Kollege und ich wollten jetzt unverrichteter Dinge wieder abrücken und zur Wache zurückfahren, als dieser plötzlich meinte: »Bäh, was ist denn das für eine Sauerei!?«Von der Windschutzscheibe unseres Rettungswagens liefen Spuren menschlichen Schleims herunter. Einige der grünen Schleimspuren waren aufgrund der empfindlichen Temperaturen bereits festgefroren. Offenbar hatten sich die Leute auf der Galerie einen Spaß daraus gemacht, von oben herab auf unseren Rettungswagen zu spucken. Der menschliche Rotz lief überall in langen Bahnen außen am Fahrzeug herunter. Was für eine Schweinerei!

Wir fuhren zurück zur Wache und wuschen in dieser Silvesternacht erst einmal die menschlichen Hinterlassenschaften von unserem Auto ab. Während ich angewidert den Wasserstrahl auf unseren Rettungswagen richtete, war mir, als hätten die Leute nicht nur unser Auto, sondern auch mich selbst angespuckt.

Bereits um 2.30 Uhr an diesem ersten Tag des neuen Jahres stand für mich wieder einmal fest: »Ich bin zu alt für diese Scheiße!«

43

Plumps oder die Tücken der Schwerkraft

1994
Es war ein herrlicher Sonntagmorgen. Die Luft war noch feucht vom Morgentau und überall roch es schon nach Frühling. Aus der Ferne klang leise das Läuten der Kirchenglocken herüber und lieferte quasi die musikalische Umrahmung für diese friedliche Morgenidylle. Anton S. öffnete gerade die Schlafzimmerfenster im zweiten Stock des alten Bauernhauses, um das frühe Licht des Tages und die herrliche Morgenluft in den Raum fluten zu lassen. Dabei verlor er vermutlich das Gleichgewicht und stürzte kopfüber aus dem Fenster. Auf seinem Weg nach unten klatschte Anton S. mit dem Schädel gegen den vorstehenden Fenstersims im Erdgeschoss. Schließlich schlug er in der gepflasterten Hofeinfahrt auf und blieb dort regungslos liegen.

Mein Zivi Ralf und ich hatten mal wieder 24 Stunden Dienst auf der Außenwache und saßen gerade gemütlich beim Frühstück, als uns die Einsatzmeldung erreichte. Erst vor Kurzem hatten wir einen fabrikneuen Rettungswagen erhalten. Der alte VW LT 55 hatte ausgedient und fristete jetzt sein Gnadenbrot als Ersatz RTW auf der Hauptwache. Unser neues Glanzstück war ein Mercedes Benz 510 mit wesentlich mehr Komfort, viel mehr Platz und einem geradezu sensationellen Wendekreis. Das Beste daran war aber die neue Rolltrage an Bord. Diese verfügte über ein ausklappbares Fahrgestell und ermöglichte es uns so, den Patienten in den RTW zu rollen. Endlich hatte die mühselige Schlepperei mit der alten Trage ein Ende.

Die Straßen waren an diesem frühen Sonntagmorgen noch menschenleer und so gelangten wir rasch zum Einsatzort. Der ebenfalls alarmierte Notarzt traf kurz nach uns am Ort des Geschehens ein.

Der Fenstersims im Erdgeschoss hatte ganze Arbeit geleistet und Anton S. beinahe vollständig skalpiert. Einige blutverschmierte Fetzen seines Skalps klebten dort noch fest und flatterten im Morgenwind, während der restliche Körper röchelnd auf der Erde lag. In Anbetracht der Fallhöhe und des fortgeschrittenen Alters von Anton S. wunderten wir uns, dass er nach einem solchen Sturz überhaupt noch lebte. Er hatte ein Offenes Schädel-Hirn-Trauma (SHT) erlitten und rang offensichtlich mit dem Tod. Gemeinsam kämpften wir nun um das Leben von Anton S. Das machte es unter anderem zwingend erforderlich, den Patienten zu intubieren und in ein sogenanntes künstliches Koma zu legen. Wir hatten alle Hände voll zu tun und verlegten den Patienten nach der umfangreichen und aufwendigen Erstversorgung vor Ort, mit Blaulicht und Tatütata in die nächstgelegene Universitätsklinik.

Während der Fahrt ins Krankenhaus schrieb der Notarzt sein Einsatzprotokoll. Unterdessen beatmete ich Anton S. über den in die Luftröhre eingeführten Schlauch und Ralf saß am Steuer des RTW und raste in Richtung Klinik. Vor der Notaufnahme angekommen, stieg er aus und öffnete die beiden Hecktüren. Ralf zog den Griff unserer neuen Rolltrage, der das Fahrgestell darunter automatisch ausklappen und zum Einrasten bringen sollte. Ich stand währenddessen am Kopf des Patienten und pumpte weiterhin Luft in dessen Lungen. Plötzlich machte es Plumps und die Rolltrage sauste mitsamt unserem Patienten krachend nach unten. Anton S. wurde dadurch schlagartig und sehr unsanft rund 1.20 Meter tiefergelegt. Zu Tode erschrocken und völlig perplex stand ich da und hielt nur noch den Beatmungsbeutel mitsamt dem herausgerissenen Tubus in der Hand. So ein Mist. Das hätte eigentlich nicht passieren dürfen. Zum Glück hatten wir den Patienten vorher vollständig in der Vakuummatratze immobilisiert, sodass er sich bei seinem zweiten Absturz des heutigen Tages nicht auch noch zusätzliche Verletzungen zuzog.

»Los, schnell rein jetzt!«, zischte der Notarzt unwirsch.

Kurz darauf übergaben wir Anton S. im Schockraum der Notaufnahme, wo er dann wenig später an den schwerwiegenden Folgen seines Fenstersturzes verstarb. Ralf machte sich anschließend große Vorwürfe, aber offensichtlich traf ihn keine Schuld am Absturz der Rolltrage. Wir fanden keine plausible Erklärung dafür, warum das Fahrgestell nicht korrekt ausgeklappt und eingerastet war. Eine Untersuchung dieses Vorfalls wurde eingeleitet und hatte zur Konsequenz, dass wir alle nur noch zu zweit die Rolltrage bedienen durften. Dabei musste immer einer die Sicherung des Fahrgestells übernehmen, indem er mit seinem Fuß dagegen trat, um so zu gewährleisten, dass es auch wirklich korrekt ausfuhr und einrastete. Die Schwerkraft hat eben manchmal so ihre Tücken.

Neben Ralf gab es zu dieser Zeit noch einen zweiten Zivildienstleistenden auf der Außenwache, welcher einem anderen Kollegen fest zugeteilt war. Alex, wie er von allen nur genannt wurde, war ein extrem schmächtiges aber nettes Kerlchen mit hängenden Schultern und einer riesigen Hakennase. Er machte immer einen ziemlich verschlafenen und abwesenden Eindruck auf mich, was vermutlich an seiner Nebentätigkeit als DJ lag. Beinahe Nacht für Nacht legte er in einem nahen Technotempel Platten auf. Ich hegte schon länger den Verdacht, dass er sich dabei mithilfe einer neuen Droge namens ›Ecstasy‹ wach und auf den Beinen hielt. Mit dieser neuartigen Substanz bekamen wir es jetzt immer öfter zu tun. Im Gegensatz zu Heroin und anderen Drogen gab es gegen dieses Teufelszeug kein wirksames Gegenmittel.

Eines Morgens beim Schichtwechsel erzählte mir Alex so nebenbei, dass er am kommenden Wochenende einen Kurs im Fallschirmspringen besuchen würde. Ich war natürlich sofort Feuer und Flamme. So etwas wollte ich auch schon immer mal ausprobieren. Also beschlossen wir kurzerhand, gemeinsam diesen Fallschirmspringerkurs zu belegen. Am frühen Samstagmorgen fanden wir uns dann mit zahlreichen anderen Wagemutigen auf dem örtlichen Flugplatz ein. Ich kam direkt vom Nachtdienst und war eigentlich viel zu müde, um mich aus einem fliegenden Flugzeug heraus in die Tiefe zu stürzen. Nachdem wir ein fliegerärztliches Attest vorgezeigt hatten, in dem unsere Flug- und Sprungtauglichkeit bescheinigt wurde, begann der theoretische und praktische Unterricht. Wir lernten zum Beispiel, wie man einen Fallschirm richtig packt und woran man eine drohende Gefahrensituation erkennt und sich dementsprechend verhält. Um dafür halbwegs realistisch üben zu können, hingen wir in einem speziellen Gurtgestell in circa 3 Meter Höhe über dem Boden. Das Gurtzeug drückte dabei ganz ordentlich in der Leistengegend. Mir fielen dabei wieder spontan die Worte der hübschen Ärztin bei meiner Musterung ein. Der Familienplanung war das auf Dauer sicher nicht zuträglich. Wir übten auch das korrekte Landen und über die Schultern abrollen. Zu diesem Zweck sprangen wir immer und immer wieder von einem circa 1.50 Meter hohen hölzernen Podest herunter. Schon nach kurzer Zeit taten mir sämtliche Gräten weh.

Bereits am nächsten Tag wurde es dann ernst. Mein erster Absprung mit einem automatischen Übungsfallschirm stand unmittelbar bevor. Die kleine einmotorige ›Piper‹ brauchte rund 20 Minuten, um uns auf eine Höhe von 1500 Meter zu bringen. An Bord der Maschine befanden sich der Pilot, der sogenannte Exiter, eine Art Absprunghelfer oder auch ›Rausschmeißer‹ genannt, sowie vier von uns Fallschirmsprungnovizen. Um Platz zu gewinnen und Gewicht zu sparen hatte man die Sitze im Flugzeug einfach herausgeschraubt. Also hockten wir mit angewinkelten Knien und dem großen Schirm auf dem Rücken festgezurrt am Boden. Mir pochte das Herz bis zum Hals. Die Landschaft unter uns wurde immer kleiner und so langsam ging mir der Arsch auf Grundeis. Als wir die vorgesehene Absprunghöhe erreicht hatten, öffnete der ›Rausschmeißer‹ die Tür. Jetzt wurde es auf einen Schlag fürchterlich laut im Flugzeug und ein heftiger Wind pfiff uns um die Ohren. Einer nach dem anderen sollte nun aus dem Flugzeug steigen und von einem winzigen, nur ca. 20x30 Zentimeter großen Brettchen aus den Absprung wagen. Wir sollten uns in der sogenannten Froschposition, also Bauch voran, in die Tiefe stürzen. Ich war mal wieder als Letzter dran und hatte schon Mühe, überhaupt aufzustehen. Durch das lange kauern in der Hocke waren mir nämlich beide Beine eingeschlafen. Jetzt versuchte ich also meinen rechten Fuß auf dem kleinen Absprungbrettchen zu platzieren, das sich direkt über dem Fahrgestell des Flugzeugs und unterhalb der Tragfläche befand. Doch das war leichter gesagt als getan. Haben Sie schon einmal versucht, bei 120 km/h auf der Autobahn, den Arm aus dem fahrenden Auto zu strecken? Dann wissen Sie vermutlich, was ich meine! Kaum hatte ich meinen Fuß außerhalb der Tür, blies ihn der extreme Gegenwind brutal nach hinten. Nach mehreren Fehlversuchen gelang es mir dann aber doch noch mit zittrigen Händen und weichen Knien, das kleine Brettchen zu erklimmen. Da stand ich nun also gebückt unter der Tragfläche eines kleinen schaukelnden Flugzeugs in 1500 Meter Höhe und wurde vom Wind kräftig durchgeschüttelt. Hektargroße Felder und Wiesen lagen klein wie Briefmarken unter mir und ich dachte nur noch: *Was mache ich hier eigentlich?!* Doch jetzt gab es kein Zurück mehr. Ich sprang nach hinten ab und plumpste wie ein nasser Sack in die Tiefe. Alles drehte sich wild durcheinander und ich trudelte scheinbar unkontrolliert durch die Luft. Plötzlich wurde ich jedoch mit einem leichten Ruck nach oben gezogen. Mein automatischer Fallschirm hatte sich wie vorgesehen geöffnet und jetzt endlich konnte ich meinen Flug genießen. Nach dem ohrenbetäubenden Lärm des Flugzeugs und dem ganzen Stress beim Absprung war es jetzt auf einmal wunderbar still und friedlich. Der Wind spielte leise mit meinem Fallschirm und der Ausblick von hier oben war einfach nur atemberaubend. Doch leider rückte die Erde rasend schnell näher und schon musste ich mich wieder auf meine Landung vorbereiten. Als Landezone war ein großer Kreis aus Kieselsteinen vorgesehen, der rund 30 Meter im Durchmesser hatte. Dieser Kreis lag im Moment links von mir und war nicht viel größer als ein Bierdeckel. Wir Frischlinge hatten extra zu diesem Zweck einen kleinen Funklautsprecher umgehängt bekommen und sollten nun von den Sprungausbildern am Boden Anweisungen für die Landung erhalten. Aus meinem Kästchen machte es jedoch dauernd nur: »Chrächz … chroch … runt … link, link … ch … ch …« Scheiß Technik. Ausgerechnet jetzt versagte die Funkverbindung. Der Kreis aus Kieselsteinen lag immer noch links von mir, aber irgendwie triftete ich jetzt immer weiter nach rechts weg. Gleich würde ich den Boden berühren. Direkt unter mir lag eine große grüne Wiese, auf welcher lauter kleine Schäfchen friedlich grasten. Ich zog an den beiden Bremsleinen und riss gleichzeitig die Knie hoch. Mit dem Hintern voran landete ich butterweich im grünen Gras. Ich glitt noch ein wenig darüber hinweg und kam dann schließlich vor einem großen Schaf zum Stillstand, welches mich völlig unbeeindruckt und mit stoischer Miene anstarrte. Die Erde hatte mich unbeschadet wieder. Cool!

Nachdem ich meinen Fallschirm zusammengerafft hatte, machte ich mich zu Fuß auf in Richtung Sammelplatz. Dort traf ich auch Alex wieder und gemeinsam freuten wir uns über das grandiose Erlebnis. Die Freude über meinen allerersten Fallschirmsprung wurde allerdings etwas getrübt, denn die anderen Springer zeigten plötzlich mit dem Finger auf mich und begannen lauthals zu lachen. Was war denn jetzt los? Ich sah an mir herunter und erblickte schließlich den Grund für ihren Lachanfall. Bei meiner mehr oder weniger unfreiwilligen Landung unter den Schafen war ich wohl in deren Hinterlassenschaften geraten oder mit anderen Worten: Mein Hintern war voller Schafscheiße!

Am Abend gab es dann eine große Party, auf der sich alle Fallschirmsprungnovizen einem seltsamen Initiationsritual unterziehen mussten. Angelehnt an ein hölzernes Podest musste man seinen Allerwertesten herausstrecken, während die anderen, immerhin rund 40 Mitglieder des Fallschirmspringerklubs, Anlauf nahmen und einem mit der flachen Hand auf die rechte Hinterbacke schlugen. Schließlich kam auch ich an die Reihe. Mittlerweile hatte ich mich frisch umgezogen und ließ die Prozedur klaglos über mich ergehen. Au Backe. Danach konnte ich tagelang nicht mehr richtig sitzen und mein Arsch war grün und blau.

Von nun an verbrachten Alex und ich fast jedes freie Wochenende auf dem Flugplatz und versuchten unsere Sprungtechnik zu verbessern.

Eines Morgens löste ich Alex nach dem Nachtdienst auf der Außenwache ab. Er machte sich, völlig verpennt und verpeilt wie immer mit seinem auffällig lackierten VW-Passat auf den Heimweg. Das Auto war vorn an der Motorhaube weiß lackiert und ging dann langsam und fließend in ein sanftes Baby Blau über. Nach hinten hin wurde es dann immer dunkler und endete schließlich in einem spektakulären Mitternachtsblau.

Keine zehn Minuten später klingelte an diesem frühen Morgen schon das Einsatztelefon: »Morgen Jungs, Verkehrsunfall auf der L117. Schaut mal nach, was da los ist und sagt mir baldmöglichst Bescheid, okay?!«

»Du erfährst es garantiert als Erster, versprochen!«, sagte ich zu dem Kollegen von der Leitstelle.

Als wir uns wenig später der Unfallstelle näherten, konnte ich schon von Weitem das Auto von Alex erkennen, welches völlig zertrümmert im Straßengraben lag. Er war offenbar am Steuer eingeschlafen und von der Fahrbahn abgekommen. Alex hatte sich mit seinem Auto mehrfach überschlagen. Jetzt sass er noch verpeilter als sonst am Straßenrand und weinte bittere Tränen. Obwohl er äußerlich unverletzt schien, nahmen wir ihn trotzdem zur Abklärung mit ins Krankenhaus. Der anschließend durchgeführte Drogentest fiel positiv aus und bestätigte leider meine schon lange gehegte Vermutung. Damit war die Rettungsdienstkarriere von Alex abrupt beendet. Lange Zeit sah und hörte ich nichts mehr von ihm, bis mir Kollegen eines Tages berichteten, dass er splitterfasernackt und im XTC Rausch durch die Straßen seines Heimatortes gejoggt war. Sie hatten ihn daraufhin per Zwangseinweisung in die Psychiatrie eingeliefert, wo er sich kurz darauf erhängte. Alex wurde nur 22 Jahre alt.

44

Die Prinzessin auf dem Sofa

2012

Wer ein Auto fahren will, braucht dafür einen Führerschein. Wer einen ordentlichen Beruf ausüben möchte, muss zuvor eine Ausbildung durchlaufen. Selbst wer sich nur einen Hund zulegen möchte, wird dazu angehalten, eine Hundeprüfung abzulegen.

Während man heutzutage für nahezu alles Mögliche einen schriftlichen Nachweis oder gar ein Diplom benötigt, ist man jedoch bei der Aufzucht des eigenen Nachwuchses mehr oder weniger auf sich allein gestellt. Ohne entsprechende Vorkenntnisse ist man plötzlich für das Wohlergehen eines kleinen Menschen verantwortlich und immer mehr Mütter und Väter sind mit dieser Aufgabe offensichtlich völlig überfordert.

Wir waren schon die ganze Nacht unterwegs und fuhren einen Einsatz nach dem anderen. Um kurz nach 6.00 Uhr wurden wir von unserer Leitstelle erneut zu einem Notfalleinsatz beordert. Die Meldung lautete: »Kind mit Atemnot.«

Mit Blaulicht und Tatütata rasten wir Richtung Einsatzstelle. Schon nach wenigen Minuten erreichten wir das Ziel und wurden dort bereits von einer aufgelösten Frau erwartet, welche uns direkt ins heimische Wohnzimmer führte. Auf dem Sofa saß ein etwa 11-jähriges Mädchen mit verschränkten Armen und rosigen Bäckchen und blickte uns mit großen Augen erwartungsfroh entgegen.

»Was ist denn passiert?«, wollte ich von der Mutter des Mädchens wissen.

»Es geht um meine Tochter. Sie hat seit Tagen eine schlimme Erkältung mit Husten, Schnupfen Halsweh und Fieber. Ich weiß einfach nicht mehr was ich machen soll, sie will partout ihre Medikamente nicht nehmen.«

»Okay«, antwortete ich leicht irritiert und schaute dabei meinen Kollegen fragend an. »Und weshalb genau haben sie jetzt den Rettungsdienst gerufen?«, wollte ich von der sichtlich überforderten Mutter wissen.

»Ich wusste mir nicht mehr zu helfen und da habe ich es mit der Angst zu tun bekommen und einfach den Notruf gewählt«, bekam ich zur Antwort.

»Alles klar«, sagte ich. »Ich schau mir ihre Tochter jetzt erst einmal an, okay?!«

Daraufhin untersuchte ich das Mädchen eingehend, konnte aber außer ein paar Erkältungszeichen nichts Auffälliges oder gar Lebensbedrohliches feststellen. Direkt vor mir auf dem Wohnzimmertisch, stapelte sich ein ganzer Berg an Medikamenten. Da gab es Hustensaft, Hustentropfen, Hustentabletten, schleimlösende Pulver, Schnupfenspray, fiebersenkende Mittel, Lutschtabletten gegen Halsschmerzen, Salben zum Einreiben, etc., etc.

»Waren Sie denn schon mit ihr beim Hausarzt?«, fragte ich die Mutter.

»Nein«, bekam ich zur Antwort.

»Und warum nicht?«, hakte ich nach.

»Sie mag nicht hingehen.«

»Aha, und was ist mit den ganzen Medikamenten hier?«, wollte ich jetzt wissen und zeigte mit der Hand auf die umfangreiche Apotheke vor mir auf dem Tisch.

»Die hab ich alle besorgt, aber sie mag sie einfach nicht nehmen!«, erklärte mir die Mutter.

»Das ist ja alles schön und gut, liebe Frau, aber Medikamente helfen halt nur, wenn man sie auch nimmt. Nur vom Anschauen allein ist noch keiner wieder gesund geworden«, bemerkte ich ziemlich spitz.

»Was meinst du denn dazu, Prinzessin?«, wandte ich mich nun direkt an das Mädchen.

»Ich hab Halsweh«, antwortete es mit gequälter Stimme.

»Okay, dann schau mal her. Hier haben wir alles, was man braucht, damit es dir bald wieder besser geht. Da steht Hustensaft, da ist etwas gegen Schnupfen, da ist etwas gegen Fieber und, Simsalabim, hier haben wir sogar etwas gegen Halsweh«, versuchte ich dem Mädchen zu erklären und zeigte dabei auf die jeweilige Arzneimittelpackung. Ich nahm eine der knallroten Lutschtabletten aus der Schachtel und gab sie dem Mädchen in die Hand. »So Prinzessin, wenn du die hier wie ein Bonbon lutscht, dann wird dein Halsweh gleich viel besser, okay?!«

Widerwillig steckte sich das Mädchen die Tablette in den Mund. Gebannt starrten wir nun alle auf das lutschende Kind. Kaum war eine Minute vergangen, verzog die Prinzessin angewidert das Gesicht und meinte zu ihrer Mutter: »Mami, das schmeckt nicht.«

»Sehen Sie was ich meine?!«, rief die Mutter fast verzweifelt. »Sie mag es einfach nicht nehmen!

Dann wandte sie sich ihrer Tochter zu und meinte: »Komm Schatz, spuck es aus«, und hielt ihr dabei die flache Hand vor den Mund. Das Mädchen spie daraufhin die kaum gelutschte Halsschmerztablette in die dargebotene Hand der Mutter.

Langsam verlor ich die Geduld. »Okay, so kommen wir nicht weiter. Was genau erwarten Sie jetzt eigentlich von uns? Sie haben hier alles an Medikamenten stehen, was es braucht. Möchten Sie, dass wir Ihre Tochter mit ins Krankenhaus nehmen?«

»Nein, nein, bloß das nicht!«, riefen Mutter und Tochter wie aus einem Munde. Ich zog die Augenbrauen hoch und atmete einmal tief durch.

»Ab wann ist ihr Hausarzt in der Praxis?«, wollte ich wissen.

»Der macht erst um halb acht auf«, antwortete die Mutter.

Ich sah auf die Uhr. »Gut, das ist in einer knappen Stunde. Ich schlage vor, Sie gehen mit Ihrer Tochter nachher zum Hausarzt und der soll dann entscheiden, wie es weitergeht, okay?!«

Still für mich, dachte ich: »Der verschreibt dann vermutlich noch mehr Medikamente, welche die Tochter sowieso nicht nimmt.«

Die Mutter versprach mir hoch und heilig, meinen Vorschlag in die Tat umzusetzen. Ich hingegen hatte da so meine Zweifel. So verblieben wir schließlich und verabschiedeten uns von den beiden. Auf der Rückfahrt zur Wache hatte ich nur einen Gedanken: Dieser Planet hat keine Chance!

45

Dicke Eier auf Schalke

11.12.2013

Leider muss ich Ihnen an dieser Stelle gestehen, dass ich von Fußball absolut keine Ahnung habe. Ich freue mich prinzipiell über jedes Tor, ganz egal, auf welcher Seite es gerade fällt und bei Abseits, Eckball oder Elfmeter blicke ich erst recht nicht durch. Deshalb schaue ich mir in der Regel auch nur die Fußballspiele an, bei denen es wirklich um etwas geht. Der (meist) friedliche und sportliche Wettstreit zwischen den einzelnen Nationen interessiert mich weit mehr, als die Torergebnisse welche zum Beispiel der 1. FC Brunns gegen den SC Schlunz erzielt.

Heute Abend sollte jedoch der FC Schalke 04 gegen den amtierenden Schweizer Meister, den FC Basel antreten. Den ganzen Tag über hatte es in der Innenstadt schon kleinere Scharmützel zwischen den angereisten Schalke Fans und einigen Basler Ultras gegeben. Am Abend eskalierte dann die Situation und die Polizei musste mit Tränengas und Gummigeschossen einschreiten, um die Kontrahenten voneinander zu trennen. Unglücklicherweise wurde dabei ein Schalker Schlachtenbummler aus circa einem Meter Entfernung von einer Ladung Gummischrot direkt in sein Gemächt getroffen.

Als ich auf dem Display die Einsatzmeldung: »Gummischrot in Genitalien« las, zog sich bei mir schon allein bei dem Gedanken daran alles zusammen. Aua. Wir übernahmen den verletzten Schalker von den Helfern vor Ort und verbrachten ihn in unseren Rettungswagen. Der junge Mann krümmte sich vor Schmerzen und hielt sich beide Hände schützend vor den Schritt. Vorsichtig zogen wir ihm die Hosen aus und bestaunten mit großen Augen, was wir da sahen.

Sein Hodensack war monströs dick angeschwollen und glänzte wie eine polierte Bowlingkugel in allen Farben des Regenbogens. Wo sich bis vor Kurzem noch sein Penis befunden hatte, war jetzt nur noch ein schmaler Schlitz zu erkennen. Ach du dickes Ei! Bis zu diesem Zeitpunkt hatte ich schon viele geschwollene Hoden gesehen, aber dieser Anblick hier war wirklich mitleiderregend. Es machte fast den Eindruck, als wäre der junge Mann geradewegs zur Frau mutiert.

Ich fragte den Patienten, ob er etwas gegen die Schmerzen haben möchte, was angesichts des schmerzverkrümmten und sich windenden jungen Mannes eine ziemlich dumme und eigentlich völlig überflüssige Frage darstellte.

»Kerl, dat wär man echt en feiner Zuch von dich!«, brachte dieser gequält und im allerbesten Ruhrpott Slang hervor. Wir legten ihm daraufhin einen venösen Zugang am Handgelenk und zogen eine Spritze mit Ketamin sowie eine weitere mit Dormicum auf. Bei Ketamin handelt es sich um ein Medikament, dessen Wirkstoff eng mit der bekannten Droge LSD verwandt ist. Es wirkt sehr schnell und verschafft dem betroffenen Patienten in der Regel einen Superflash. Damit daraus jedoch kein Horrortrip wird, empfiehlt es sich immer etwas Dormicum, eine dem Valium ähnliche Substanz, vorneweg zu spritzen. Gerade als ich die Spritze ansetzen wollte, um ihm einige Milligramm des Präparates in den Venenkatheter zu injizieren fragte mich der junge Mann plötzlich:

»Sach mal ehrlich Alter, wird dat wieder oder fallen mir jetzt die Klöten ab?«

»Das kann ich im Moment noch nicht sagen«, antwortete ich. »Jetzt muss erst einmal der Urologe draufschauen, dann weiß man mehr. Auf jeden Fall ist Eile geboten, sonst heißt es vielleicht wirklich bald: »Bye, bye zum Ei, okay?!«

»Allet klar«, erwiderte der junge Mann mit schmerzverzerrtem Gesicht. Jetzt drückte ich den Stempel der Spritze nach vorn und injizierte ihm so einige Milligramm des Medikaments in seine Venen. Parallel dazu erhellten sich plötzlich seine Gesichtszüge und er meinte schließlich völlig entspannt und mit einem breiten Grinsen im Gesicht: »Kerl, dat Zeuch is ja hammergeil! Hasse da noch mehr von?«

Während draußen die Fußballschlacht weiter tobte, entschwebte hier drinnen in unserem Rettungswagen ein junger Schalker in neue Sphären des Bewusstseins. Lob und Dank der Pharmaindustrie für die Segnungen der modernen Anästhesie. Dabei hatte sich meines Wissens unser Patient überhaupt nicht ungebührlich benommen, sondern stand einfach nur zur falschen Zeit am falschen Ort, als ihn die Ladung Gummischrot aus nächster Nähe an seiner empfindlichsten Stelle traf.

Mit einem Kältebeutel lagerten wir nun den dicken Sack hoch und transportierten unseren inzwischen mehr als glücklichen Patienten ins nächstgelegene Krankenhaus mit einer urologischen Abteilung.

Schalke gewann das Spiel gegen Basel und der junge Mann behielt seine Hoden. 2:0 für Schalke. Steh auf, wenn du ein Schalker bist.

46

Grenzfall

1999

Die Mitglieder der ›Koronarsportgruppe Nordwest‹ trafen sich immer drei Mal wöchentlich, um beim gemeinsamen Joggen durch Wald und Flur ihren arg gebeutelten Herz- und Kreislaufsystemen neues Leben einzuhauchen. Die meisten Mitglieder dieses sehr speziellen Sportvereins hätten das Ihrige nämlich fast um ein Haar verloren. Ausnahmslos litten sie alle unter massiven Herz- und Gefäßerkrankungen und nicht wenige unter ihnen hatten sogar schon einen fulminanten Herzinfarkt hinter sich. Dafür strengten sich jetzt alle umso mehr an, um die reparierte Pumpe und somit das neu geschenkte Leben möglichst lange und störungsfrei am Laufen zu halten.

Diese durchaus nützlichen Informationen hatte man uns leider vorenthalten, als wir die Einsatzmeldung ›kollabierter Jogger im Wald‹ erhielten. Bis zu diesem Zeitpunkt gingen mein Kollege und ich lediglich von einem harmlosen Kreislaufkollaps aus. »Wahrscheinlich wieder einer dieser untrainierten Sesselfurzer in der Midlife Crisis, der jetzt im zweiten Frühling meint, er müsse unbedingt noch mal einen Marathon laufen, um sich und der Welt zu beweisen, dass er noch nicht zum alten Eisen gehört«, kommentierte mein Kollege abschätzig die Einsatzmeldung.

Mit Blaulicht und Tatütata näherten wir uns der Einsatzstelle. Schon von Weitem sahen wir eine winkende Person im Jogginganzug an der Straße stehen.

Ich brachte den RTW direkt neben dem wartenden Winker zum Stillstand und fragte ihn durch das heruntergelassene Seitenfenster hindurch: Wo ist es denn?«

»Ganz weit da hinten im Wald«, japste dieser und rang dabei heftig nach Atem.

»Und mit Ihnen ist alles in Ordnung?«, fragte ich den keuchenden Mann besorgt.

»Jaja, mir geht es gut, beeilen Sie sich!«, antwortete dieser.

»Ich glaube, es ist besser, Sie steigen bei uns ein. Dann können Sie uns nämlich den Weg zeigen, okay?!«, schlug ich dem immer noch nach Luft japsenden Jogger vor.

»Ja ist gut«, keuchte dieser und nahm den Platz auf dem Beifahrersitz ein, während mein Kollege hinten in der Patientenkabine verschwand und seinen Kopf durch die kleine Trennscheibe hindurch nach vorn steckte.

Jetzt ging die Einsatzfahrt über unbefestigte und holprige Waldwege weiter. Nach einer gefühlten Ewigkeit erreichten wir endlich eine Lichtung, wo sich eine Gruppe von Leuten befand, welche alle um einen am Boden liegenden Mann herumstanden. Schon beim Näherkommen konnte ich erkennen, dass es nicht wirklich gut um ihn stand, denn er war im Gesicht bereits Dunkelblau angelaufen und hatte offenbar beim Joggen einen Herz-Kreislaufstillstand erlitten. Im Moment zumindest war er klinisch tot.

Diesem bedauerlichen Umstand angemessen, trug unser Patient ein farblich passendes dunkelblaues T-Shirt, auf dem ein skelettierter Brustkorb aufgedruckt war. In dessen Mitte befand sich ein roter Punkt und darunter stand auf Englisch geschrieben: ›In case of Emergency: Press here.‹

Unabhängig davon leiteten mein Kollege und ich unverzüglich die Wiederbelebung ein und forderten den Notarzt nach. Leicht irritiert schob ich das zwar lustige aber angesichts der momentanen Situation doch ziemlich makabre T-Shirt nach oben und begann nun auf dem entblößten und klatschnass geschwitzten Brustkorb mit der Herzdruckmassage.

»Wie lange liegt er denn jetzt schon so da?«, wollte ich von den Umstehenden wissen.

»Sicher schon eine Viertelstunde, wenn nicht länger«, antwortete jemand aus der Gruppe.

»Kennt ihn jemand genauer?«, wollte ich weiter wissen.

»Nicht wirklich«, bekam ich zur Antwort. »Ich weiß nur, dass er circa vor einem Jahr einen Herzinfarkt hatte und jetzt, wie die meisten von uns, mehrere Bypässe trägt.«

Bald darauf traf auch der Notarzt ein und die Reanimation wurde mit Intubation und Medikamenten fortgesetzt. Es half alles nichts. Der circa 55-jährige Mann war tot.

Die Gegend, in der wir uns gerade befanden, lag in unmittelbarer Nähe zur französischen Grenze. Hier, im sogenannten Dreiländereck zwischen Deutschland, Frankreich und der Schweiz, waren die Grenzen oft fließend und nicht immer unbedingt als solche zu erkennen. Mittlerweile war auch die Polizei eingetroffen und jetzt erfuhren wir, dass wir uns wohl gerade irgendwo im Nirgendwo zwischen Frankreich und der Schweiz befanden. Genaugenommen verlief die Grenze mitten durch den Feldweg und die jetzt darauf befindliche Leiche hindurch. Nun erschien auch die französische Gendarmerie auf der Bildfläche und schon bald entbrannte eine heftige Diskussion darüber, welche Seite denn nun für diesen Todesfall zuständig sei. Zwischen den Ordnungshütern beider Länder herrschte ziemliche Ratlosigkeit. Was war das doch für eine verrückte Welt. Da lag ein toter Mensch offenbar genau auf der Grenze zwischen zwei souveränen Staaten und keiner wusste so richtig, was er jetzt mit dieser grotesken Situation anfangen sollte. Zu guter Letzt erschien jetzt auch noch die Ehefrau des soeben Verblichenen am Ort des Geschehens und brach angesichts ihres toten Gatten in sintflutartige Tränen aus. Der Anblick brach mir fast das Herz. Ungeachtet dessen ging die Zuständigkeitsdebatte in eine neue Runde.

Beide Seiten führten jetzt fieberhafte Telefonate mit ihren jeweiligen Vorgesetzten. Langsam wurde es mir zu bunt. Kurzerhand packte ich den toten Körper an den Schultern und zog ihn über die unsichtbare Grenze auf Schweizer Boden. »So, jetzt ist die Diskussion hoffentlich beendet?!«, entgegnete ich genervt der versammelten Staatsgewalt beider Länder.

Die Polizisten und Grenzwächter starrten mich mit großen Augen an. Nachdem ich durch mein spontanes Eingreifen Fakten geschaffen hatte, war die Diskussion auf beiden Seiten tatsächlich beendet. Die weitere Zuständigkeit war jetzt geklärt und wir packten unseren Kram zusammen und verließen den Ort.

Auf der anschließenden Rückfahrt durch Wald und Flur erfreute ich mich am Anblick der wunderbaren Landschaft. Plötzlich wechselte direkt vor unseren Augen ein Sprung Rehe ungehindert über die unsichtbare grüne Grenze nach Frankreich hinüber. Ob sich die Tiere dessen wohl bewusst waren? Natürlich nicht! Grenzen werden nur von Menschen gezogen. Nicht nur zwischen Ländern, sondern auch in den Köpfen und Herzen.

47

Zugzwang

1998

Manuel hatte eigentlich den ganzen Tag über nur Unfug im Kopf. Ständig machte er einen Blödsinn nach dem anderen und man musste wirklich höllisch aufpassen, um nicht auch ein Opfer seiner perfiden Streiche zu werden. Dabei freute er sich immer wie ein kleines Kind, wenn ihm mal wieder jemand auf den Leim gegangen war. Manchmal schoss er aber eindeutig übers Ziel hinaus. Einmal warf er zum Beispiel sein brandneues Mobiltelefon so lange gegen die Wand im Aufenthaltsraum der Rettungswache, bis es endlich in zwei Teile zersprang. Das reichte ihm aber noch nicht. Deshalb fuhr er anschließend so oft mit seinem Auto darüber, bis es endlich in tausend Teile zerbröselte. Apropos Auto: Manuel wechselte seinen fahrbaren Untersatz wie andere Leute ihre Unterhosen. Ständig kaufte er irgendwelche Fahrzeuge, nur um sie kurz darauf wieder abzustoßen. Einmal pinkelte er direkt vor meinen Augen in den fast leeren Tank eines zum Verkauf stehenden Wagens, nur weil er herausfinden wollte, ob dieser danach noch funktionierte oder nicht. Ich habe zwar keine Kenntnis über die chemische Zusammensetzung von Manuels Urin, aber jedenfalls holte der Käufer den Wagen kurz darauf ab und dieser sprang tatsächlich ohne Probleme an.

Manuel konnte aber auch ziemlich aufbrausend und jähzornig werden. In solchen Momenten warf er dann auch gerne mal mit Gegenständen um sich oder trat geschlossene Türen ein. Dann war es ratsam, ihm besser aus dem Weg zu gehen und zu warten, bis er sich wieder beruhigt hatte. Im Großen und Ganzen war er aber völlig harmlos und ein lustiges Kerlchen. Manuel wohnte damals direkt neben der

Rettungswache und hatte im Garten seines Hauses eine ziemlich beeindruckende Hanfplantage angelegt. Gelegentlich lud er mich in der Mittagspause auf einen Kaffee zu sich nach Hause ein. Dabei bewunderte ich eine besonders schöne Cannabispflanze, welche er in einem Blumentopf gedeihen ließ. Mir gefielen einfach die Form der Blätter und die Pflanze als solches. Ehe ich mich versah, schenkte mir Manuel kurzerhand das höchst heikle Gewächs. Zu dieser Zeit pendelte ich noch jeden Tag über die Grenze nach Deutschland. Kurz nach Feierabend positionierte ich das verbotene Gemüse mittig auf dem Beifahrersitz meines Autos und fixierte das zarte Pflänzchen mit dem Sicherheitsgurt, damit ihm auf dem langen Heimweg auch ja nichts geschehen konnte. Dann machte ich mich, reichlich dumm und naiv, auf den Heimweg. Der Zöllner am Grenzübergang winkte mich freundlich durch und ich winkte ebenso freundlich zurück. Manchmal hat man einfach mehr Glück als Verstand.

Nun also sollte ich ausgerechnet mit Manuel, Captain Chaos persönlich, die Leiche eines jungen Selbstmörders von den Bahngleisen pflücken. Es war eine rabenschwarze Nacht und wir erhielten von unserer Einsatzzentrale den Auftrag, die sterblichen Überreste des Selbstmörders einzusammeln und in die Gerichtsmedizin zu überführen. Der lebensmüde junge Mann hatte sich in seiner Verzweiflung vor den Nachtexpress geworfen und dieser hatte, wie gewünscht, ganze Arbeit geleistet. Ich weiß, nicht ob ihre Fantasie ausreicht, um sich auch nur annähernd vorzustellen, was ein zig Tonnen schwerer Personenzug mit einem menschlichen Körper anstellt, wenn dieser mit einer Geschwindigkeit von circa 100 Stundenkilometern dagegen klatscht. Der Körper war dabei regelrecht explodiert und die Leichenteile jetzt auf einer Länge von rund dreihundert Metern auf den Schienen und im Gleisbett verstreut. Mit einer Plastiktüte in der Hand liefen Manuel und ich auf den Schienen entlang und sammelten ein, was sich von dem jungen Mann noch finden ließ.

Die betreffende Bahnstrecke war für solche Aktionen berühmt und berüchtigt. Immer wieder warfen sich hier lebensmüde Menschen vor fahrende Züge. In den Schrebergärten, rechts und links vom Bahndamm, hätte ich persönlich kein Gemüse anbauen wollen. Man konnte nämlich nie wissen, was man dort noch so alles finden würde. Die Strecke war inzwischen vollständig gesperrt worden und so konnten wir uns ungehindert auf den Gleisen bewegen. Die meisten Stückchen, die wir fanden, waren ohnehin nicht viel größer als rohes Gulasch und unterschieden sich von dem ungarischen Nationalgericht lediglich dadurch, dass noch vereinzelt Haare oder Kleiderfetzen daran festklebten. Was für eine surreale Situation.

Während ich so Stück für Stück einsammelte und sich meine Plastiktüte langsam füllte, hatte ich nahezu komplett ausgeblendet, dass es sich hierbei um die sterblichen Überreste eines Menschen handelte.

Nur Manuel schaffte es natürlich wieder, mir diese Tatsache ins Gedächtnis zu rufen. Er stupste mich nämlich mitten in unserer Sammelaktion plötzlich von der Seite an und meinte: »Hey Horst, leih mir mal dein Ohr!« Dabei hielt er mir mit der ausgestreckten flachen Hand ein abgetrenntes Ohr des Selbstmörders hin.

»Mensch Manuel, du blödes Arschloch!«, sagte ich erschrocken und wich zwar angewidert doch irgendwie auch belustigt zurück.

Er lachte mich nur aus und freute sich offensichtlich über seinen »gelungenen« Gag. Meine Plastiktüte war mittlerweile zum Bersten gefüllt und ich musste sie deshalb durch ein neues Exemplar ersetzen. Wir kippten den Inhalt unserer Tüten in einen bereitstehenden Transportsarg und versuchten so in einer Art Puzzle die einzelnen Teile halbwegs wieder zusammenzufügen. Angesichts des desolaten Zustands der Leiche war das allerdings ein ziemlich mühseliges und beinahe hoffnungsloses Unterfangen.

Nach einer Weile kam Manuel erneut zu mir herüber und meinte: »Jetzt hab ich aber die Nase gestrichen voll!« Mit diesen Worten präsentierte er mir grinsend die fein säuberlich abgetrennte Nase des Suizidenten. Ich schüttelte nur wortlos den Kopf. Manuel war wirklich ein absolut hoffnungsloser Fall. Vielleicht war das aber auch einfach nur SEINE Art, mit dieser extremen Situation umzugehen. Womöglich handelte es sich dabei nur um den mehr oder weniger gelungenen Versuch, die bizarre und groteske Situation ins Lächerliche zu ziehen, um sie so erträglicher zu machen. Schließlich läuft man ja nicht alle Tage 300 Meter Gleisstrecke ab und sammelt dabei Leichenteile ein.

Nachdem wir bereits mehrere Tüten mit den menschlichen Überresten ausgeleert hatten, schauten wir uns das Puzzle einmal etwas genauer an. Mist, der linke Unterschenkel, mitsamt dem dazugehörigen Fuß, fehlte noch in unserer Sammlung. Ich bestieg daraufhin mit einem Handscheinwerfer und zwei Polizisten eine extra dafür angeforderte Rangierlok, um auf dem Weg ins Eisenbahndepot nach dem vermissten Körperteil zu suchen. Manuel folgte uns im Leichenwagen nach. Im Schein der Lampe suchten wir gemeinsam die Strecke ab und erschreckten dabei so manchen Fuchs und anderes Getier, was sich entlang der Bahnlinie tummelte. Ergebnislos erreichten wir schließlich das Eisenbahndepot. Jetzt blieb nur noch der Zug selbst übrig. Dieser war bereits in kompletter Länge auf eine Grube gefahren worden und bot einen gespenstischen Anblick. Die riesige dunkelgrüne Lokomotive war an der Front rot verspritzt und sah aus, als hätte jemand eine gigantische Tomate dagegen geworfen. Jetzt stieg ich ganz allein in die Grube hinab und suchte unter dem Zug nach weiteren Körperteilen. Auf der Achse eines der vorderen Waggons fand ich dann tatsächlich das fehlende Puzzlestück. Dort lag feinsäuberlich abgetrennt ein menschlicher Fuß. Ich packte ihn in eine Plastiktüte und vervollständigte damit unser makabres Ensemble.

Normalerweise musste man einer frisch eingelieferten Leiche im Gerichtsmedizinischen Institut ein »all inclusive« Armbändchen mit Name und Geburtsdatum umbinden. Doch wie war die Vorgehensweise, wenn es nichts mehr gab, woran man das Bändchen befestigen konnte? Manuel warf es einfach in den Wust aus rohem blutigem Fleisch, wo es beinahe aussah, wie das Preisschild in der Auslage einer Metzgerei. Auf der Rückfahrt von der Gerichtsmedizin war Manuel auffallend ruhig und in sich gekehrt. Ein eher ungewohntes Bild. Auch mir war nicht unbedingt zum Reden zumute. Die meisten Selbstmörder verschwenden vermutlich keinen Gedanken an jene, welche anschließend ihre sterblichen Überreste aufsammeln dürfen. Oftmals machen sie sogar völlig unschuldige Menschen zu ihren ›Mittätern‹.

Wer denkt zum Beispiel an den Lokführer, der mit seiner ›Schuld‹ weiterleben muss? Wer macht sich Gedanken über jene Leute, welche die sterblichen Überreste einsammeln müssen und diese grauenhaften Bilder oft für den Rest ihres Lebens mit sich herumtragen?

Seien Sie sich dessen bewusst und wählen Sie bitte eine möglichst saubere Methode, nur für den Fall, dass Sie in nächster Zeit beabsichtigen sollten, freiwillig aus dem Leben zu treten.

48

Ein ordentliches Chaos

Wissen Sie eigentlich, wie es bei ihren Nachbarn in der Wohnung aussieht? Nein? Sie glauben ja gar nicht, wie viele völlig verwahrloste Behausungen es gibt. Als Rettungssanitäter bekommt man diesbezüglich einiges geboten. Einer der für mich nach wie vor spannendsten Aspekte dieses Jobs ist die Tatsache, dass man ständig fremde Wohnungen betritt. Mal abgesehen von den unterschiedlichsten Geruchsnuancen, trifft man dort unter Umständen auf freilaufende Tiere aller Art oder zentimeterdicke Staubschichten, die jeden Archäologen in Begeisterung versetzen würden. So manches Mal verspürt man nach einem Einsatz das dringende Bedürfnis sich zu duschen und die Kleidung zu wechseln, weil es einen plötzlich überall juckt und kribbelt. Nach 25 Jahren bin ich eigentlich ziemlich abgebrüht, was verdreckte und verwahrloste Wohnungen betrifft. Bis zu jenem Tag im September 2010.

Der Tagdienst war bislang eher ruhig verlaufen. Kurz vor Feierabend bekamen wir dann natürlich doch noch einen Einsatz aufgebrummt. Wir sollten ohne Blaulicht zu einer bestimmten Adresse fahren, wo wir bereits von den beiden erwachsenen Kindern einer dort allein lebenden Frau erwartet wurden.

Die sichtlich besorgte Tochter fing uns auf der Straße ab und berichtete uns, dass ihre Mutter seit dem Tod des Vaters vor einigen Jahren extrem zurückgezogen lebe. Ab und zu sehe sie mal nach dem Rechten, aber jetzt mache sie sich doch allmählich Sorgen. Ihre Mutter sei in letzter Zeit extrem abgemagert und blass geworden. Dann warnte sie uns vor, wir sollten bitte nicht erschrecken, wenn wir gleich das Haus betreten würden, da ihre Mutter leider ein sogenannter ›Messie‹

sei und einfach alles, aber wirklich alles, zu Hause aufbewahren und absolut nichts wegwerfen würde.

»Keine Bange«, versuchte ich sie zu beruhigen. »Was das betrifft, sind wir einiges gewohnt.«

Die Eingangstür des kleinen Reihenmittelhauses ließ sich nur einen kleinen Spaltbreit öffnen, sodass wir uns nur einer nach dem anderen hindurchzwängen konnten. Sofort stach mir der abstoßende Geruch von Müll, Moder und menschlichen Exkrementen in die Nase.

»Warum immer ich«, dachte ich leise, während sich meine Augen langsam an das Schummerlicht im inneren der abgedunkelten Wohnung gewöhnten. Was ich dort dann im Schein einer mageren Glühbirne erblickte, war auch für mich eine neue Stufe der Erkenntnis. Der Fußboden in der ganzen Wohnung war komplett übersät mit unzähligen leeren Mineralwasserflaschen von ein und derselben Marke. Die leeren Plastikflaschen lagen aber nicht wahllos herum, sondern standen alle fein säuberlich in Reih und Glied aufgestellt, wie die Pins auf einer Kegelbahn. Die Fortbewegung innerhalb der Wohnräume war nur auf einer Art Trampelpfad möglich und gestaltete sich dadurch natürlich extrem schwierig.

Rechts und links an den Wänden stapelten sich akkurat gebündelte Haufen von Altpapier, die bis unter die Decke reichten. Überall standen zusammengebundene Müllsäcke herum und versperrten den Weg. Das absolute Highlight befand sich aber im Badezimmer der zugemüllten Wohnung: Dort stand auf einer Grundfläche von circa 2 x 2 Metern eine Pyramide aus exakt aufeinandergeschichteten Kartonröllchen. Jenen Kartonröllchen nämlich, die nach dem Aufbrauchen von einer Rolle Toilettenpapier übrig blieben. Aufgrund dieses beeindruckenden Bauwerkes sah sich die Bewohnerin des Hauses allerdings außerstande, die Toilette aufzusuchen und verrichtete daher ihre große und kleine Notdurft in Eimern und Kübeln, die überall in der Wohnung herumstanden. Der Gestank spottete jeder Beschreibung.

Jetzt sahen wir endlich auch die Bewohnerin dieses Gruselkabinetts.

Die bis auf die Knochen abgemagerte Dame war nur mit einem Schlüpfer bekleidet und sah aus wie ein Gespenst aus einem Horrorfilm. Die langen grauen Haare waren völlig verfilzt und standen wirr in alle Richtungen. Ihre Haut war weiß wie Schnee und von einer wachsähnlichen, matt schimmernden Schicht überzogen. Der Bauch hingegen war kugelrund und sah aus, als hätte sie gerade einen Fußball verschluckt. Damit stand er im krassen Gegensatz zur völlig ausgemergelten Gestalt des restlichen Körpers. Man konnte den riesigen Tumor praktisch mit bloßem Auge erkennen, der, da unter der Bauchdecke vor sich hin pulsierte.

Die Frau hatte ihre Behausung offenbar seit Jahren nicht mehr verlassen. Nachbarn und deren Kinder erledigten sämtliche Besorgungen für Sie und so hatte sie sich über die Jahre hinweg in ihrem Kokon eingenistet.

Bei unserem Anblick zitterte die Frau am ganzen Leib und war sichtlich voller Argwohn gegenüber den fremden Eindringlingen. Sie starrte uns angsterfüllt aus ihren riesigen und dunkel unterlaufenen Augen an. Als ich ihr zur Begrüßung meine Hand entgegenstreckte, wich sie erschrocken zurück.

»Du brauchst keine Angst zu haben, Mama. Diese Leute wollen dir nur helfen!«, versuchte die Tochter sie zu beruhigen.

»Ich brauche keine Hilfe«, entgegnete das Gespenst mit kaum hörbarer Stimme.

»Ich glaube aber schon«, mischte ich mich jetzt ein und erschrak dabei selber über den lauten Klang meiner Stimme.

»Mama, bitte, du hast es mir versprochen. Wir wollen dich doch nicht auch noch verlieren«, warf die Tochter ein.

»Sie sollten besser auf Ihre Tochter hören«, versuchte ich es erneut. »Glauben Sie mir, Sie sehen wirklich nicht gesund aus. Es wäre besser, wenn Sie mit uns ins Krankenhaus kämen, damit man Sie dort einmal gründlich untersuchen kann.«

»Und wenn mich die Leute draußen so sehen?!«, fragte die Frau ängstlich zurück.

»Wir parken unseren Krankenwagen so nah wie möglich vor der Tür, packen Sie in eine warme Decke, und bevor die anderen überhaupt etwas mitbekommen haben, sind wir schon wieder verschwunden, versprochen«, versuchte ich sie zu überreden.

»Bitte, Mama, wirklich!«, hakte die besorgte Tochter unter Tränen nach.

Der ebenfalls anwesende Sohn hatte bislang noch keinen Ton gesagt. Jetzt mischte auch er sich ein. »Mama, sei doch vernünftig! So kann das doch nicht weitergehen. Schau doch nur, wie du hier lebst«, sagte er und zeigte dabei fassungslos auf das ordentliche Chaos um uns herum.

»Also, kommen Sie jetzt bitte mit uns«, sagte ich aufmunternd und hakte mich vorsichtig bei ihr ein. Ich griff nach dem Arm der Frau und erschrak wie kalt und dünn sich dieser anfühlte. Ohne Widerstand zu leisten, folgte sie mir bis zur Haustür. Den Weg dorthin hatten wir zwischenzeitlich einigermaßen freigeräumt. Als wir jedoch vor die Tür ins Freie traten, wich sie erschrocken zurück. Der Schock war wohl einfach zu viel, als sie das erste Mal seit langer Zeit wieder vor die Tür trat und das Tageslicht erblickte. Wir verhüllten die Frau mit einer Decke und verbrachten sie in unseren Krankenwagen. Im Krankenhaus wurde, wie bereits vermutet, ein riesiger Tumor festgestellt, der schon überall im Körper gestreut hatte.

Die Frau kehrte nicht mehr in ihre chaotischen Verhältnisse zurück, sondern verstarb kurz darauf im Krankenhaus. All die Jahre hat es mich immer wieder erstaunt, unter welch haarsträubenden Verhältnissen manche Menschen mitten unter uns leben, ohne dass Angehörige oder Nachbarn Notiz davon nehmen. Erst wenn das Ungeziefer unter der eigenen Tür durchkrabbelt, fühlen sich manche genötigt, etwas zu unternehmen. Wissen Sie, wie es bei ihrem Nachbarn aussieht?

49

Zurück an Absender

1993

Ich hatte mal wieder »erste Auswärts« auf dem KTW. Zusammen mit einem neuen Kollegen, den ich heute das erste Mal sah, sollte ich einen Patienten von der Universitätsklinik in eine Großstadt im Ruhrgebiet verlegen. Vor uns lag eine Strecke von knapp 600 Kilometern Länge. Unser Patient war ein völlig verwirrter Greis, der nach seiner ›Genesung‹ in die Obhut und Pflege der Angehörigen nach Hause entlassen wurde. Auf dem beigefügten Entlassungsbrief der Klinik war unsere Zieladresse aufgedruckt: Helmut Haferkamp, Kleingartenweg 12, Zechenhausen.

GPS und Navigationsgeräte waren damals noch in weiter Ferne und so fuhren wir nur mit einer gewöhnlichen Straßenkarte bewaffnet einfach mal drauflos. Während der neue Kollege am Steuer saß, war ich hinten beim Patienten und versuchte etwas Konversation zu betreiben. Angesichts des geistig verwirrten Zustands unseres Kunden war das allerdings ein ziemlich fruchtloses Unterfangen. Der alte Mann trug lediglich ein Nachthemd aus dem Krankenhaus und sagte zu allem immer nur »Jaja.« Während der ganzen Fahrt zog er sich immer wieder die Decke weg und zupfte unaufhörlich an seinem entblößten Seniorenstift herum. Das konnte ja heiter werden. Plötzlich ergoss sich eine steil aufsteigende Fontäne gelben Urins aus seinem besten Stück. Fantastisch. Das hatte mir gerade noch gefehlt! Der stechende Geruch von konzentriertem Urin erfüllte die Patientenkabine. Mit mehreren Lagen Zellstofftüchern versuchte ich das Gröbste aufzufangen. Nach einigen Stunden Fahrt näherten wir uns endlich der Stadtgrenze von Zechenhausen.

An einem Kiosk besorgte ich mir erst einmal einen Stadtplan und suchte darin den Kleingartenweg. Alles klar. Wir waren gar nicht mal so weit von unserem Zielort entfernt. Kurz darauf erreichten wir auch schon die gesuchte Adresse. Es war bereits später Nachmittag, als ich an der Tür des roten Klinkerhauses klingelte und darauf wartete, dass diese sich öffnete. Das tat sie auch. Vor mir stand dann allerdings ein asiatisch aussehender Mann und kaute auf beiden Backen. Offenbar störte ich gerade beim Abendessen.

»Guten Tag. Entschuldigen Sie bitte die Störung, aber wir bringen Ihnen ihren Großvater zurück?!«

Der Mann schaute mich völlig verständnislos an und meinte dann nur: »Hiel nix Großvatel.«

Dann schlug er mir die Tür mit einem lauten Knall vor der Nase zu. So langsam wurde mir klar, dass hier irgendetwas total schiefgelaufen war. Offenkundig war die angegebene Zieladresse unseres Patienten schlichtweg falsch. Au Backe, was nun?! Ich startete einen letzten verzweifelten Versuch und klingelte erneut an der Haustür von Kleingartenweg Nr.12. Nun öffnete eine asiatisch aussehende Frau und fragte mich in gebrochenem Deutsch, was ich denn nun schon wieder wolle. Ich erklärte ihr die Situation, aber leider konnte oder wollte sie mir überhaupt nicht weiterhelfen. Da stand ich nun also, wie bestellt und nicht abgeholt, mit einem völlig verwirrten alten Mann im Auto und wusste nicht wohin mit ihm. Ohne fremde Hilfe, so viel war klar, kamen wir hier nicht weiter. Dummerweise hatten wir die Funkfrequenz der Zechenhausener Feuerwehr nicht zur Hand und machten uns deshalb auf die Suche nach einem öffentlichen Münzfernsprecher.

Im heutzutage fast schon prähistorisch anmutenden Vor-Handy-Zeitalter, gab es die zum Glück noch in Hülle und Fülle an jeder Straßenecke. So fanden wir problemlos innerhalb kürzester Zeit eine Telefonzelle. Ich wählte die Notrufnummer 112 und wartete auf eine

Stimme am anderen Ende der Leitung. Der Kollege von der Rettungsleitstelle hörte mir aufmerksam zu. Erst als ich mit meiner Geschichte geendet hatte, wollte er wissen, wo wir uns denn nun gerade befänden. Als ich ihm den Straßennamen nannte, meinte er: »Alles klar, wartet dort. Ich schicke euch jemanden vorbei«

»Vielen Dank«, sagte ich und legte auf. Der Kollege kümmerte sich in der Zwischenzeit um unseren dementen Zipfelspieler. Langsam wurde es bereits dunkel. Plötzlich ertönte aus der Ferne ein schnell näherkommendes Tatütata. Ein kompletter Löschzug der Berufsfeuerwehr rückte mit tosenden Pressluftfanfaren an. Donnerwetter. Damit hatte ich eigentlich nicht gerechnet.

»Hallo Jungs! Schön, dass ihr da seid!« begrüßte ich die Kollegen. Ich erklärte nun auch ihnen die Situation und nach kurzem Überlegen meinte der Kommandant schließlich: »Wir klären das. Fahrt uns erst einmal hinterher.«

Jetzt ging die Fahrt ohne Blaulicht und Tatütata zur Hauptwache der Feuerwehr. Wir gingen davon aus, dass zumindest der Name unseres Patienten stimmte und lediglich die Adresse falsch war. Ein Mitarbeiter der Leitstelle machte sich jetzt daran, sämtliche im Telefonbuch von Zechenhausen aufgeführten Haferkamps persönlich anzurufen und nachzufragen, ob sie gerade ihren Opa vermissten. Haben sie auch nur die leiseste Vorstellung davon, wie viele Leute dort so heißen?! Es waren Dutzende!!! Endlich, nach einer Dreiviertelstunde, hatte er die richtigen Haferkamps am Apparat. Die Kollegen von der Feuerwehr eskortierten uns ein weiteres Mal durch die Stadt und führten uns diesmal zur richtigen Adresse. Wir übergaben unseren verwirrten Großvater den bereits sehnsüchtig auf ihn wartenden Angehörigen. Anschließend übernachteten wir als Gäste der Berufsfeuerwehr auf der Wache und machten uns am nächsten Morgen wieder ausgeruht auf die Heimreise.

50

Mutterliebe

2006

Die Wohnungstür öffnete sich und eine Frau mittleren Alters stand vor uns. Sie war nicht besonders groß und deshalb konnte ich problemlos über ihre Schultern hinweg in die kleine Einzimmerwohnung sehen. Auf einem Sofa in der Ecke lag der Körper einer jungen Frau, bei deren Anblick ich sofort wusste, dass hier offensichtlich jede Hilfe zu spät kam. Ihr Gesicht hatte einen blass gräulichen Teint und man konnte die Anwesenheit des Todes förmlich spüren. Hinzu kam, dass die leblose junge Frau absturzgefährdet am Rande des Sofas lag, während ihr rechter Arm auf ziemlich groteske Art und Weise frei schwebend in der Luft hing. Niemand würde freiwillig und über einen längeren Zeitraum in so einer unbequemen Position liegen bleiben. Es sei denn, die betreffende Person spürte rein gar nichts mehr oder war, wie in diesem Fall, bereits mausetot.

»Gut, dass Sie da sind«, begrüßte uns die Dame an der Haustür freundlich. »Es geht um meine Tochter. Ich bekomme sie einfach nicht mehr wach!«

»Wie lange liegt sie denn schon so da?«, wollte ich von der Mutter der jungen Frau wissen.

»Schon seit Stunden«, antwortete sie völlig arglos.

Meine Kollegin und ich sahen uns mit großen Augen an.

»Sie müssen wissen, meine Tochter leidet schon seit Jahren unter Epilepsie. Heute Morgen hatte sie wohl wieder einen Anfall und hat mich danach angerufen, weil sie sich nicht wohlfühlte und nicht allein sein wollte. Ich kam dann gegen Mittag hier vorbei und half ihr noch auf die Toilette. Danach legte sie sich zum Schlafen auf das Sofa und seither bekomme ich sie einfach nicht mehr wach. Jetzt habe ich mir doch allmählich Sorgen gemacht und deshalb den Rettungsdienst gerufen. Sie müssen schon entschuldigen, falls ich Sie vielleicht vergeblich hierher bemüht habe«, erzählte uns die Mutter.

Währenddessen versuchte ich an dem kalten und leblosen Körper der jungen Frau, den Puls zu tasten. Dabei stellte ich fest, dass die Leichenstarre bereits eingesetzt hatte. Im Lauf der Jahre habe ich es mir angewöhnt, die Dinge direkt beim Namen zu nennen und nicht lange um den heißen Brei herumzureden. Deshalb sagte ich zu der immer noch völlig ahnungslosen Mutter: »Es tut mir wirklich sehr leid, aber ihre Tochter ist tot!«

»Was?!«, schrie die Frau entsetzt auf. »Das kann doch nicht sein! Ich habe doch die ganze Zeit über hier neben ihr gesessen. Sie hat sich plötzlich nur so kalt angefühlt, da habe ich ihr noch einen Pullover übergezogen, damit sie sich nicht erkältet.«

Bei diesen Worten lief es mir eiskalt über den Rücken.

»Hat sie denn noch irgendwie darauf reagiert?«, hakte ich nach.

»Nein, wie ich Ihnen ja schon sagte, ich habe sie einfach nicht mehr wecken können. Es kam immer wieder mal vor, dass sie nach einem Krampfanfall stundenlang geschlafen hat. Deshalb habe ich mir zuerst auch nichts dabei gedacht. Oh, mein Gott!«, schluchzte sie. »Sind Sie wirklich sicher, dass sie tot ist?«

Ich nickte mit dem Kopf. »Ohne jeden Zweifel«, fügte ich hinzu.

Die Mutter der jungen Frau hatte den Ernst der Lage offenbar völlig falsch eingeschätzt und buchstäblich dabei zugesehen, wie ihre Tochter direkt vor ihren Augen verstarb. Jetzt konnte oder wollte sie es nicht wahrhaben. Völlig verzweifelt und fassungslos rüttelte und schüttelte sie den kalten und steifen Leib hin und her. Der Anblick brach mir fast das Herz. Bei ungeklärten Todesumständen gibt es immer eine öffentliche Untersuchung durch die Staatsanwaltschaft. Wir blieben noch bis zum Eintreffen der Polizei bei der total aufgelösten

Frau und versuchten sie irgendwie zu trösten. Ich mochte wirklich nicht in ihrer Haut stecken. Wie sollte sie bloß jemals damit fertig werden, dass sie ihrer eigenen Tochter quasi stundenlang und tatenlos beim Sterben zugesehen hatte?! Eine schreckliche und gleichzeitig unfassbare Schuld, die sie nun für den Rest ihres Lebens mit sich herumtragen würde. Ich musste noch lange an diesen tragischen Einsatz denken und bekam den Anblick der völlig überraschten und verzweifelten Mutter nicht mehr aus dem Kopf. Wieder einmal wurde mir bewusst, wie zerbrechlich doch unser kleines bescheidenes Dasein ist.

Nachwort

Hallo? Sind Sie noch da? Ich hoffe, meine Geschichten haben Sie nicht allzu sehr erschreckt. Ich bin mir durchaus darüber im Klaren, dass einige der hier geschilderten Erlebnisse für zartbesaitete Gemüter etwas heftig geraten sind. Wenn Sie allerdings eine romantische Komödie erwartet hätten, würden Sie sich sicher nicht ein Buch mit diesem Titel kaufen, oder?! Die besten Geschichten schreibt halt immer noch das Leben selbst.

Die Welt hat sich im Laufe der vergangenen Jahre sehr verändert und mit ihr natürlich auch die Arbeit im Rettungsdienst. Heute hätten einige der hier genannten Figuren keine Chance mehr, diesen Beruf zu ergreifen. Vielleicht sogar auch ich nicht. Es weht heute ein ganz anderer Wind. Mittlerweile hat eine neue Generation das Ruder übernommen und alles geht nur noch strikt nach ABC und Schema F. So bleibt für Individualität und eigenverantwortliches Handeln immer weniger Platz.

Meiner Ansicht nach lässt sich das Leben aber nicht in starre Algorithmen pressen. Es gibt eben nicht nur Schwarz oder Weiß, sondern auch noch Grau, und um im harten Rettungsdienstalltag bestehen zu können, muss man ständig bereit und in der Lage sein, eigene und mutige Entscheidungen zu treffen. Selbstverständlich muss man dann aber auch dafür geradestehen.

Wahrscheinlich bin ich aber auch einfach nur zu alt für diese Scheiße. Glauben Sie mir, man muss nicht unbedingt verrückt sein, um im Rettungsdienst zu arbeiten, aber es macht es wesentlich einfacher. Jedenfalls hoffe ich doch sehr, dass Sie beim Lesen dieses Buches genauso viel Vergnügen hatten wie ich beim Schreiben. Wenn es Ihnen gefallen hat, empfehlen Sie es bitte weiter. Wenn nicht, behalten Sie es besser für sich.

Es hat etwas unheimlich Befreiendes, sich die Erlebnisse der vergangenen Jahre buchstäblich von der Seele zu schreiben. Mir hat es letzten Endes geholfen, das alles zu verarbeiten. Das Gefühl dabei ist am ehesten vergleichbar mit Keller entrümpeln oder Dachboden ausmisten.

Sie glauben ja gar nicht, was man da so alles finden kann. Vielleicht begegnen Sie dabei sogar einem völlig neuen Menschen, nämlich sich selbst. Versuchen Sie es doch auch einmal, ich kann es nur wärmstens empfehlen.

Jetzt zum Schluss bleibt mir nur noch, mich ganz, ganz herzlich bei Ihnen zu bedanken. Danke, dass Sie mir ihre Zeit und ihre Aufmerksamkeit geschenkt haben und mir auf meiner kleinen Zeitreise durch die vergangenen 25 Jahre gefolgt sind. Passen Sie gut auf sich auf und denken Sie immer daran: Heute ist der erste Tag vom Rest ihres Lebens. Sie haben nur eins, also machen Sie das Beste daraus, denn es kann so schnell vorbei sein.

Vielen Dank und alles Gute!

Ihr
Horst Heckendorn